実験医学 増刊 Vol.37-No.7 2019

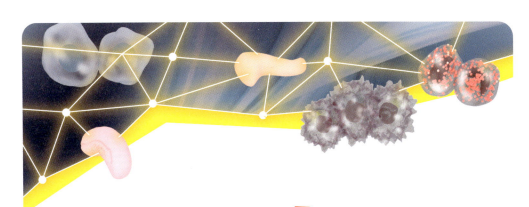

# 臓器連環による生体恒常性の破綻と疾患
### すべての医学者・生命科学者に捧ぐ

編集＝春日雅人

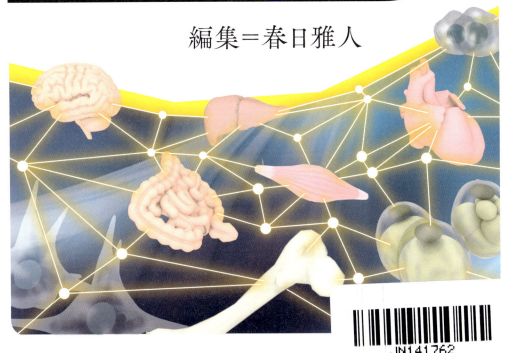

羊土社

【注意事項】本書の情報について─────────────────────────────
　本書に記載されている内容は，発行時点における最新の情報に基づき，正確を期するよう，執筆者，監修・編者ならびに出版社はそれぞれ最善の努力を払っております．しかし科学・医学・医療の進歩により，定義や概念，技術の操作方法や診療の方針が変更となり，本書をご使用になる時点においては記載された内容が正確かつ完全ではなくなる場合がございます．また，本書に記載されている企業名や商品名，URL等の情報が予告なく変更される場合もございますのでご了承ください．

# 序にかえて

## 恒常性維持機構 —現状と今後

春日雅人

　科学技術振興機構による「恒常性」領域の研究が2012年度からはじまり，「CREST」の研究総括を永井良三先生が，そして「さきがけ」の研究総括を私が担当した[1)2)]．「恒常性」領域の重要性に鑑み，永井良三先生を中心として2013年に"実験医学"の増刊号として「臓器円環による生体恒常性のダイナミクス」が刊行されている[3)]．この「CREST」「さきがけ」領域研究が終了し多くの成果が発表されたタイミングに，「恒常性」に関する書籍を編集しないかというお誘いをいただいた．明確な構想があったわけではなかったが，先の増刊号の発刊から6年も経過しており，この領域で個々の研究として興味ある論文も出ているのでお引き受けすることとした．

　本増刊号では，第1章でオートファジー，小胞体ストレス，糖鎖修飾ならびにユビキチン修飾が細胞での「恒常性」の維持にどのような役割を果たしているか，そしてその破綻によりどのような異常を生じるかを中心に解説をお願いした．第2章-Ⅰでは，各組織・臓器を構成する細胞がその相互作用を含めてそれぞれが「恒常性」の維持と破綻に果たす役割をご紹介いただいた．第2章-Ⅱでは組織・臓器を横断的に制御して個体の「恒常性」に関与するシステムとして腸内細菌叢，自然免疫，獲得免疫をとり上げ解説をお願いした．第3章では，2つの臓器間のクロストークから多くの臓器が次々と関与する臓器連環までをとり上げ，臓器間をつなぐシグナル（生理活性物質，神経，免疫細胞）によって分類し，それぞれの「恒常性」の維持と破綻における役割について解説をお願いした．

　臓器連環が個体の「恒常性」維持に関与しているという概念の確立は，臓器特異的あるいは臓器特異的かつ時期特異的遺伝子欠損マウスを用いた研究の成果によるところが大きい．すなわち，これらのマウスの作製により，当該臓器のみならず予想外の臓器に各種の表現型が認められ，臓器間シグナルの存在が次々明らかになってきた．こういった知見は，生体の精緻な「恒常性」維持機構を明らかにするのみでなく，疾患における病態の新たな理解や診断・治療法の

Homeostatic mechanisms: their current understandings and future prospects
Masato Kasuga: The Institute for Adult Diseases, Asahi Life Foundation（朝日生命成人病研究所）

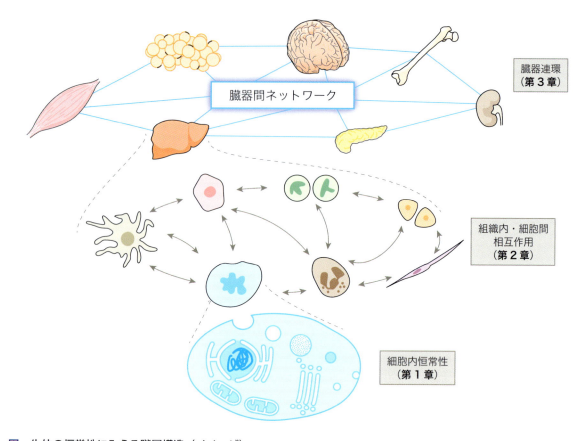

**図　生体の恒常性にみえる階層構造（イメージ）**
生体の恒常性を司る「連環」には，ミクロ（細胞内）からマクロ（臓器間）まで，多様な階層が存在する．一時点でのスナップショットである恒常性に，時間軸による変化を加えた概念を「動的恒常性」とよぶ．発達，成長，疾患，老化など各ライフステージ・状態において，維持される恒常性の形は変容する．

開発につながるという観点からも重要である．加えて，これらの知見は研究の新しい局面を拓くことが期待される．まずは，臓器連環を細胞という臓器の構成要素に立ち返って見直すという視点から新しい局面が得られるかもしれない．これには，single cell assayなどの各種テクノロジーの進歩が不可欠であり，これらを用いて従来均一と考えられていた臓器の構成細胞がその空間的配置や各種の負荷に対する反応性の相異により細分化されていく可能性がある．そしてそのことが臓器連関を担当する各種細胞の同定につながるかもしれない．また，同時に「細胞」，「臓器」という"階層"を超えて「恒常性」維持機構を理解するための第一歩となる可能性がある（図）．

◆

個体における「恒常性」の維持は，われわれが生存して活動していくにあたって，最も本質的なそして重要な生命活動の1つである．今後，この途方もなく複雑な「恒常性」維持機構の研究が，生物学や医学にとどまらず，数理科学や情報処理の専門家等も含めて学際的に研究され，発展していくことを期待したい．

最後に，貴重な時間を割いて担当領域の新知見に関して熱心に執筆していただいた先生方に心より御礼申し上げる．

## 文献

1) 「さきがけ 生体における動的恒常性維持・変容機構の解明と制御」www.jst.go.jp/presto/hody/
2) 「CREST 生体恒常性維持・変容・破綻機構のネットワーク的理解に基づく最適医療実現のための技術創出」www.jst.go.jp/kisoken/crest/research_area/completed/bunyah24-2.html
3) 「臓器円環による生体恒常性のダイナミクス」(永井良三, 入來篤史／編), 実験医学増刊号 Vol.31, No.5, 2013

＜著者プロフィール＞

**春日雅人**：1973年東京大学医学部医学科卒業．東大病院内科研修医を経て'75年東京大学医学部第三内科入局．'79年から3年間米国留学(NIHならびにジョスリン糖尿病センター)．東大第三内科助手，講師を経て'90年より神戸大学医学部第二内科教授．2008年より国立国際医療センター研究所長．'12年より国立国際医療研究センター総長．'18年より朝日生命成人病研究所 所長．恩師小坂樹徳先生の「これからは受容体の時代だ」の助言により，インスリン受容体の研究に着手．以後，糖尿病を中心とした内科臨床を行うとともに，インスリンの作用機序ならびに糖尿病の成因についての研究を行う．特に分子生物学的手法を用いた細胞や個体レベルでのインスリンシグナルの解析ならびに2型糖尿病の遺伝素因の解明に従事．

実験医学 増刊 Vol.37-No.7 2019

# 臓器連環による生体恒常性の破綻と疾患

すべての医学者・生命科学者に捧ぐ

序にかえて－恒常性維持機構－現状と今後 ………………………………春日雅人

## 第1章　細胞における動的恒常性とその破綻

**1.** オートファジーによる細胞内恒常性維持 ……………………坂巻純一, 水島　昇　12 (1016)

**2.** 小胞体における動的恒常性を制御する unfolded protein response
　　………………………………………………………………………今泉和則, 齋藤　敦　19 (1023)

**3.** 動的恒常性における糖鎖の役割と診断技術への応用
　　………………………………………………………………………安形清彦, 久野　敦　27 (1031)

**4.** 細胞の恒常性維持を担う動的なユビキチン修飾 ……………………松田憲之　34 (1038)

## 第2章　組織・臓器, 個体における動的恒常性とその破綻

### I　組織・臓器における動的恒常性とその破綻

**1.** グリア細胞が担う脳神経回路の動的恒常性 ……………和氣弘明, 加藤大輔　47 (1051)

# CONTENTS

**2.** 血管内皮幹細胞による血管の維持と血管再生 …………………… 高倉伸幸　51 (1055)

**3.** 肺循環の動的恒常性とその破綻 …………………………………… 中岡良和　58 (1062)

**4.** リンパ管系の動的恒常性とその破綻
　　　　　　　　　　　　　　　　　　　　　　　　　　　　　　 久米　努　66 (1070)

**5.** 造血系の制御とその破綻による病態形成 ………………… 正本庸介，黒川峰夫　73 (1077)

**6.** 皮膚の生体防御の動的恒常性とその破綻 ………………… 大日輝記，椛島健治　80 (1084)

**7.** 骨・関節の動的恒常性とその破綻 ………………………… 小俣康徳，田中　栄　88 (1092)

**8.** 骨格筋の質的可塑性を調節する分子メカニズム ………… 谷端　淳，武田伸一　96 (1100)

## II　個体における動的恒常性とその破綻

**9.** 腸内細菌叢と宿主の健康維持・疾患発症とのかかわり
　　　　　　　　　　　　　　　　　　　　　　　　　　　　 前田悠一，竹田　潔　103 (1107)

**10.** 組織恒常性の維持にかかわる自然リンパ球の多様な制御機構
　　　　　　　　　　　　　　　　　　　　　　　　　　　　 吉澤彰宏，茂呂和世　108 (1112)

**11.** CBM複合体シグナリングの異常によるリンパ球恒常性の破綻と疾患の発症
　　　　　　　　　　　　　　　　　　　　　　　　　　　　　　　 原　博満　114 (1118)

実験医学 増刊

## 第3章　臓器連環による生体の動的恒常性

### I　生理活性物質が繋ぐ臓器連環

**1. 脂肪細胞産生分子がつなぐ臓器連環と動的恒常性**
　　　　　　　　　　　　　　　　岩部真人，岩部美紀，山内敏正，門脇　孝　123 (1127)

**2. 消化管関連ペプチドが拓く恒常性フロンティア**
　　　　　　　　　　　　　佐藤貴弘，井田隆徳，関口俊男，中町智哉，児島将康　129 (1133)

**3. ヘパトカイン分泌異常と糖尿病**　　　　　　　　　　　　　御簾博文　136 (1140)

**4. 運動器産生分子がつなぐ臓器連環と動的恒常性**
　　　　　　　　　　　　　　　　　　　　　　中島友紀，小野岳人，林　幹人　141 (1145)

**5. 脂質メディエーターがつなぐ臓器連環と動的恒常性**　村上　誠　149 (1153)

### II　神経が繋ぐ臓器連環

**6. 摂食の動的恒常性と臓器連環**　　　　　　　　　　　　　箕越靖彦　156 (1160)

**7. 心理や情動による交感神経反応の神経回路メカニズム**　　中村和弘　167 (1171)

**8. 糖代謝の動的恒常性と脳・肝連環**　　　　　　　　　　　井上　啓　174 (1178)

### III　免疫細胞が繋ぐ臓器連環

**9. 組織—骨髄連環による組織修復機構**　　　　　　　池田直輝，田中正人　182 (1186)

**10. 神経ガイダンス因子による免疫代謝制御**　　中西由光，姜　秀辰，熊ノ郷淳　189 (1193)

# CONTENTS

**11. 臓器間連環による心臓恒常性維持機構** ……………………… 藤生克仁 196（1200）

**12. 中枢神経回路の修復機構と生体システム連環** ……………… 山下俊英 201（1205）

**索　引** …………………………………………………………………………… 208（1212）

---

**表紙画像解説**

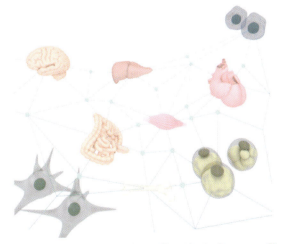

◆**生命の動的恒常性を担う臓器連環（イメージ）**
　序にかえて参照.

# 執筆者一覧

## ● 編　集

春日雅人　　朝日生命成人病研究所

## ● 執　筆 （五十音順）

|  |  |
|---|---|
| 安形清彦 | 産業技術総合研究所創薬基盤研究部門糖鎖技術研究グループ |
| 池田直輝 | 北海道大学遺伝子病制御研究所幹細胞生物学分野 |
| 井田隆徳 | 宮崎大学フロンティア科学実験総合センター生理活性物質研究部門生理活性ペプチド探索分野 |
| 井上　啓 | 金沢大学新学術創成研究機構革新的統合バイオ研究コア構栄養・代謝研究ユニット |
| 今泉和則 | 広島大学大学院医歯薬保健学研究科医学講座分子細胞情報学 |
| 岩部真人 | 東京大学大学院医学系研究科糖尿病・代謝内科 |
| 岩部美紀 | 東京大学大学院医学系研究科糖尿病・代謝内科 |
| 小野岳人 | 東京医科歯科大学大学院医歯学総合研究科分子情報伝達学/日本医療研究開発機構AMED-CREST |
| 小俣康徳 | 東京大学医学部整形外科 |
| 加藤大輔 | 神戸大学大学院医学研究科システム生理学分野 |
| 門脇　孝 | 東京大学大学院医学系研究科糖尿病・代謝内科 |
| 椛島健治 | 京都大学大学院医学研究科皮膚科学/シンガポール科学技術研究庁 |
| 姜　秀辰 | 大阪大学免疫学フロンティア研究センター免疫機能統御学 |
| 久野　敦 | 産業技術総合研究所創薬基盤研究部門糖鎖技術研究グループ |
| 熊ノ郷淳 | 大阪大学大学院医学系研究科呼吸器・免疫内科学 |
| 久米　努 | ノースウエスタン大学医学部 |
| 黒川峰夫 | 東京大学大学院医学系研究科血液・腫瘍病態学 |
| 児島将康 | 久留米大学分子生命科学研究所遺伝情報研究部門 |
| 齋藤　敦 | 広島大学大学院医歯薬保健学研究科医学講座ストレス分子動態学寄附講座 |
| 坂巻純一 | 東京大学大学院医学系研究科 |
| 佐藤貴弘 | 久留米大学分子生命科学研究所遺伝情報研究部門 |
| 関口俊男 | 金沢大学環日本海域環境研究センター臨海実験施設 |
| 高倉伸幸 | 大阪大学微生物病研究所情報伝達分野 |
| 竹田　潔 | 大阪大学大学院医学系研究科免疫制御学 |
| 武田伸一 | 国立精神・神経医療研究センター |
| 田中　栄 | 東京大学医学部整形外科 |
| 田中正人 | 東京薬科大学生命科学部免疫制御学研究室 |
| 谷端　淳 | 東京慈恵会医科大学細胞生理学講座宇宙航空医学研究室 |
| 大日輝記 | 京都大学大学院医学研究科皮膚科学 |
| 中岡良和 | 国立循環器病研究所血管生理学部 |
| 中島友紀 | 東京医科歯科大学大学院医歯学総合研究科分子情報伝達学/日本医療研究開発機構AMED-CREST |
| 中西由光 | 大阪大学大学院医学系研究科呼吸器・免疫内科学 |
| 中町智哉 | 富山大学大学院理工学研究部（理学）生体制御学 |
| 中村和弘 | 名古屋大学大学院医学系研究科統合生理学分野 |
| 林　幹人 | 東京医科歯科大学大学院医歯学総合研究科分子情報伝達学/日本医療研究開発機構AMED-CREST |
| 原　博満 | 鹿児島大学大学院医歯学総合研究科感染防御学講座免疫学分野 |
| 藤生克仁 | 東京大学大学院医学系研究科先進循環器病学/東京大学医学部附属病院循環器内科 |
| 前田悠一 | 大阪大学大学院医学系研究科呼吸器・免疫内科学/大阪大学大学院医学系研究科免疫制御学 |
| 正本庸介 | 東京大学大学院医学系研究科血液・腫瘍病態学 |
| 松田憲之 | 東京都医学総合研究所ユビキチンプロジェクト |
| 御簾博文 | 金沢大学大学院医学系内分泌代謝内科学 |
| 水島　昇 | 東京大学大学院医学系研究科 |
| 箕越靖彦 | 自然科学研究機構生理学研究所生体機能調節研究領域生殖・内分泌系発達機構研究部門/総合研究大学院大学生命科学研究科生理科学専攻 |
| 村上　誠 | 東京大学大学院医学系研究科疾患生命工学センター健康環境医工学部門/日本医療研究開発機構AMED-CREST |
| 茂呂和世 | 理化学研究所生命医科学研究センター自然免疫研究チーム |
| 山内敏正 | 東京大学大学院医学系研究科糖尿病・代謝内科 |
| 山下俊英 | 大阪大学大学院医学系研究科分子神経科学/大阪大学大学院医学系研究科創薬神経科学 |
| 吉澤彰宏 | 理化学研究所生命医科学研究センター自然免疫研究チーム |
| 和氣弘明 | 神戸大学大学院医学研究科システム生理学分野 |

実験医学 増刊 Vol.37-No.7 2019

# 臓器連環による生体恒常性の破綻と疾患

すべての医学者・生命科学者に捧ぐ

編集＝春日雅人

第1章 細胞における動的恒常性とその破綻

# 1. オートファジーによる細胞内恒常性維持

坂巻純一, 水島 昇

細胞内分解系は細胞の恒常性を維持するうえで必須な役割を担っている．オートファジーは，オルガネラを含む細胞質成分を膜構造で隔離し，リソソームで分解する細胞内分解機構である．この機構の役割は，飢餓適応や細胞内品質管理など多岐にわたり，その機能不全は神経変性疾患や腫瘍形成などにつながることが示唆されている．本稿では，オートファジーの分子機構，その細胞内品質管理機構としての働きと生理的役割，そして，この機構の不全により引き起こされる疾患に関して概説する．

## はじめに

マクロオートファジー（本稿ではオートファジーとよぶ）は，ストレス適応そして品質管理機構として働く細胞内分解系である．これは細胞内に形成された扁平膜構造体がオルガネラを含む細胞質成分を隔離し，リソソームで分解する大規模な分解機構である．細胞内の栄養状態の低下に応答し，タンパク質などの生体高分子を過剰に分解することで，アミノ酸などを産生する．また，細胞にとって有害な異常タンパク質や障害を受けたオルガネラなどを除去することで，細胞内の恒常性維持にも働く．この機構の破綻は神経変性疾患やがんなどの疾患につながると考えられている．

[略語]
- **ATG**: autophagy-related gene
- **GABARAP**: gamma-aminobutyric acid receptor-associated protein
- **LC3**: MAP1LC3 (Microtubule-associated protein light chain 3)
- **mTORC1**: mechanistic target of rapamycin complex 1
- **ULK1/2**: unc-51-like autophagy-activating kinase 1/2
- **WIPI**: WD repeat domain, phosphoinositide interacting

## 1 オートファジー機構の概要

### 1) オートファジーの過程

オートファジー機構の開始により，隔離膜とよばれる扁平小胞膜構造が形成され，それが細胞質成分を取り込みながら，拡がってゆく．この構造体は，伸長するにつれ弯曲してゆき，カップ状の形態を経て，最終的に，その先端部が閉じることでオートファゴソームとよばれる二重膜の小胞構造体となる（図1）[1]．その後，オートファゴソームはさまざまな加水分解酵素を含むリソソームと融合し，内膜とともに内容物が分解される．その分解産物は高分子に再構築されるか，エネルギー産生のためにさらに代謝される．

Intracellular quality control by autophagy
Jun-ichi Sakamaki/Noboru Mizushima：Department of Biochemistry and Molecular Biology, Graduate School and Faculty of Medicine, The University of Tokyo（東京大学大学院医学系研究科）

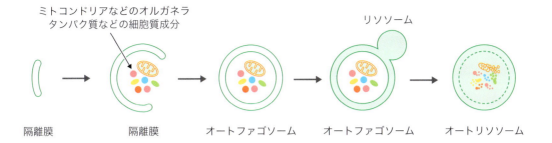

**図1 オートファジーの過程**
オートファジーは隔離膜とよばれる扁平小胞膜構造の形成によりはじまる．隔離膜はオルガネラを含む細胞質成分を取り込みながら伸長，弯曲してゆき，最終的に，その先端部が閉じることでオートファゴソームとよばれる二重膜の小胞構造体となる．その後，オートファゴソームはさまざまな加水分解酵素を含むリソソームと融合し，内膜とともに内容物が分解され，オートリソソームとよばれる一重膜の構造体となる．

## 2）オートファジーの分子機構

オートファジーは通常状態において，低レベルであるが恒常的に起きており，細胞内の品質管理機構として働いている．そして，特定のストレスに応答して，顕著に活性化し，そのストレスに対して適応するように働く．その代表的な例は，細胞内の栄養状態の低下で，特に，アミノ酸濃度の減少は，オートファジーを強力に誘導する．細胞内アミノ酸濃度の減少は，mTORC1キナーゼ複合体により感知される[1]．ULK1/2（酵母Atg1ホモログ）キナーゼ複合体は，富栄養状態ではmTORC1によりリン酸化され，その活性が抑制されているが，アミノ酸飢餓により両者の結合は解離し，ULK1/2の抑制が解除される．そして，ULK1/2複合体は小胞体上の隔離膜形成部位に移行する．続いて，そこにクラスⅢ PI（phosphatidylinositol）3キナーゼ複合体がリクルートされ，隔離膜形成の基点となるPI(3)P（phosphatidylinositol 3-phosphate）に富んだ領域を形成する．さらに，そこにWIPI（酵母Atg18ホモログ）などのPI(3)P結合タンパク質が集積する（図2）[1]．隔離膜の伸長そして閉鎖は，ATG12結合系とLC3/GABARAP（酵母Atg8ホモログ）結合系の2つのユビキチン様結合系が担う（図2）[1]．ATG12結合系では，E1（ユビキチン活性化酵素）様酵素ATG7がATG12を活性化し，E2（ユビキチン結合酵素）様酵素ATG10に移す．そして，最終的にATG12はATG5と共有結合する．このATG12-ATG5共有結合体はATG16L1と結合し，主にWIPIを介して隔離膜に局在化すると考えられている．LC3/GABARAP結合系では，E1様酵素ATG7がLC3/GABARAPを活性化し，E2様酵素ATG3に移す．そして，E3（ユビキチンリガーゼ）様活性を有するATG12-ATG5-ATG16L1複合体の働きにより膜の構成成分であるPE（phosphatidylethanolamine）と共有結合する（図2）[1]．閉じたオートファゴソームはsyntaxin 17やYKT6などのSNAREタンパク質の働きによりリソソームと融合し[2)3]，その内容物はリソソームの加水分解酵素により分解される．

## 2 オートファジーによる細胞恒常性維持

### 1）栄養飢餓時における代謝材料とエネルギー維持のためのオートファジー

細胞は栄養飢餓に適応するため，オートファジーにより細胞質成分を分解し，その分解産物を新規高分子生成やエネルギー産生に充てる．この過程では，タンパク質分解によるアミノ酸の産生が最も重要であると考えられているが，他にも糖質，脂質，核酸なども分解され，それぞれグルコース，脂肪酸，ヌクレオシドが生じる．これらの産物は高分子に再利用される他，最終的にTCA（tricarboxylic acid）回路などに組込まれ，エネルギー産生のための基質としても利用される[4]．生体が飢餓状態に置かれるのは，絶食時のほか，新生児期があげられる．出生時には，胎盤からの栄養供給が一時的に途絶えるため飢餓状態に陥り，オート

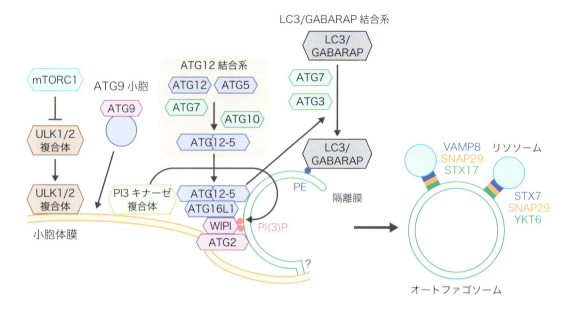

**図2　オートファジーの分子機構**
　オートファジーの活性はアミノ酸センサーであるmTORC1により厳密に制御されている．細胞内のアミノ酸濃度が減少すると，mTORC1とULK1/2複合体の結合が解離し，ULK1/2複合体は小胞体膜上に局在化する．ATG9を有する小胞はゴルジ体やリサイクリングエンドソームなどのオルガネラを移動しつつ，オートファゴソーム形成に寄与する．次に，クラスⅢ PI3キナーゼ複合体が小胞体膜上へと移行し，隔離膜形成起点となるPI(3)Pを産生し，WIPIの局在化を促す．ATG2はWIPIと複合体を形成し，小胞体膜と隔離膜をつなぐ役割を果たす．その後，ATG7とATG10の働きにより形成したATG12-5-16L1複合体が主にWIPIを介して隔離膜上に局在化し，LC3/GABARAPとPEの共有結合を触媒する．隔離膜の縁が閉鎖することにより形成したオートファゴソームはその後，SNAREタンパク質〔STX17（syntaxin17），YKT6，SNAP29（synaptosome-associated protein 29），VAMP8（vesicle associated membrane protein 8），STX7（syntaxin7）〕を介してリソソームと融合する．

ファジーが誘導される．この時，オートファジーに必須な遺伝子であるATG5を欠損したマウスでは，血中アミノ酸濃度が低く，細胞のエネルギー状態の低下がみられる[5]．また，成体におけるATG7遺伝子の欠損は絶食時の生存率を低下させると報告されている[6]．これらの知見を合わせると，オートファジーは飢餓時のアミノ酸プールそして細胞エネルギー状態の維持に重要であると考えられる．

**2）細胞内品質管理機構としてのオートファジー**

　前述の栄養飢餓に対する適応機構に加え，オートファジーは富栄養状態でも恒常的に起きており，細胞にとって有害となるものの形成を防ぎ，かつ，生じてしまった有害物を除く品質管理機構として働く．その標的には，障害を受けたミトコンドリアやリソソーム，小胞体，ペルオキシソームなどのオルガネラ，リボソーム，可溶性タンパク質，タンパク質凝集体，そしてバクテリアなどの病原体などがあげられる．これらを効率的に除去するため，標的の特異的な認識，捕捉機構が存在する．この機構は選択的オートファジーとよばれ，標的はポリユビキチン化などの標識がなされ，p62，NBR1（neighbor of BRCA1 gene 1），OPTN（optineurin），NDP52（nuclear dot protein 52）などのポリユビキチン結合領域とLC3/GABARAP結合領域（LC3-interacting region：LIR）を有するアダプタータンパク質を介して，オートファゴソームに取り込まれる（**図3**）[7]．オートファジー関連遺伝子を欠損した細胞では，異常タンパク質やオルガネラの蓄積がみられ，神経変性疾患，腫瘍形成，肝障害，感染症などさまざまな疾患につながることが遺伝子改変マウスを用いた解析から明らかになりつつある．

**i）マイトファジー**

　マイトファジーは余剰なもしくは障害を受けたミト

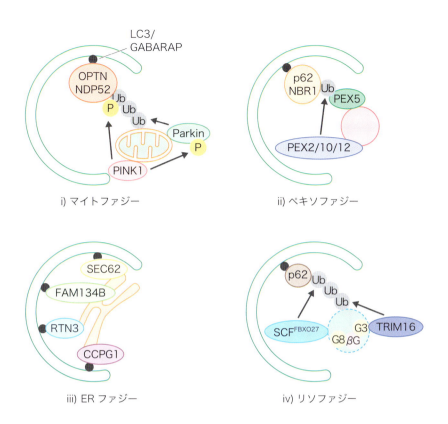

**図3　選択的オートファジーによるオルガネラの分解**
　i）マイトファジー：ミトコンドリアの脱分極により安定化したPINK1はParkinやミトコンドリア外膜上のユビキチンをリン酸化する．Parkinはミトコンドリア外膜上のタンパク質をポリユビキチン化する．OPTNやNDP52がポリユビキチン化標識されたミトコンドリアと隔離膜のアダプターとして働く．ii）ペキソファジー：ペルオキシソームに局在するPEX2/5/12はPEX5のユビキチンリガーゼとして働く．モノユビキチン化されたPEX5はp62，NBR1を介して隔離膜へと取り込まれる．iii）ERファジー：小胞体に存在するFAM134B，RTN3，CCPG1，SEC62はLIRモチーフを介して小胞体と隔離膜のLC3/GABARAPとの橋渡しをする．FAM134B，RTN3は飢餓，CCPG1は小胞体ストレス，SEC62は小胞体ストレスからの回復の過程で機能する．iv）リソファジー：リソソーム膜が損傷することにより細胞質中のガレクチン3，8（G3，G8）が内膜に存在するβガラクトシダーゼ（βG）に結合できるようになる．ユビキチンリガーゼTRIM16はガレクチン3を介して損傷したリソソームにリクルートされる．TRIM16，SCF$^{FBXO27}$複合体はリソソーム膜タンパク質をポリユビキチン化し，隔離膜への取り込みを促進する．

コンドリアを除去し，その品質を維持する機構である[8]．少なくとも一部のマイトファジーに必要であると考えられているのが，セリン／スレオニンキナーゼPINK1（PTEN-induced putative kinase 1）とユビキチンリガーゼParkinである．ミトコンドリアの機能が損なわれると，しばしばミトコンドリアの脱分極につながる．脱分極のセンサーとして働くのがPINK1である．ミトコンドリア内膜に存在するPINK1は通常状態ではユビキチン-プロテアソーム系により分解される．脱分極はミトコンドリアにおける輸送系を阻害し，ミトコンドリア外膜上でPINK1は安定化する．PINK1はParkinをリクルートし，ミトコンドリア外膜上のParkinやユビキチンをリン酸化する．リン酸化されたParkinはミトコンドリア外膜上のタンパク質をポリユビキチン化し，また同時に，Parkinはリン酸化されたユビキチンに結合し，さらにミトコンドリアのポリユビキチン化標識を増幅させる．そしてOPTNやNDP52などのアダプタータンパク質を介してオートファゴソームに取り込まれる（**図3**左上）．この時，OPTNはTBK1（TANK-binding kinase 1）によりリン酸化され，ポ

リユビキチン鎖との結合親和性が高まる．マイトファジーは前述のストレス応答性機構以外にも定常状態でも恒常的に起きており，それにはPINK1-Parkin経路は必須ではないことが知られている．マイトファジー不全は異常ミトコンドリアを蓄積させ，神経変性疾患，ミオパチー，炎症などにつながることが示唆されている．PINK1，ParkinをコードするPARK6，PARK2遺伝子の変異は家族性パーキンソン病に関連する．

### ii) ペキソファジー

ペルオキシソームは脂肪酸の$\beta$酸化などの酸化反応を担うオルガネラである．その酸化反応の結果，活性酸素種が生じるので，細胞内のペルオキシソームの数そして質は適切に保たれる必要がある．この異常はペルオキシソーム病に代表される疾患につながる．ペルオキシソームの分解にオートファジーが関与していることが知られており，その選択的分解機構はペキソファジーとよばれている．酵母での分解メカニズムは詳細に研究されているが，哺乳類ではほとんど明らかになっていない．これまでに，ペルオキシソームタンパク質PEX5 (peroxisomal biogenesis factor 5) のモノユビキチン化がオートファジーによる分解の認識シグナルとなっているという報告がなされている（図3右上）[9]．ペキソファジー不全が実際に疾患の原因になるのかは今後の解析が待たれる．

### iii) ERファジー

オートファジーによる選択的な小胞体の分解はER (endoplasmic reticulum) ファジー，もしくはレティキュロファジーとよばれる（図3左下）[10]．現在までにわかっているERファジー機構では，前述のようなユビキチン標識は使われず，代わりにLIRモチーフを有する小胞体タンパク質がアダプターとして働く．これまでにFAM134B (family with sequence similarity 134 member B)，RTN3 (reticulon 3)，CCPG1 (cell-cycle progression gene 1)，SEC62などのERファジーアダプターが同定されており，それぞれ異なる局面で働くことがわかっている．FAM134BとRTN3はそれぞれ小胞体のシート状とチューブ状の構造に局在し，飢餓に応答し，それぞれの領域の分解を仲介する．一方で，CCPG1は小胞体ストレスに応答した小胞体の分解を担い，SEC62は小胞体ストレス下で過剰に造られた小胞体膜を分解するために利用される．CCPG1欠損マウスでは膵腺房細胞の小胞体内腔にタンパク質凝集体が蓄積し，外分泌組織の障害を引き起こす[11]．FAM134Bは遺伝性感覚性自律神経系ニューロパチーの原因遺伝子として報告されており[12]，その遺伝子産物はLIRモチーフを含む領域を欠失しているため，LC3と結合できない[13]．しかしながら，これらの症状がERファジー不全のみで説明されるのか詳細な解析が必要であり，また，異なるERファジーアダプターにより制御されるそれぞれのERファジーがどのような生理的意義をもつのかも今後の課題であるといえる．

### iv) リソファジー

さまざまな加水分解酵素を含むリソソームの膜障害は細胞にとって有害な影響を及ぼす．リソソームに作用する薬剤，病原菌，シリカ結晶などによりリソソームが障害を受けると，その修復が不可能な場合，オートファジーにより選択的に除去される．この過程はリソファジーとよばれる[14]．リソソームの膜障害の認識機構は内膜に局在する$\beta$ガラクトシダーゼに細胞質のガレクチン3もしくは8が結合することで，それがリソファジーの引き金となる．続いてそこにTRIM16 (tripartite motif containing 16) やSCF$^{FBXO27}$複合体などのユビキチンリガーゼがやってくる．TRIM16はガレクチン3を介してリソソームにリクルートされる．これらのユビキチンリガーゼはリソソームのタンパク質をユビキチン化し，オートファゴソームへの取り込みを促進する（図3右下）．

急性高尿酸血性腎症は血中の尿酸濃度が上昇することで起こる腎障害で，リソソーム膜の損傷を引き起こす尿酸結晶を生じる．実際，尿酸を投与し高尿酸血症を発症させたマウスでは，リソファジーの誘導がみられ，オートファジー不全マウスでは，腎機能の低下そして腎組織障害がみられる[15]．リソソームの膜障害はそこに含まれるプロテアーゼなどさまざまな加水分解酵素や$Ca^{2+}$などを細胞質に流出させ，結果として細胞死を引き起こす．リソファジー不全が高尿酸血症における腎機能の低下以外にもさまざまな疾患につながることが予想され，今後のさらなる解析が期待される．

## 3 オートファジーの機能不全により誘導される疾患

オートファジー不全がさまざまな疾患につながり得ることはオートファジー関連遺伝子欠損マウスを用いた解析により明らかになりつつある．また，複数のヒト疾患においてオートファジー関連遺伝子の変異が報告されている．現在までに知られている遺伝子変異には，SENDA（static encephalopathy of childhood with neurodegeneration in adulthood）／BPAN（beta-propeller protein-associated neurodenegeneration）とよばれる神経変性疾患でみられるWDR45／WIPI4の変異があげられる[16]．SENDA患者は小児期の早期から知的障害，成人期にジストニアやパーキンソニズムそして認知症を発症し，その病理的特徴として大脳基底核などにおける鉄沈着があげられる．実際に，SENDA患者由来のリンパ芽球細胞ではオートファジー活性の減弱がみられる．また，先天性失調症，精神遅滞，成長遅延を示す患者において両アレルのATG5のミスセンス変異が報告されている[17]．この変異はATG12-ATG5の共有結合，そして，オートファジー活性を減弱させる．他にも，ATG16L1の一塩基多型が炎症性腸疾患であるクローン病発症のリスク因子であることが示唆されている[18]．

これらの知見は，オートファジー不全が前述の病態の原因であることを強く示唆するものであるが，実際にオートファジー活性の異常のみで説明されるのか，他の要素も関与するのかは，さらなる解析が必要である．一方で，遺伝子改変マウスを用いた解析によりオートファジーが腫瘍形成や進展に寄与していることが明らかになりつつあるが[19]，ヒトがん患者において予後とオートファジー関連遺伝子の変異の関連を調べると，がんに関連するような変異は主要オートファジー遺伝子にはみられないという結果が得られた[20]．しかし，ある種のがんにおいてオートファジー活性が上昇しているという報告がある．この知見は，オートファジー関連遺伝子の変異を伴わなくとも，何らかの原因で活性に異常が生じ，それが疾患につながる可能性を示唆する．しかし，このオートファジー活性の上昇が本当に腫瘍形成に寄与しているのかは今後の検証が待たれる．

## 4 オートファジーと臓器連環

近年，ある臓器の機能が他の臓器もしくは周辺の微小環境のオートファジー活性によって影響を受けるという報告がなされている．例えば，骨格筋におけるATG7遺伝子の欠損はストレス応答転写因子ATF4（activating transcription factor 4）を介したFGF21（fibroblast growth factor 21）の発現を誘導する．FGF21は脂肪組織に作用し，インスリン抵抗性そして肥満を改善する[21]．また，寒冷刺激に応答したプロオピオメラノコルチンニューロンにおけるオートファジーの活性化は，褐色脂肪組織でのオートファジーによる脂肪滴の分解（リポファジー）を誘導する．除神経によりこの応答がみられなくなることから，オートファジーの活性が臓器間で伝わっていることが示されたが，これがどのような機構で起きているのかは未解明である[22]．類似の事例として，がん組織周辺の微小環境のオートファジー活性ががん細胞の増殖に影響を及ぼすという報告がなされている．膵管腺がんの間質には膵星細胞とよばれる細胞が多く存在する．この膵星細胞のオートファジーにより産生されたアミノ酸の一つであるアラニンは細胞外に分泌され，それが膵管腺がん細胞に取り込まれ，細胞の増殖を亢進させる[23]．同様の現象がショウジョウバエ悪性腫瘍モデルでも報告されている．Ras$^{V12}$変異そして腫瘍抑制遺伝子scribbledの欠損により誘導される複眼成虫原基の腫瘍はTNF（tumour necrosis factor）そしてIL-6（interleukin-6）様シグナル経路依存的に活性酸素種を産生する．それが近傍細胞のオートファジーを活性化し，腫瘍細胞の増殖を支えるためのアミノ酸を供給する[24]．このように，オートファジーは細胞非自律性（non-cell autonomous）にも機能しうると考えられる．

## おわりに

本稿で概説したように，オートファジーは栄養飢餓ストレスに対する適応だけでなく，細胞内に存在するさまざまな有害物を除去する品質管理の役割を果たす汎用的な細胞恒常性維持機構である．その生理的重要性は遺伝子改変マウスの解析や疾患でみられる遺伝子変異解析の結果に裏付けられる．一方で，通常のオー

トファジーそして選択的オートファジーを構成する因子の多くがオートファジー非依存的な機能をもっていることが明らかになりつつあり，遺伝子改変マウスや遺伝子変異をもつ患者でみられる表現型や疾患に対して，オートファジー不全がどれほど寄与するのか慎重な検証が必要である．現在，神経変性疾患やがんなどの疾患の治療を目的とする，オートファジーを標的とした創薬が注目されており，また，オートファジー活性を負もしくは正に調節する薬剤の開発も進んでいる[25]．オートファジーによる細胞内品質管理の分子機構そして生理的役割をより深くかつ正確に理解することは，これらの疾患に対する治療薬の開発に大きく貢献できるのではないかと期待される．

## 文献

1) Mizushima N, et al：Annu Rev Cell Dev Biol, 27：107-132, 2011
2) Itakura E, et al：Cell, 151：1256-1269, 2012
3) Matsui T, et al：J Cell Biol, 217：2633-2645, 2018
4) Rabinowitz JD & White E：Science, 330：1344-1348, 2010
5) Kuma A, et al：Nature, 432：1032-1036, 2004
6) Karsli-Uzunbas G, et al：Cancer Discov, 4：914-927, 2014
7) Khaminets A, et al：Trends Cell Biol, 26：6-16, 2016
8) Palikaras K, et al：Nat Cell Biol, 20：1013-1022, 2018
9) Zhang J, et al：Nat Cell Biol, 17：1259-1269, 2015
10) Grumati P, et al：J Cell Sci, 131：10.1242/jcs.217364, 2018
11) Smith MD, et al：Dev Cell, 44：217-232.e11, 2018
12) Kurth I, et al：Nat Genet, 41：1179-1181, 2009
13) Khaminets A, et al：Nature, 522：354-358, 2015
14) Papadopoulos C & Meyer H：Curr Biol, 27：R1330-R1341, 2017
15) Maejima I, et al：EMBO J, 32：2336-2347, 2013
16) Saitsu H, et al：Nat Genet, 45：445-9, 449e1, 2013
17) Kim M, et al：Elife, 5：e12245, 2016
18) Hampe J, et al：Nat Genet, 39：207-211, 2007
19) Amaravadi R, et al：Genes Dev, 30：1913-1930, 2016
20) Lebovitz CB, et al：Autophagy, 11：1668-1687, 2015
21) Kim KH, et al：Nat Med, 19：83-92, 2013
22) Martinez-Lopez N, et al：Cell Metab, 23：113-127, 2016
23) Sousa CM, et al：Nature, 536：479-483, 2016
24) Katheder NS, et al：Nature, 541：417-420, 2017
25) Galluzzi L, et al：Nat Rev Drug Discov, 16：487-511, 2017

### ＜著者プロフィール＞

坂巻純一：2011年筑波大学大学院生命環境科学研究科修了（深水昭吉研究室）．同年カナダChildren's Hospital of Eastern Ontario Research Institute 博士研究員（Robert Screaton's Lab），'14年英国Cancer Research UK Beatson Institute 博士研究員（Kevin Ryan's Lab）を経て，'18年より東京大学大学院医学系研究科 特任助教（水島昇研究室）．

水島　昇：東京大学大学院医学系研究科教授．

第1章 細胞における動的恒常性とその破綻

## 2. 小胞体における動的恒常性を制御する unfolded protein response
### 小胞体ストレスとその応答系の生理・病態における役割

今泉和則, 齋藤 敦

小胞体は，タンパク質フォールディング，脂質生合成，$Ca^{2+}$貯蔵など多彩な機能を担うオルガネラである．多機能性オルガネラであるが故に，その動的恒常性を維持するための巧妙な制御ネットワークが装備されている．それがUPR（unfolded protein response）とよばれる小胞体－細胞質/核間のシグナル経路である．UPRは小胞体内に蓄積したミスフォールドタンパク質の処理システムとして発見されたストレス応答経路であるが，最近では細胞分化・成熟，代謝，病態形成など生命現象の諸相に深く関与することが明らかにされつつある．本稿では小胞体ストレスとUPRの生理的役割やその破綻による病態発症機構など最新の知見を含め幅広く概説する．

## はじめに

小胞体は脂質二重膜に囲まれた管状あるいは網状構造をとる細胞内小器官（オルガネラ）であり，細胞質内に充満している．膜上にリボソームが付着している粗面小胞体と，付着していない滑面小胞体とに分けられる．粗面小胞体は分泌タンパク質や膜タンパク質の合成にかかわり，滑面小胞体はステロールや脂質の合成，$Ca^{2+}$貯蔵などの役割を有する．このような多彩な機能を発揮する小胞体では複雑な分子間連携によって動的恒常性が維持されている．虚血，酸化ストレス，感染などのさまざまな異常環境に細胞が曝されると，うまくチューニングされていた小胞体機能に狂いが生じ，ミスフォールドしたタンパク質が小胞体内に蓄積するようになる．この状態を小胞体ストレスとよぶ．小胞体には異常事態を感知する小胞体ストレスセンサーがあり，ミスフォールドタンパク質の修復や分解を行うシステムを積極的に駆動させて細胞傷害から身を守る（小胞体ストレス応答）．最近，小胞体ストレスセンサーからのシグナルは，特定の細胞の分化・成熟にも重要な役割を演じていることもわかってきた．一方，持続的な小胞体機能異常は，糖尿病などの代謝性疾患，脳神経系疾患，動脈硬化性疾患，がんなどの発症にもかかわっており，疾患治療のターゲットとして注目されている．このように小胞体ストレス，あるいはその応答機構は生体機能制御という観点から，さらには病態の理解と創薬という観点からもきわめて重要な研究領域として拡大しつつある．

Dynamic homeostatic regulation by endoplasmic reticulum stress and its stress response in mammalian cells
Kazunori Imaizumi[1] /Atsushi Saito[2]：Department of Biochemistry, Graduate School of Biomedical & Health Sciences, Hiroshima University[1] /Department of Stress protein processing, Graduate School of Biomedical & Health Sciences, Hiroshima University[2]（広島大学大学院医歯薬保健学研究科医学講座分子細胞情報学[1] /広島大学大学院医歯薬保健学研究科医学講座ストレス分子動態学寄附講座[2]）

## 1 小胞体ストレスとUPR

　小胞体内に挿入される新生タンパク質はすみやかにさまざまな翻訳後修飾を受けるとともに折り畳まれて（フォールディング）立体構造を形成する．このようなプロセスには分子シャペロン，糖転移酵素，酸化還元酵素からなる巧妙なタンパク質フォールディングマシーンが働いている．しかし，タンパク質が正しくフォールディングされる比率はそれほど高くなく，上手くフォールディングされなかったタンパク質は細胞質に送り戻されユビキチン化された後26Sプロテアソームで分解される（小胞体関連分解，ERAD：ER-associated degradation）[1]．

　タンパク質のフォールディングキャパシティーは細胞種ごとに異なる．膵β細胞や形質細胞などでは小胞体が発達し，タンパク質合成が高まった際にも大量に処理できる．しかし，処理限界を超えたタンパク質が合成される場合は，正しくフォールディングされないミスフォールドタンパク質が増える．各種の細胞ストレス（酸化ストレス，エネルギー欠乏，小胞体内$Ca^{2+}$濃度低下など）が負荷された場合もフォールディング能が低下するため小胞体内にミスフォールドタンパク質が溜まる．このように細胞のさまざまな環境変化に基づいて小胞体内でのタンパク質フォールディングキャパシティーがオーバーフローするときに小胞体ストレスが発生する（図1）．細胞は新生タンパク質量とフォールディングキャパシティーとのバランスを保つために小胞体内ミスフォールドタンパク質の量をモニ

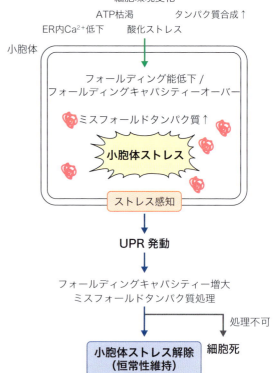

### 図1　小胞体ストレスとUPR
小胞体ストレスが発生するとUPRによって小胞体内タンパク質のフォールディングキャパシティーを増大させることでストレスに抵抗する．

ターするしくみを有している．上限を超えるミスフォールドタンパク質が小胞体内腔に蓄積するとUPR

---

**[略語]**

**ALS**：amyotrophic lateral sclerosis（筋萎縮性側索硬化症）
**Ask1**：apoptosis-signaling kinase 1
**ATF**：activating transcription factor
**BiP**：binding immunoglobulin protein
**bZIP**：basic leucine zipper
**CHOP**：C/EBP homologous protein
**eIF2α**：eukaryotic initiation factor 2α
**ERAD**：ER-associated degradation（小胞体関連分解）
**ERSE**：ER stress response element
**IRE1**：inositol requiring 1
**IRS1**：insulin receptor substrate 1
**JNK**：c-Jun-N-terminal protein kinase
**NAFLD**：non-alcoholic fatty liver disease（非アルコール性脂肪性肝疾患）
**OSE1**：osteoblast-specific element 1
**PERK**：PKR-like endoplasmic reticulum kinase
**RIDD**：regulated IRE1-dependent decay
**SOD1**：superoxide dismutase 1
**S1P**：site-1 protease
**TRAF2**：TNF-receptor-associated factor 2
**UPR**：unfolded protein response
**VEGF**：vascular endothelial growth factor（血管内皮増殖因子）
**XBP1**：X-box binding protein 1

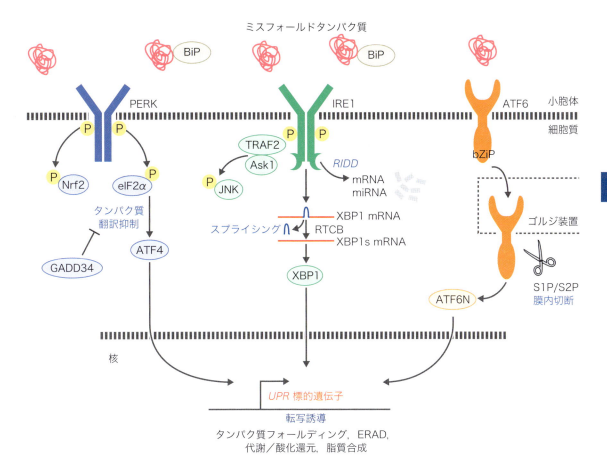

### 図2 UPRシグナル経路
各小胞体ストレスセンサーからのシグナル経路を示す．

(unfolded protein response) とよばれるシグナル伝達系が発動しフォールディングキャパシティーを増大させることで小胞体ストレスを解除して小胞体恒常性を維持する．しかし，UPRが発動してもミスフォールドタンパク質が処理しきれない場合は細胞死に至る[2]．

## 2 小胞体ストレスセンサー

小胞体ストレスセンサーとよばれる3つの膜タンパク質（PERK，ATF6，IRE1）がUPRを発動する（**図2**）．これらは通常時分子シャペロンBiPと結合した状態にある．小胞体ストレスが発生するとBiPはミスフォールドタンパク質と結合するようになり，センサーから解離する．その結果，センサーはホモ二量体化あるいはオリゴマー化することで活性化する．

### 1) PERK

PERK（PKR-like endoplasmic reticulum kinase）は小胞体膜貫通型キナーゼであり，小胞体ストレス下でオリゴマー化して自己リン酸化する．活性化型PERKは翻訳開始因子であるeIF2α（eukaryotic initiation factor 2α）をリン酸化することでタンパク質翻訳を阻害する[3]．これにより小胞体内に運び込まれるタンパク質を減少し，ミスフォールドタンパク質のさらなる蓄積を防ぐ．一方で，リン酸化したeIF2αは，いくつかの特定の遺伝子の翻訳を促進する[4]．このシステムで小胞体ストレス時に翻訳量が増えるタンパク質としては転写因子ATF4（activating transcription factor 4）が含まれる．このように翻訳されたATF4

は，活性酸素に拮抗するアミノ酸の合成酵素などを転写誘導することで小胞体内の酸化ストレスを軽減する．ATF4には細胞死を促進する転写因子CHOP（C/EBP homologous protein）を転写誘導する活性もあり，PERK-eIF2α-ATF4経路は細胞生存と細胞死誘導のバイナリースイッチとしてストレス後の細胞の運命を決定する役割を担っている．ATF4とCHOPはGADD34を誘導することでeIF2αを脱リン酸化し抑制されていたタンパク質翻訳を解除する．PERKのリン酸化ターゲットはeIF2αの他にNrf2があり酸化ストレス防御機構を活性化する[5]．

### 2）IRE1

IRE1（inositol requiring 1）も小胞体膜貫通型キナーゼであるが，特徴的なのは細胞質側のC末端にRNaseドメインを含むことである[6]．自己リン酸化によって活性化したIRE1は立体構造が変化し，C末端のRNaseドメインが活性化する．引き続いて基質となる*XBP1*（X-box binding protein 1）mRNAをスプライシングする[7]（最近，このスプライシングの作用はIRE1のRNaseとRTCB tRNA ligaseによる協調作用によることが明らかになった[8]）．26塩基がスプライスアウトされた*XBP1* mRNA（*XBP1*s mRNA）は読み枠が変化し，転写因子XBP1タンパク質を産生するようになる．*XBP1*の標的遺伝子は，ERAD，タンパク質フォールディング，分泌，脂質合成にかかわる酵素など多彩である．

IRE1のRNaseドメインは，mRNA，ribosomal RNA，microRNAなども直接切断でき，標的RNAの分解制御を行っている．このIRE1によるRNA切断機構をRIDD（regulated IRE1-dependent decay）[9]とよんでいる．RIDDを介してさまざまな生理作用が発現し，グルコース代謝，炎症，アポトーシスなどもコントロールされているらしい．

重度の小胞体ストレスが負荷されると，IRE1の細胞質側ドメインにはTRAF2（TNF-receptor-associated factor 2）が結合し，Ask1（apoptosis-signaling kinase 1）が活性化する．活性化したAsk1はJNK（c-Jun-N-terminal protein kinase）を活性化してアポトーシスを誘導する．

### 3）ATF6および類縁タンパク質

ATF6（activating transcription factor 6）は膜貫通領域とbZIP（basic leucine zipper）ドメインをもつCREB/ATFファミリーに属する膜結合型転写因子である[10]．ATF6は小胞体ストレスが負荷されると，COP II小胞によりゴルジ装置に運ばれてプロテアーゼS1P（site-1 protease）およびS2Pにより段階的に膜内切断を受ける[11]．切断された細胞質側のN末端断片（転写活性化ドメインとbZIPドメインを含む）は，核に移行して転写因子として機能する．ATF6はERSE（ER stress response element）に結合して*BiP*（binding immunoglobulin protein）などの小胞体分子シャペロンを転写誘導し，小胞体に蓄積した異常タンパク質のフォールディングを促進して小胞体ストレスから細胞を保護する．ATF6は*XBP1*も転写誘導し，IRE1経路を活性化する働きもある．

ATF6と構造的に類似する膜貫通型転写因子群（OASISファミリー）が5つ見つかっている．Luman/CREB3, OASIS/CREB3L1, BBF2H7/CREB3L2, CREBH/CREB3L3, CREB4/AIbZIP/CREB3L4である[12]．OASISファミリーは，PERK，IRE1，ATF6がユビキタスに発現しているのとは異なり，それぞれが特徴的な組織分布を示す．また，ターゲットとする遺伝子配列がそれぞれ異なることから，組織・細胞種特異的なUPR応答にかかわっている可能性がある．

## 3 UPRの生理・病態への関与

### 1）細胞分化

#### ⅰ）プラズマ細胞

分泌系の細胞が未分化状態から最終分化する際には，分泌タンパク質を大量に合成/フォールディングできる小胞体機能の強化が必要である．イムノグロブリンを産生するプラズマ細胞では，B細胞から分化するときに小胞体の容積が6倍も増加するといわれている．ところが*XBP1*欠損B細胞では，小胞体容量が増加せずイムノグロブリンも分泌されない．このことからIRE1-*XBP1*経路は小胞体膜合成やフォールディングキャパシティーを増大させることで分泌タンパク質を小胞体内で処理する能力を高めていることがわかった[13]．興味深いことに，IRE1-*XBP1*経路は小胞体内にロードされるイムノグロブリン量の増加に基づいて活性化するのではなく，B細胞受容体およびプラズマ細胞転写

因子Mist1からの分化シグナルによって活性化することがわかっている．一方，PERKやATF6の欠損ではプラズマ細胞の分化異常は観察されず，細胞タイプに応じてUPRの各ブランチの役割が異なることも明確になった．IRE1–*XBP1*経路はその他，胃粘膜主細胞，膵β細胞，パネート細胞の分化にもかかわっている．

### ⅱ）骨芽細胞，軟骨細胞

骨芽細胞や軟骨細胞も細胞外マトリクスを大量に産生して細胞外に分泌する細胞である．このような細胞でもUPR経路は重要な機能を果たしており，いくつかのUPRブランチを欠損させると骨形成あるいは軟骨形成不全のフェノタイプが観察される．

PERK–ATF4経路は，骨のマトリクスタンパク質であるオステオカルシンや骨シアロプロテイン遺伝子の上流に存在するOSE1（osteoblast–specific element 1）に作用してそれらの転写誘導を行う[14]．PERKおよびATF4の欠損マウスではいずれも骨量が著しく低下する骨形成不全が観察される．*XBP1*は骨芽細胞分化に必須である転写因子osterixを誘導するとともに，小胞体膜の合成にかかわる遺伝子を誘導して細胞内で大量に産生される骨マトリクスタンパク質の小胞体へのオーバーロードに対抗する[15]．

ATF6と構造的に類似する膜貫通型転写因子OASISとBBF2H7も骨格系細胞の分化に関与している．OASISは主要な骨マトリクスである1型コラーゲンを転写誘導することで骨形成を促進させる[16]．OASISは骨芽細胞だけでなくアストロサイトや大腸杯細胞の分化にも重要であることが証明されている．BBF2H7はCOP II小胞のコンポーネントであるsec23aを誘導することで小胞体–ゴルジ装置間の輸送を活発化させることで軟骨マトリクスの分泌能を増大させる[17]．OASISもBBF2H7も骨や軟骨のマスター転写因子（骨はRunx2，軟骨はSox9）の下流で働き，分化しはじめた骨芽細胞あるいは軟骨細胞内の分泌量増加に応答してprofessionalな分泌細胞としての機能を獲得させる働きを担っている．

## 2）細胞内代謝

グルコースおよび脂質代謝においてUPRシグナルが重要な働きをしている．グルコース代謝のキーファクターであるインスリンは，膵β細胞でつくられ血中に分泌される．β細胞では大量のインスリンを合成し分泌に適した小胞体環境を構築するためにUPRが適度な活性化状態を維持している．PERK，IRE1，*XBP1*，あるいはATF6αなどUPR構成因子を欠損させると，β細胞におけるインスリンの合成と分泌が減少し，β細胞の細胞死と高血糖を誘発する[18]〜[20]．慢性的な高血糖状態では，IRE1はインスリンのmRNAをRIDD活性により分解する．これはβ細胞死を伴わない糖尿病のメカニズムの1つとして興味深い．肝臓においてeIF2αのリン酸化やIRE1シグナリングを抑制すると，グルコース産生が減少する．その理由は糖新生にかかわる酵素群の発現が減少するからである．ATF4もFOXO1（forkhead box protein O1）の転写活性をコントロールすることで糖新生を増大させることが知られている．

高レベルの遊離脂肪酸に細胞が曝されると小胞体ストレスが発生する．そのメカニズムは多様であるが，以下のようなことが想定されている；①タンパク質パルミトイル化の異常，②異常なROS（活性酸素種）の発生，③膜流動性の変化，④脂肪酸酸化の亢進，⑤mTOR経路の活性化による小胞体内タンパク質オーバーロードなどである．誘導された小胞体ストレスに対してPERK経路やIRE1経路が応答して，脂肪酸やコレステロール合成を促進させる転写因子C/EBPsやSREBP1/2を活性化し小胞体膜の拡張により脂質代謝への順応を図る[21]．

## 3）小胞体ストレスが関連する疾患

### ⅰ）遺伝子疾患

分泌タンパク質あるいは膜タンパク質をコードする遺伝子の変異は，タンパク質のミスフォールディングを引き起こす．ミスフォールドタンパク質がERADによりすみやかに分解される場合は，タンパク質機能が失われることで，一方，ミスフォールドタンパク質が小胞体内に蓄積する場合は，細胞毒性を示す新たな機能が獲得されて疾患を発症させる．希少難病の多くが遺伝子変異のために生じるタンパク質ミスフォールディングが原因となる．表にミスフォールディングにより起こる希少難病をまとめた．

### ⅱ）神経変性疾患

アルツハイマー病やパーキンソン病を代表とする神経変性疾患の共通の特徴は，中枢神経系におけるミスフォールドタンパク質の蓄積である．アルツハイマー

**表 小胞体ストレスあるいはERADがかかわる遺伝子疾患**

| 疾患 | 原因遺伝子 | メカニズム |
| --- | --- | --- |
| 単一遺伝子による肥満 | pro-opiomelanocortin (POMC) | ERへの異常タンパク質蓄積 |
| I型バーター症候群 | renal specific Na-K-2Cl co-transporter (NKCC2) | ERADによる分解 |
| II型バーター症候群 | renal outer medullary potassium channel (POMC) | ERADによる分解 |
| 早期発症型肺気腫，肝障害 | alpha-1 antitrypsin deficiency | ERへの異常タンパク質蓄積 |
| テイ＝サックス病（TSD） | β-hexosaminidase A (HexA) | ERADによる分解 |
| 網膜色素変性症（RP） | rhodopsin | ERへの異常タンパク質蓄積とERADによる分解 |
| 高血圧（BP） | N131S vanin-1 (SNP) | ERADによる分解 |
| スターガルト病（早発型黄斑変性） | ABCA4（ATP-binding cassette (ABC) family） | ERADによる分解 |
| シャルコー・マリー・トゥース病 | peripheral myelin protein 22 (PMP22) | ERへの異常タンパク質蓄積とERADによる分解 |
| 嚢胞性線維症 | CFTR | ERADによる分解 |
| 尿崩症 | aquaporin-2 | ERADによる分解 |
| ゴーシェ病 | β-glucocerebrosidase | ERADによる分解 |

病の場合は，アミロイドβタンパク質（Aβ）や過剰にリン酸化したタウタンパク質が神経細胞内外に蓄積する．Aβは小胞体ストレスや酸化ストレスを引き起こすことで神経細胞死を誘導し脳機能障害をもたらすと考えられている．実際に患者やモデルマウスの脳においてリン酸化eIF2αやATF4レベルの上昇が観察され小胞体ストレスが惹起されていることが証明されている．

パーキンソン病ではα-シヌクレインの蓄積凝集が病態形成に重要な役割を担っている．α-シヌクレイン変異を有する患者から樹立したiPS細胞由来神経細胞では，実際に小胞体ストレスが生じており，これがパーキンソン病の初期病態形成に関与しているらしい[22]．α-シヌクレインはATF6と直接結合してATF6の活性化を抑制することや，小胞体－ゴルジ装置間のタンパク質輸送を障害させて小胞体ストレスを誘発しアポトーシスを促進させる可能性が示されている．

家族性筋萎縮性側索硬化症（ALS）の原因遺伝子の1つであるスーパーオキシドジスムターゼ1（SOD1）はERADのコンポーネントであるDerlin-1と直接結合しERADを阻害する[23]．その結果，本来であればERADで分解を受けるタンパク質が分解されないで小胞体内に蓄積して小胞体ストレス誘導性神経細胞死を引き起こす．その他にも，ポリグルタミン病，プリオン病，脳虚血，脊髄損傷時にも小胞体ストレスは直接的あるいは間接的に病態に関与することが多数報告されている．

ⅲ）代謝性疾患

小胞体ストレスとUPRシグナルは，過剰な栄養摂取と関連した糖尿病，非アルコール性脂肪性肝疾患（non-alcohlic fatty liver disease：NAFLD）などの代謝性疾患の発症にかかわる（**図3**）．高脂血症は肝細胞に小胞体ストレスを引き起こす．一方，UPR経路は肝細胞内の脂質蓄積を制限する働きがある．小胞体ストレスを誘導する薬物ツニカマイシンをマウスに投与すると，投与後24時間をピークに肝細胞に脂質が蓄積するようになりその後数日して脂質蓄積は解消される．この脂質のクリアランスには3つのUPRシグナル経路が必要である[24]．過剰な小胞体ストレスは，UPRによる脂質蓄積防御の作用を凌駕して，脂質生成の増大，脂肪分解の増加，VLDL（超低密度リポタンパク質）の分泌低下，および脂肪酸酸化の減少などを起こしてNAFLDを促進する働きがある[25]．高脂血症は，視床下部にも作用し小胞体ストレスをひき起こす[26]．その

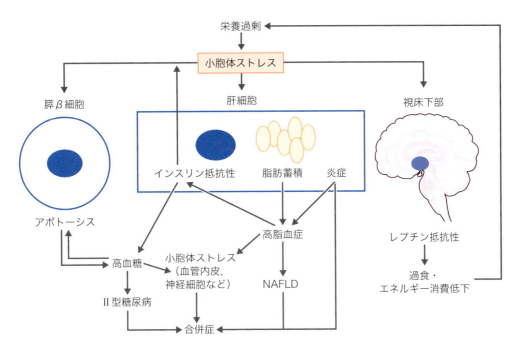

**図3　小胞体ストレスが引き起こす代謝異常のネットワーク**
　　文献29をもとに作成．

結果，レプチン抵抗性を引き起こすとともに肝細胞でのUPR経路の活性化を誘導する．肝細胞で起こる小胞体ストレスによってJNKの活性化とIRS1（insulin receptor substrate 1）のリン酸化によりインスリン抵抗性を増大させる[27]．膵β細胞ではさらなるインスリンの合成と分泌亢進による重度の負荷がかかり，もしもUPR経路が過剰なインスリン合成に適応できなければβ細胞はアポトーシスを起こす．90％以上のβ細胞の消失は2型糖尿病につながる高血糖を誘発する．

ⅳ）がん

　がん細胞は低酸素や低栄養などストレスに曝されたなかでも増殖・浸潤・転移を起こしている．それを可能にしている1つの要素はUPRの活性化にある[28]．低酸素や低栄養状態にあるがん細胞では持続的に小胞体ストレスが発生しUPRを常時活性化している．がん遺伝子の高度な活性化やがん抑制遺伝子の変異による機能喪失がタンパク質合成を促し，小胞体に負荷をかけることで生じる小胞体ストレスによってもUPRが活性化されるともいわれている．またがん細胞は免疫細胞や内皮細胞に作用してUPRを活性化させ，それら細胞はサイトカイン，血管新生因子，細胞外マトリクスなどのフォールディングや分泌を促進させてがん細胞の増殖に好都合な微小環境を提供している．個々のUPRブランチの役割としては，PERK-ATF4経路は血管内皮増殖因子（VEGF）を転写誘導するとともに，上皮間葉転換および転移を促進する．またPERKはAktシグナルを活性化して細胞生存と増殖を促す．IRE1経路はcyclin A1の発現を亢進させることでがん細胞の増殖を促進することが報告されている．

## おわりに

　小胞体ストレスおよびその応答系であるUPRが，発生・分化，細胞機能制御，さらには病態形成に深く関与することがこの10数年で明らかになってきた．当初はUPRの各ブランチが有するストレス応答と疾患との関連性にフォーカスした研究が主流であった．しかし，最近では細胞増殖，代謝，アポトーシスなどの細胞内の多彩なシグナルとUPRが複雑にクロストークして生体機能や病態発症を制御していることが明らかになりつつあり，本領域研究がさらなる深化のステージに突入している．UPRネットワークがどこまで拡大するの

か，その生体における意義・必要性の理解も含め今後の本研究領域の発展を見守りたい．

## 文献

1) Smith MH, et al：Science, 334：1086-1090, 2011
2) Hetz C & Papa FR：Mol Cell, 69：169-181, 2018
3) Harding HP, et al：Nature, 397：271-274, 1999
4) Harding HP, et al：Mol Cell, 5：897-904, 2000
5) Cullinan SB, et al：Mol Cell Biol, 23：7198-7209, 2003
6) Tirasophon W, et al：Genes Dev, 14：2725-2736, 2000
7) Yoshida H, et al：Cell, 107：881-891, 2001
8) Lu Y, et al：Mol Cell, 55：758-770, 2014
9) Hollien J & Weissman JS：Science, 313：104-107, 2006
10) Yoshida H, et al：J Biol Chem, 273：33741-33749, 1998
11) Ye J, et al：Mol Cell, 6：1355-1364, 2000
12) Asada R, et al：J Biochem, 149：507-518, 2011
13) Reimold AM, et al：Nature, 412：300-307, 2001
14) Saito A, et al：J Biol Chem, 286：4809-4818, 2011
15) Tohmonda T, et al：EMBO Rep, 12：451-457, 2011
16) Murakami T, et al：Nat Cell Biol, 11：1205-1211, 2009
17) Saito A, et al：Nat Cell Biol, 11：1197-1204, 2009
18) Hassler JR, et al：PLoS Biol, 13：e1002277, 2015
19) Back SH, et al：Cell Metab, 10：13-26, 2009
20) Usui M, et al：Metabolism, 61：1118-1128, 2012
21) Lee JS, et al：Am J Transl Res, 4：102-113, 2012
22) Chung CY, et al：Science, 342：983-987, 2013
23) Nishitoh H, et al：Genes Dev, 22：1451-1464, 2008
24) Rutkowski DT, et al：Dev Cell, 15：829-840, 2008
25) Wang S, et al：Cell Metab, 16：473-486, 2012
26) Ozcan L, et al：Cell Metab, 9：35-51, 2009
27) Ozcan U, et al：Science, 306：457-461, 2004
28) Wang M & Kaufman RJ：Nat Rev Cancer, 14：581-597, 2014
29) Wang M & Kaufman RJ：Nature, 529：326-335, 2016

＜筆頭著者プロフィール＞
**今泉和則**：1985年東京農工大学農学部獣医学科修士課程修了．'85年田辺製薬（現 田辺三菱製薬）入社．2000年奈良先端科学技術大学院大学バイオサイエンス研究科助教授．'04年宮崎大学医学部解剖学講座分子細胞生物学分野教授．'10年より現所属教授．小胞体ストレス応答を中心に小胞体の多彩な機能に興味をもち研究を展開している．

第1章　細胞における動的恒常性とその破綻

# 3. 動的恒常性における糖鎖の役割と診断技術への応用

安形清彦，久野　敦

近年の糖鎖研究から，糖鎖の機能としてタンパク質の機能調節に注目が集まっている．動的恒常性という観点から見ると，糖鎖は細胞内でセンサーとして機能したり，糖タンパク質の品質管理を担ったり，細胞表面で細胞を維持するために微小環境の形成に関与したりする役割をもつ．この修飾は糖転移酵素など糖鎖の合成にかかわる遺伝子群によって制御されており，恒常性の破綻を伴うがんや炎症などの疾患では，必然的に糖鎖の変化が病変部位で生ずると考えられる．先端糖鎖オミクス技術の一助により，これら変化の探索研究から診断薬・治療薬開発への応用までが加速されてきている．

## はじめに

昨今のメディアの影響か，糖というと糖質（炭水化物）が連想される．糖質は重要な栄養素の1つであり，体内に取り込まれると細胞だけでなく生体の維持に必須なのだが，過剰摂取による生活習慣病を含む疾病との関連がクローズアップされているため，「糖質ゼロ」という食品の謳い文句に象徴されるとおり，厄介者と目されることの方が多い．一方で，体内に恒常的に存在する糖は「糖鎖」とよばれ，例えばタンパク質や脂質に連結し機能を付与する重要な生命鎖であるが，どうも前述イメージが混同されて，その本質については正確に理解されていなさそうだ．そこで本稿ではまず，「糖鎖」を中心に恒常性における役割や，その破綻を伴う疾患における糖鎖の質的，量的な変化について紹介したい．

## 1 動的恒常性における細胞内の糖鎖の役割

糖は，例えばグルコースとして細胞内に取り込まれ解糖系やペントースリン酸経路を経て，糖鎖の合成だけでなくNADPH合成やデオキシリボースといった核酸の成分になるなど代謝経路は多岐にわたりかつ複雑である（図1）．したがって細胞内における糖の濃度はさまざまなアウトプットに影響する．糖鎖合成系においては，細胞外の糖鎖は細胞膜上のトランスポーターにより取り込まれ，リン酸化され他の糖や糖ヌクレオチドに合成され，さらに糖転移酵素によって糖タンパク質，糖脂質やプロテオグリカンの合成に供与される．糖ヌクレオチドの増加は細胞内の糖鎖量の平衡を移動させることから，糖転移酵素の活性が上昇した結果として糖タンパク質上の糖鎖の構造が変化すると考えら

---

Roles of glycans in dynamic homeostasis and diagnostic technology for their detection
Kiyohiko Angata/Atushi Kuno：Glycoscience and Glycotechnology Research Group, Biotechnology Research Institute for Drug Discovery, National Institute of Advanced Industrial Science and Technology（AIST）（産業技術総合研究所 創薬基盤研究部門 糖鎖技術研究グループ）

れる．逆に糖転移酵素を阻害あるいはノックアウトすることによっても，糖ヌクレオチドや糖鎖のバランスが崩れて疾病へと進む可能性がある[1]～[3]．実際に，N型糖鎖の分枝構造合成にかかわる糖転移酵素MGAT5のノックアウトマウスでは脂肪含有量が少なく体重の減少がみられ，分枝構造が減ることにより細胞膜上でのTGF-βやEGF受容体の発現量が減少することとの関連性が考えられる．対照的に，高脂肪食と同時にN-アセチルグルコサミン（GlcNAc）を経口投与すると，若い野生マウスでも体重増加することが報告された．これは血中に増加したGlcNAcが細胞内に取り込まれ，肝細胞内のUDP-GlcNAcが増加し分枝したN型糖鎖が増加した結果，脂肪の取り込みが増加したためと考えられる．興味深いことに，MGAT5ノックアウトマウスでは高脂肪食とGlcNAcの投与による体重増加は観察されず，分枝したN型糖鎖量が正常値に近づくことによって，MGAT5ノックアウトマウスの症状が改善された[4]．これらの結果は，細胞外GlcNAc量によって細胞内UDP-GlcNAcやN型糖鎖構造のバランスが左右されており，細胞内糖鎖を適正にすることが代謝を正しく維持するうえで重要であることを示唆している．

細胞内の糖鎖は糖タンパク質の品質管理にも重要な役割を担っている．小胞体においてタンパク質のフォールディングとN型糖鎖の付加が行われているが，ミスフォールドした糖タンパク質は糖鎖修飾が不完全でカルネキシンやカルレティキュリンといった細胞内レクチンにより選別され，ERADによる分解へと輸送される[5]～[7]．N型糖鎖修飾の阻害剤であるツニカマイシンは小胞体ストレスを誘導することから，N型糖鎖修飾そのものが糖タンパク質の合成に重要で，細胞内のタンパク質合成の恒常性に関与していることがわかる．オートファジー経路においても，ガレクチンやF-boxタンパク質のいくつかは糖鎖を認識しており，糖鎖―レクチン間の結合が細胞の状態をモニタリングするシステムとして機能し，オートファジーに必須であることが明らかになった[6][7]．

さらに最近の研究で，細胞質内における糖鎖の役割についての新しい知見が報告されつつある．細胞内における糖タンパク質からの糖鎖分解は，これまでリソソームにおける糖代謝経路が中心と考えられていたが，細胞質に存在するグリコシダーゼとしてNGLY1，ENGase，Man2C1が見つかっている．ERAD経路における糖タンパク質の分解においてこれらのグリコシダーゼが重要であることが，ヒトの希少病「NGLY1欠損症」の原因遺伝子であることやNGLY1ノックアウトマウスが胎生致死であることから示唆された[8]．

[略語]

**AFP**：alpha-fetoprotein（αフェトプロテイン）
**DAS28**：Disease Activity Score-28（28関節-疾患活動性指標）
**EGF**：epidermal growth factor（上皮成長因子）
**ENGase**：endo-beta-N-acetylglucosaminidase（エンド-β-N-アセチルグルコサミニダーゼ）
**ERAD**：ER-associated degradation（小胞体関連分解）
**FUT2**：fucosyltransferase 2（フコース転移酵素2）
**GlcNAc**：N-acetyl-D-glucosamine（N-アセチル-D-グルコサミン）
**ILC3**：group 3 innate lymphoid cell（3型自然リンパ球）
**IVDMIA**：in vitro diagnostic multivariate index assay（体外診断用多変量指標測定法）
**NADPH**：nicotinamide adenine dinucleotide phosphate（ニコチンアミドアデニンジヌクレオチドリン酸）
**NCAM**：neural cell adhesion molecule（神経細胞接着分子）
**NGLY1**：N-glycanase 1（N-グリカナーゼ1）
**Man2C1**：alpha-mannosidase 2C1（α-マンノシダーゼ2C1）
**MGAT5**：alpha-1,6-mannosylglycoprotein 6-beta-N-acetylglucosaminyltransferase
**MMP-3**：matrix metalloproteinase 3（マトリクスメタロプロテアーゼ3）
**M2BP**：Mac-2 binding protein（Mac-2結合タンパク質）
**qRT-PCR**：quantitative real-time PCR（定量的リアルタイムPCR）
**RNA-seq**：RNA sequence（RNAシークエンス解析）
**ST8SIA2/4**：ST8 alpha-N-acetyl-neuraminide alpha-2,8-sialyltransferase 2/4（ポリシアル酸転移酵素）
**TGF-β**：transforming growth factor-β（トランスフォーミング増殖因子ベータ）
**WFA**：*Wisteria floribunda* agglutinin（ノダフジ凝集素）

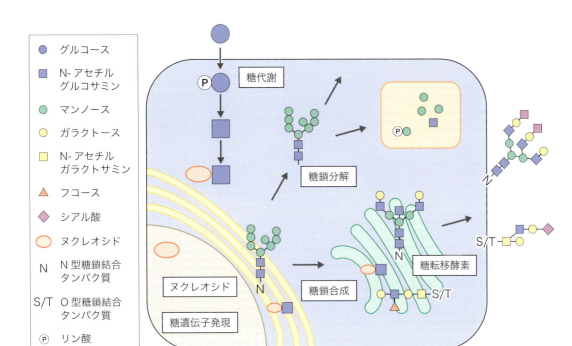

**図1　細胞内における糖鎖**
細胞内における糖鎖の動態．細胞内に取り込まれた糖（主にグルコースなどの単糖）は糖の代謝経路によって糖ヌクレオチドなどになり，糖鎖合成に供与される．糖転移酵素などの糖鎖遺伝子により小胞体やゴルジ体で糖鎖合成が行われる．タンパク質の品質管理において分解される場合，糖鎖の分解もプロテアソームやリソソームで行われる．合成された糖鎖や糖タンパク質は細胞膜や細胞外へと輸送される．これらの経路において形成される糖鎖のバランスが，さまざまな恒常性に関与している．

NGLY1の欠失した細胞では，ダメージを受けたミトコンドリアの除去が損なわれており，グリコシダーゼによる糖タンパク質の分解経路がミトコンドリアの恒常性維持に必要であることが示された[9]．以上のように，動的恒常性の維持において細胞内における糖鎖の合成と分解のバランスが重要で，糖タンパク質上の糖鎖あるいは細胞内レクチンと結合した糖鎖が恒常性のセンサーとして機能している．

## 2 細胞微小環境を形成する糖鎖と恒常性

細胞外は糖鎖にあふれているといっても過言ではなく，その量，種類ともに大量に存在している．ヒトにおいては，10種類ほどしかない単糖ユニットから糖鎖の構造的多様性を生み出している．細胞膜はガングリオシドなどの糖脂質，およびN型糖鎖やO型糖鎖で修飾された糖タンパク質で覆われ，さらにプロテオグリカンなどによって細胞外マトリクスが形成されている（図2）．本稿では取り扱わないが，糖脂質の恒常性への関与はコレステロール代謝，脂質ラフトや疾患など多岐にわたると考えられる．次に，糖鎖がいかに細胞微小環境に関与し，組織あるいは生命の動的恒常性へ影響を与えるかについてわれわれの研究をもとに紹介しよう．

糖鎖修飾の役割として，前述のタンパク質の品質管理の他に，親水性の付与，タンパク質の分泌や保護，そしてタンパク質の機能調節もある．ポリシアル酸は神経細胞接着分子（NCAM）のN型糖鎖上に付加される〜50個ほどのシアル酸のポリマーで，1つのNCAM分子に計〜200個ほどのシアル酸が付加され，NCAMのさまざまな分子との結合を阻害する．ポリシアル酸は2つの糖転移酵素（ST8SIA2とST8SIA4）によって合成されており，これらの遺伝子のダブルノックアウトマウスは出生前後に致死となる．ポリシアル酸ノッ

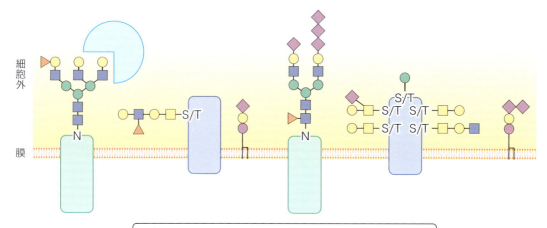

**図2　細胞表面の糖鎖の主な機能**
細胞表面上には，糖タンパク質，糖脂質やプロテオグリカンなどさまざまな糖鎖が存在し，グリコカリックスを形成している．これらの糖鎖はタンパク質や脂質の機能調節だけでなく細胞の運命にも影響を及ぼしている．

クアウトマウスでは，従来示唆されていた神経細胞の接線方向の移動（tangential migration）だけでなく法線方向（放射状）の細胞移動（radial migration）も影響を受けていたために，大脳および小脳で抑制性神経も興奮性神経も正しい脳構造を保てず神経ネットワークの形成が不完全であった．細胞移動できなかった前駆細胞は神経細胞およびグリア細胞に分化したり細胞死を起こし，結果として細胞数の少ない薄い大脳や小脳の発生が観察された．また，ポリシアル酸の欠失はNCAMを介した分子間結合を促進し，シナプス形成の恒常性にも影響することが示唆された．興味深いことに，NCAMとポリシアル酸合成酵素のトリプルノックアウトマウスは，NCAMノックアウトマウス同様に生まれてくることから，ポリシアル酸ノックアウトの致死性はポリシアル酸で修飾されていないNCAMが多量に残っていることが原因であることが考えられた．すなわち，糖鎖（ポリシアル酸）は細胞接着や分子間結合を抑制性に制御し，神経細胞やグリア細胞の生死，移動，分化，神経ネットワーク形成などの恒常性に関与している[10]．

糖鎖は腸内細菌叢の維持にも関与していることが示唆されている．腸内環境は腸管上皮細胞，腸内細菌叢，そして免疫細胞の相互作用によって形成されている．腸内細菌は，直接あるいは細菌由来のリポ多糖により免疫細胞（ILC3や樹状細胞）を刺激し，腸管上皮細胞のフコース転移酵素FUT2遺伝子の発現を促進することにより，フコース含有糖タンパク質の発現が増加する．フコース含有糖タンパク質は細菌との共生を促す場合，細菌の感染受容体となる場合，あるいは感染を阻害する場合など腸内細菌の種類によって異なる反応を示す．実際にFUT2ノックアウトマウスではサルモネラの腸組織への感染が野生マウスに比べ増大しており，フコースが腸内細菌叢の分布に影響することがわかる[11)12)]．これに関連して，ストレスで腸内細菌叢の糖鎖に変化が生じ，腸管免疫に影響を与えることがわかってきた．慢性社会的敗北ストレスを与えたマウス体内の糖鎖を解析したところ，コントロールに比して腸管粘膜特異的にフコース認識レクチン群のシグナルに明らかな低下が認められた[13]．遺伝子発現解析により，その変化はFUT2の発現低下に起因することが判明した．以上のことから，免疫細胞を介した腸管上皮細胞と腸内細菌とのクロストークに糖鎖が深くかかわっており，腸内細菌叢が及ぼすさまざまな生体内の恒常性を考えるうえで重要であると思われる．

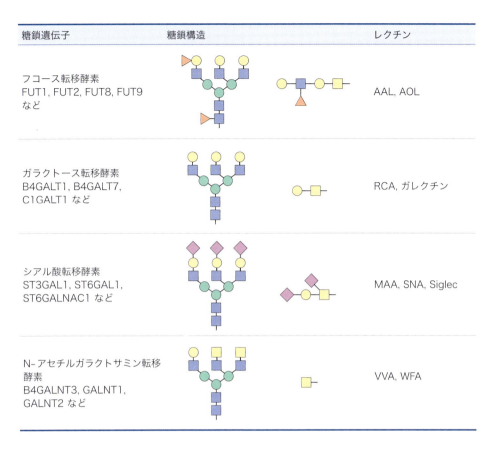

**表 糖鎖遺伝子と合成される糖鎖構造の例**
糖鎖遺伝子の発現により合成される糖鎖の構造が決定される．左に示された糖転移酵素により合成される糖鎖構造は質量分析やHPLCによって同定される．右に示されたレクチンは糖鎖構造特異的に認識することが可能であり，迅速な糖鎖構造の同定に有用である．

## 3 糖鎖遺伝子の発現量

　糖鎖修飾は，糖転移酵素・糖ヌクレオチド合成酵素・糖ヌクレオチドトランスポーターなどの合成のための関連分子・分解に必要なグリコシダーゼの遺伝子（これらを総じて糖鎖遺伝子という）発現バランス，そしてこれらの分子と小胞体からゴルジ体そして細胞膜や分泌の経路における輸送小胞でのターゲット分子との遭遇によって左右される．この複雑なファクターの組合わせによって，同一の細胞から生ずる同じ糖タンパク質でも糖鎖の構造が異なるという「糖鎖の曖昧性」が生ずる．しかしながら，糖鎖の合成が糖鎖遺伝子の発現によって決められていることは事実であり，これらの発現量が糖鎖構造を一次的には決定している（**表**）[14）15）]．そこで糖鎖遺伝子の発現量（コピー数）を正確に測定するqRT-PCR糖鎖遺伝子アレイが開発された．約200種の糖鎖遺伝子のコピー数を測定できることから多数のサンプルで比較解析するために有用であると考えられる．後述するが，ある疾患に関連した糖鎖構造を有する特定糖タンパク質をバイオマーカー（グライコバイオマーカーと称する）として定量測定する診断薬の開発が進められると，探索過程で糖鎖遺伝子だけでなく，ターゲット候補となるタンパク質遺伝子の発現量の比較検討が必要となる．あるいは，グライコバイオマーカーの開発において，タンパク質の発現量を知ることはバイオマーカー候補の絞り込みを進めるうえでも重要である．

　B型肝炎ウイルスはヒト肝細胞に感染するが，肝がん培養細胞には感染しないことから，B型肝炎ウイルスの受容体が肝がん細胞では発現していないことが考

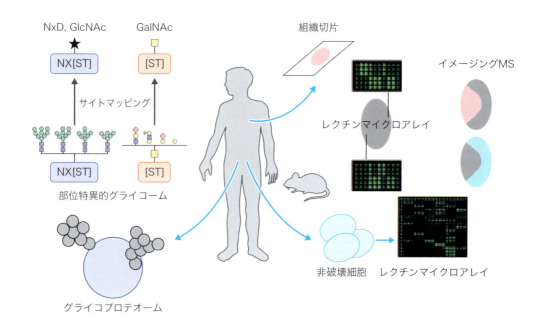

**図3 生体内の糖鎖を調べるための最新技術**
文献16より引用．

えられる．そこでわれわれは網羅的な遺伝子発現量を比較解析するために，ヒト肝細胞の一次培養と肝がん細胞からmRNAを調製し，RNA-Seq解析を行った．細胞分裂にかかわる遺伝子や薬物代謝にかかわる遺伝子などでは50％以上で発現量が2倍以上変化していること，N型糖鎖やO型糖鎖の合成に関与する遺伝子も20％ほどで発現変化が起きていることが示唆された．実際にそれぞれの細胞の膜画分の糖鎖構造を比較すると，糖鎖遺伝子の発現と一致して変化する糖鎖構造も検出されることから，恒常性の破綻に伴う糖鎖遺伝子の発現変化と糖鎖構造の変化との連動が確認できた（安形ら投稿準備中）．RNA-Seq解析の結果では，肝がん細胞で明らかに発現量が増大するAFPなどのバイオマーカーや，肝線維化に伴い付加される糖鎖構造が変化するM2BPなどのグライコバイオマーカーは，そもそもタンパク質の発現量が高く，血中にも比較的高濃度で存在することが期待でき，体外診断用のバイオマーカーとして有用であることが確認できた．今後グライコバイオマーカーの糖鎖構造に寄与する糖鎖遺伝子を明らかにすることによって，その生物学的意義も明らかになることが期待される．

## 4 内在性タンパク質糖鎖変化の探索

疾患に伴う生体内の糖鎖変化はどのように調べればよいだろうか．本稿では詳解はしないが，昨今の質量分析を中心としたグライコミクス／グライコプロテオミクス解析の技術発展は目覚ましく，前述研究ニーズに十分応えられるようになってきた[16]（図3）．疾患に伴う糖鎖変化を有する糖タンパク質（グライコバイオマーカー）の探索では，生体試料中の微量内在性タンパク質を比較糖鎖解析するのに卓越している非質量分析技術（レクチンアレイや定量RT-PCR糖鎖遺伝子アレイ）を最上流に据えた独自開発戦略が確立され[17]，多くの疾患でグライコバイオマーカーが発見されている[18]．そのなかで，みごと体外診断薬として保険収載されたのが肝線維化マーカーである．肝炎ウイルス感染者の血清2μLからM2BPをエンリッチし，レクチンマイクロアレイ解析を行った．段階的に解析数を増やし，最終的には1,000を超える検体の分析から，WFAレクチン結合性M2BP糖鎖異性体（M2BPGi）は肝線維化の進展に伴い定量的に血中濃度が増加すると結論づけた[19]．その後の研究により，この糖鎖異性体

は線維芽細胞の一種である肝星細胞の活性化に伴い発現し，クッパー細胞等のマクロファージで発現するガレクチン3（別名Mac2）と相互作用し，マクロファージを活性化させることがわかった．マクロファージの活性化によりガレクチン3発現量が増加し，それが星細胞に作用して，活性化星細胞を増やす．この正の連鎖により，肝の線維形成が亢進されるというのだ[20]．M2BPGiが単なるサロゲートマーカーでないことを意味しており，たいへん興味深い．

同戦略で関節リウマチマーカーも開発されている．リウマチでは，滑膜組織に免疫担当細胞が流入し，放出されたサイトカインにより滑膜細胞が増殖，活性化される．この細胞は，軟骨を構成するコラーゲン等を分解するメタロプロテアーゼMMP-3を分泌し，軟骨破壊を進行させる．リウマチの活動性は病態の重要な指標であり，これは活性化細胞の量を見ることで判断できる．もし，MMP-3上の糖鎖が活性化に伴う変化の影響を受けていれば，これまでにない活動性診断薬の開発につながる．リウマチおよび変性関節炎患者由来の滑液に存在するMMP-3上の糖鎖を調べた結果，リウマチ患者のものではO型糖鎖の根元に配置するGalNAc残基が高度にα2,6シアル酸修飾を受けていることが示唆された[21]．そこで，活動性の異なるリウマチ患者血清中のMMP-3上糖鎖を確認したところ，高度シアル酸修飾型MMP-3の量は，リウマチ活動性の臨床的評価法（DAS28-ESR）による進行ステージとの強い相関を示していた．今後，実用化が期待される．

## おわりに

細胞や生体の動的恒常性における糖鎖の役割は多岐にわたり，本稿ではほんの一部を紹介したに過ぎない．O-GlcNAcや糖脂質は恒常性のトピックスには事欠かないと思われるが他の良書を参考にしていただきたい．本稿で紹介した糖鎖構造を糖タンパク質のまま解析する技術や質量分析技術の進歩により，新たな糖タンパク質が動的恒常性の変化を伴う疾患のバイオマーカーあるいは創薬ターゲットとして見出されるであろう[22]．最近では特定タンパク質の特定部位に結合している糖鎖までを厳密に認識して結合する抗体の開発も報告されている[23)24]．昨今の体外診断用多変量指標測定法（IVDMIA）はより正確に診断するための概念であり，卵巣がんではOVA1がFDA承認され，その医療経済的効果の高い寄与が見積もられている[25]．糖鎖は異なる特徴を付与できる貴重な分子種であり，IVDMIAに適していることは今後のグライコバイオマーカー開発の呼び水になるであろう．

## 文献

1) Varki A：Glycobiology, 27：3-49, 2017
2) Hennet T & Cabalzar J：Trends Biochem Sci, 40：377-384, 2015
3) Stanley P：J Mol Biol, 428：3166-3182, 2016
4) Ryczko MC, et al：Sci Rep, 6：23043, 2016
5) Moremen KW, et al：Nat Rev Mol Cell Biol, 13：448-462, 2012
6) Fahie K & Zachara NE：J Mol Biol, 428：3305-3324, 2016
7) Yoshida Y & Tanaka K：Bioessays, 40：doi:10.1002/bies.201700215, 2018
8) Fujihira H, et al：PLoS Genet, 13：e1006696, 2017
9) Yang K, et al：J Exp Med, 215：2600-2616, 2018
10) 安形清彦：ポリシアル酸と神経発生．病理と臨床，31：839-846, 2013
11) Goto Y, et al：Science, 345：1254009, 2014
12) Goto Y, et al：Nat Immunol, 17：1244-1251, 2016
13) Omata Y, et al：Sci Rep, 8：13199, 2018
14) Ito H, et al：J Proteome Res, 8：1358-1367, 2009
15) Kizuka Y & Taniguchi N：Biomolecules, 6：doi:10.3390/biom6020025, 2016
16) Narimatsu H, et al：J Proteome Res：4097-4112, 2018
17) Narimatsu H, et al：FEBS J, 277：95-105, 2010
18) Narimatsu H & Sato T：Expert Rev Proteomics, 15：183-190, 2018
19) Kuno A, et al：Sci Rep, 3：1065, 2013
20) Shirabe K, et al：J Gastroenterol, 53：819-826, 2018
21) Takeshita M, et al：Arthritis Res Ther, 18：112, 2016
22) 「糖鎖がついにわかる！狙える！」（植田幸嗣，久野 敦/企画），実験医学Vol.35 No.9，羊土社，2017
23) Kato Y & Kaneko MK：Sci Rep, 4：5924, 2014
24) Matsuura R, et al：Sci Rep, 8：14251, 2018
25) Brodsky BS, et al：Am Health Drug Benefits, 10：351-359, 2017

＜筆頭著者プロフィール＞
安形清彦：筑波大学大学院生物科学研究科で学位取得後，La Jolla Cancer Research Foundation（現Sanford Burnham Prebys Medical Discovery Institute）にて，福田穣教授のもとで糖鎖生物学の研究について学ぶ．現所属（産業技術総合研究所）では，糖鎖遺伝子の発現解析，糖鎖の新しい機能の解析や糖鎖の応用について研究している．

第1章 細胞における動的恒常性とその破綻

# 4. 細胞の恒常性維持を担う動的なユビキチン修飾

松田憲之

「恒常性」という言葉には静的な印象があるが,「恒常性を維持するためのメカニズム」は空間的・時間的にダイナミックに変化する必要がある.例えば,細胞外シグナルが受容体を介して細胞内に伝達された時には,そのままでは恒常性が破綻してしまうので,受容体を細胞内に取り込み,さらにMVB（multi vesicular body）経路を介して細胞質との連携を遮断する必要がある.あるいは,細胞内のタンパク質やオルガネラが損傷を受けた場合に,それらを分解しつつ,新たに壮健なタンパク質・オルガネラを合成して恒常性を保つ仕組みが必須である.ユビキチンは基質タンパク質の側鎖に結合する翻訳後修飾因子であり,生体内のさまざまな分解プロセスを自在に操ることで細胞の恒常性を維持している.本稿ではユビキチンがプロテアソームによる認識・MVB形成・エンドサイトーシス・オルガネロファジーなどを駆使して,細胞の恒常性を維持するしくみの全体像を紹介したい.

## はじめに

ユビキチンは細胞周期・アポトーシス・免疫・シグナル伝達・転写調節・DNA修復・メンブレントラフィックなど,生命科学のあらゆる領域において必須の役割を担っている.そのためにユビキチンに関して蓄積されてきた知見は膨大なものであり,例えばPubMedをユビキチンで検索すると58,000報を超える論文がヒットする.今回,"細胞の恒常性維持とユビキチン修飾"というテーマで原稿を執筆する機会をい

[略語]
- **APF-1**：ATP-dependent proteolysis factor-1
- **Ede1**：EH domain and endocytosis 1
- **EGFR**：epidermal growth factor receptor
- **Ent1/2**：epsin N-Terminal homology-containing 1/2
- **Eps15**：epidermal growth factor receptor pathway substrate 15
- **ESCRT**：endosomal sorting complex required for transport
- **Hrs**：hepatocyte growth factor-regulated tyrosine kinase substrate
- **LLOMe**：L-Leucyl-L-leucine methyl ester
- **MVB**：multivesicular body
- **Ste2**：Sterile 2
- **STAM**：signal transducing adaptor molecule
- **TBK1**：TANK-binding kinase 1
- **TSG101**：tumor susceptibility gene 101
- **Vps**：vacuolar protein sorting

Dynamic ubiquitin modification to maintain the static homeostasis in cells
Noriyuki Matsuda：Ubiquitin Project, Tokyo Metropolitan Institute of Medical Science（東京都医学総合研究所ユビキチンプロジェクト）

ただいたが，個々のトピックに関して原著論文をすべて引用すると，文献数の制限を大幅に超えてしまう状況であった．そこで，原著論文の掲載は（A）非常に古い論文であるがゆえに最近の日本語総説では引用されることのない論文，（B）比較的新しい論文なので日本語総説ではほとんど引用されていない論文，を優先し，それ以外の場合にはできるだけ総説を引用して，個々の原著論文に代えさせていただいた．ユビキチンに関する記念碑的な仕事にはそれぞれの歴史や背景があり，本来はすべての原著論文を引用するべきであるが，文献数の制限もあってご容赦いただければ幸いである．

## 1 ユビキチン発見の歴史

あらゆる組織，あらゆる真核生物に普遍的に存在し，その遍在性（ubiquity）ゆえにユビキチン（ubiquitin）と名付けられた小タンパク質が最初に論文に登場したのは1975年のことである（文献1参照．ただし，このときに報告された「adenylate cyclase活性化因子」というユビキチンの機能は誤りであった可能性が高い）．ユビキチンは普遍的に存在するだけでなく，進化的な保存度も非常に高い．実際にユビキチンのアミノ酸配列は高度に保存されており，ヒトと酵母でわずか3アミノ酸しか違わない．また，基本的にユビキチンが単独でゲノムにコードされることはなく，ユビキチンがタンデムに連なったポリユビキチンか，リボソームプロテインであるL40やS27aとの融合タンパク質としてゲノムにコードされることも非常にユニークなユビキチンの特徴である．

ユビキチンの機能の本質に迫る論文が報告されたのは1977年である．GoldknopfとBuschは染色体のA24というタンパク質を解析して，（A）A24が2つのN末端と1つのC末端を有する分岐タンパク質であること，（B）A24はヒストン2Aと，それとは別な非ヒストンポリペプチドを含有していること，（C）A24に含まれるヒストン2Aに由来するペプチドの119番目のリジン（K119）には，イソペプチド結合を介して別なペプチド（正確にいうと別なペプチドのグリシン残基のカルボキシル基）が結合していること，を見出した[2]．現在の知見から前述の結果を解説すれば，「A24タンパク質はK119がユビキチン修飾されたヒストン2Aである」ということになるが，この論文によってユビキチンがヒストン2Aにイソペプチド結合すること，つまり「ユビキチンは他のタンパク質に共有結合する」ことが報告された．この"別のタンパク質に共有結合できる"性質こそ，ユビキチンが機能するうえで最も重要かつ本質的な特性である．

一方，ユビキチンの"分解シグナルとしての機能"はGoldknopfやBuschによるA24の研究とは異なる流れから解明された．というのも，ヒストン2Aのユビキチン化は分解シグナルではないので，A24の研究は「分解シグナルとしてのユビキチンの研究」には結びつかなかったからである．1977年，Goldbergらによって，網状赤血球抽出液にATPを添加するとタンパク質分解が促進されるという"in vitroタンパク質分解系"が報告された[3]．HershkoやCiechanoverはこの試験管内のタンパク質分解系をより精緻に解析し，1978～80年にかけて分解活性がいくつかの画分に分離できること，"画分I（DEAEセルロースに非吸着な画分）"に含まれる小さなタンパク質APF-1（ATP-dependent proteolysis factor 1）がATP依存的な分解活性に重要であること，APF-1は標的タンパク質に共有結合しうることなどを明らかにした．彼らが1978～80年にかけて報告した一連の仕事はいずれも重要であるが，特に文献4, 5は「複数のAPF-1が標的タンパク質に結合することで，標的タンパク質を分解に導き，その際にATPが消費される」というATP要求性タンパク質分解におけるAPF-1（後のユビキチン）の機能の大枠を示した重要な論文である．そして1980年にHaasやWilkinsonがこのAPF-1とユビキチンが同一であることを報告して[6]，ユビキチンがATP依存的なタンパク質分解の主役であることが示された．なお，論文4, 5の筆者3名が後にノーベル賞を受賞することになったが，ノーベル財団による受賞研究紹介でもoriginal papersとしてこれらの論文が引用されている．

1990年代にはユビキチンによる細胞周期の鍵因子の分解が，細胞周期の進行に決定的な役割を担うことが次々と明らかにされ，ユビキチンの重要性は揺るぎないものとなった．その後もユビキチンの役割は拡大する一方であり，その象徴的な出来事として2004年に「ユビキチン依存性タンパク質分解機構の発見（for the

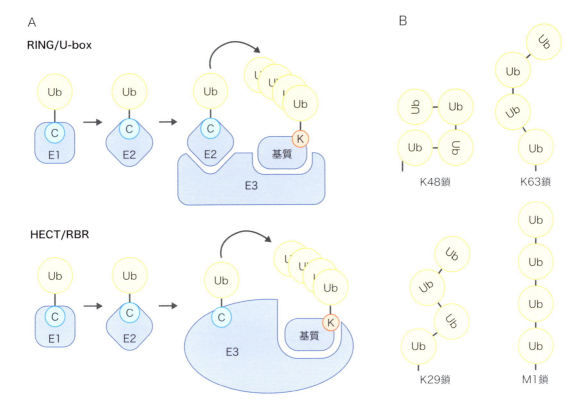

**図1　E3の種類（A）と代表的なポリユビキチン鎖の種類（B）**
A）E3はその反応様式から主に2つに分類される．B）細胞内の代表的なポリユビキチン鎖．その機能に関する詳細は本文参照．

discovery of ubiquitin-mediated protein degradation)」に対してノーベル賞が授与された．現在では生命科学・基礎医学のあらゆる領域においてユビキチンが必須の役割を担うことが明らかにされており，ユビキチンに関する知識は生命現象を理解するために欠くことのできないものになっている．

## 2 ユビキチン化のしくみ

　ユビキチンはユビキチン活性化酵素（E1），ユビキチン結合/転移酵素（E2），ユビキチン連結酵素/リガーゼ（E3）の3種類の酵素が連続的に働くことによって，標的タンパク質に共有結合する．まずATP依存的にE1のシステイン残基とユビキチンのC末端がチオエステル結合を形成し，ユビキチンが活性化状態に変換される．次にその高エネルギー状態を維持したま

ま，ユビキチンはE1からE2のシステイン残基に転移して，E2とユビキチンがチオエステル結合した高エネルギー反応中間体（E2≈Ub）が形成される．最後にE3の働きによってユビキチンは基質のリジン残基へと受け渡される．E3は「反応時に自分自身のシステイン残基とユビキチンがチオエステル結合した反応中間体を形成するかどうか」によって2種類に大別される．RINGフィンガー型E3やU-box型E3は自分自身とユビキチンの結合した反応中間体は形成しない．RINGフィンガー型E3やU-box型E3の最も基本的な役割は「E2≈Ubと基質の両方に結合し，両者を物理的な近傍に配置することによって，E2から基質へのユビキチンの移動を促進する」ことだと考えられる．一方でHECT型E3やRING-IBR-RING型E3（RBR型E3とも言われる）は，自分自身の活性中心に存在するシステイン残基にE2≈Ubからユビキチンを転移させて，E3とユ

ビキチンがチオエステル結合した反応中間体（E3～Ub）を形成したうえで，基質へとユビキチンを移行する（**図1A**）．

どのタイプのE3であれ，最終的に形成される基質とユビキチンの結合は，ユビキチンのC末端のカルボキシル基と基質のリジン残基のε-アミノ基が縮合によってイソペプチド結合を形成するものであり，タンパク質の主鎖が枝別れしているような安定な構造である．ただし，この結合は種々の脱ユビキチン化酵素によって外されうるので，反応としては可逆的である．

## 3 ユビキチン鎖の種類

前述のようにユビキチンはE1，E2，E3の働きによって基質のリジン残基に結合する．基質のリジン残基にユビキチンが1つだけ付加された状態をモノユビキチン化というが，多くの場合は基質に結合したユビキチン自身に対しても反応がくり返されることにより，ユビキチンのリジンに別なユビキチンが共有結合した"ポリユビキチン鎖"が形成される．ユビキチンはK6，K11，K27，K29，K33，K48，K63と7つのリジン残基を有している．2003年にGygiらによる出芽酵母を対象にした網羅的な質量分析解析から，細胞内では前述のすべてのリジン残基に対して，別なユビキチンが連結したポリユビキチン鎖が形成されていることが報告された[7]（注記：ユビキチンの全リジン残基に同時にユビキチンが付いているという意味ではない）．また哺乳類細胞においては，ユビキチンのN末端Metのアミノ基に別なユビキチンが結合するM1鎖（linearポリユビキチン鎖）が存在し，NF-κBシグナルの伝達に必須の役割を果たすことが岩井博士と徳永博士によって報告されている[8) 9)]．以降は，48番目のリジンを介して連結されたポリユビキチン鎖をK48鎖，63番目のリジンを介して連結されたポリユビキチン鎖をK63鎖，のように表現する（**図1B**）．

各リジンにおけるポリユビキチン鎖形成の頻度には諸説あったが，最新の定量的な質量分析装置を用いた実験からは，細胞抽出液に含まれるポリユビキチン鎖の種類としてはK48鎖が最も多く（酵母では全体の68％），2番目がK63鎖（酵母では全体の24％），3番目がK29鎖（酵母では全体の6％）であることが報告されている[10]．さまざまなユビキチン鎖のうちで最も重要なのはどのタイプなのだろうか？ 1995年にFinleyらによって，出芽酵母ゲノムのユビキチン遺伝子破壊株に，さまざまなK→R変異を導入したユビキチンを入れ戻す実験が行われた．その結果，ユビキチンのK48以外のリジン残基は少なくとも酵母では生存に必須ではなく，Rに置換しても生存可能であることが示されている（ただし，K29Rユビキチン変異体を入れ戻した株の増殖は顕著に遅延する）[11]．細胞における生か死かというレベルで重要なK48鎖は，主に「プロテアソームによって認識される分解シグナル」として機能している（次項）．

## 4 K48鎖とプロテアソーム分解

ユビキチンの多くの機能のうち，最もよく知られているのが「プロテアソームによって認識される分解シグナル」としての役割であるが，主にその役割を担うのはK48鎖を形成したユビキチンである．ユビキチン化された基質がプロテアソームによって認識されるしくみについては，昔はプロテアソームの構成因子（例えばRpn10やRpt5）が直接的にポリユビキチン鎖を認識すると考えられていた．一方，2000年頃から複数の論文によって，Rad23とDsk2がポリユビキチン鎖とプロテアソームに結合することが報告された．当初Rad23やDsk2はユビキチン鎖の伸長を阻害して基質の分解を阻害する因子だと考えられたが，2002年頃からむしろ『Rad23やDsk2がUBAドメインを介してポリユビキチン鎖を認識し，UBLドメインを介してプロテアソームに結合することによって，基質とプロテアソームの橋渡しをしており，このような「ポリユビキチン鎖レセプター」の結合がプロテアソームによるポリユビキチン化タンパク質認識機構の本質である』というモデルが提唱されるようになった[12) 13)]．

2017年に報告された最近の論文では，前述の仮説が大枠で正しいことが確認されつつも，K48鎖が細胞内で認識される機構について"Cdc48の貢献"をより重視したモデルが提唱されている[10]．質量分析装置を用いた最新の解析によると，プロテアソームと相互作用するユビキチン鎖としてはK48鎖が最も多く，さらにRad23/Dsk2の二重欠損細胞で絶対定量を行うと，プ

ロテアソームと相互作用するユビキチン鎖の量は激減することが示された．この結果から，ユビキチン化基質はプロテアソームによって直接認識されるのではなくて，主にRad23やDsk2を介してプロテアソームに運ばれているという従来のモデルの正しさが確認された．興味深いことに，Cdc48（ユビキチン化タンパク質の"引き抜き"や"ときほぐし"を行うシャペロン）の変異体では，さまざまな種類のユビキチン鎖がプロテアソームと結合した状態で蓄積するが，そのユビキチン鎖の蓄積はCdc48/Rad23/Dsk2の3重変異で消失する．また，in vitroにおけるK48鎖に対する結合の特異性・親和性を調べると，Cdc48のコファクターであるNpl4がRad23よりも強いK48鎖に対する選択性を示す．これらの結果を総合的に考えると「プロテアソーム分解におけるK48鎖の選択性は，Cdc48のコファクターであるNpl4が認識する過程で最も強く定義されている」可能性がある．堅固な構造をもっていたり，複合体を形成しているタンパク質はプロテアソームによって分解されにくいことはすでに報告されており，K48鎖を付加されたタンパク質がCdc48-Npl4によって複合体から引き抜かれる過程や，unfoldingされる過程が，プロテアソーム分解の最上流プロセスとして「K48鎖をプロテアソーム分解シグナル」たらしめているのかもしれない[10]．

## 5 K63鎖の形成機構

ポリユビキチン鎖のなかで，K48鎖の次に解析が進んでいるのがK63鎖である．このタイプのユビキチン鎖は，主にメンブレントラフィックやDNA修復など，プロテアソームによる分解とは異なる機能を担っている．

もともと63番目のリジンを介したポリユビキチン化がDNA修復に重要であることは，Finleyらによって，酵母ユビキチン遺伝子破壊株にK63変異ユビキチン（K63R）を入れ戻した形質転換体がUV感受性を示すことから示唆されていた[11]．このK63鎖の形成過程の詳細を明らかにしたのはPickartのグループである．彼女らは1999年に63番目のリジン（正確にはリジンに相当するS-アミノエチルシステイン）のみを有するユビキチンをin vitroでポリ化する因子を生化学的に同定し，それがUbc13（E2）とMms2の複合体であることを明らかにした[14]．Mms2はE2と相同性を有するが，ユビキチンとチオエステル結合を形成する活性中心のシステイン残基がない（したがってE2としては機能できない）UEVと称されるタンパク質である．少なくともin vitroではK63を介したポリユビキチン鎖がユビキチン，E1，Ubc13，Mms2だけで構成されうる[14]ことから，Mms2-Ubc13複合体がK63を介したポリユビキチン鎖形成の鍵因子であることがわかる．

2001年にはWolbergerら，EllisonらによってMms2-Ubc13複合体の構造が解かれ[15][16]，構造生物学的な観点からも，K63鎖の形成されるしくみが説明できるようになった．Mms2とUbc13はT字型に結合した複合体を形成している．このとき，Mms2にアクセプターユビキチン（ユビキチン化修飾される側のユビキチン）が結合し，Ubc13の活性中心（87番目のシステイン）にドナーユビキチン（ユビキチン化に使われる側のユビキチン）がチオエステル結合した状態のモデルを構築すると，見事にアクセプターユビキチンのK63がドナーユビキチンの活性化C末端近傍に位置する．つまり，UEV（Mms2）とUbc13によって2つのユビキチンが正しく配置される結果，K63を介したポリユビキチン鎖が形成されると考えられている．Mms2-Ubc13に変異を導入する実験からも，このモデルの正しさが支持されている[15]．Mms2はE2であるUbc13のパートナーとして紹介されることが多いが，結合したユビキチンを「K63を介してユビキチン化される基質」と見なせば，「Mms2は基質であるユビキチンとUbc13（E2）の両者に結合して働くE3」と考えてもよいかもしれない．なお，すべてのUEVがUbc13と結合してK63鎖の形成を促進するわけではなく，UEVのなかでもVps23（酵母）/TSG101（哺乳類細胞）は積み荷のユビキチンを認識して，後期エンドソームの表面から内腔に取り込む過程で機能している（8参照）．

## 6 ユビキチンの関与するメンブレントラフィック経路

ユビキチンといえば前述のプロテアソーム分解シグナルとしての機能が有名であるが，「メンブレントラ

フィック経路における輸送シグナル」としてのユビキチンにも長い研究の歴史がある．実際，酵母のα-ファクター（性フェロモン/接合因子）受容体であるSte2のユビキチン化がエンドサイトーシスシグナルとして機能することがReizmanによって示されたのは1996年[17]．CPS（carboxypeptidasr S）やPhm5（polyphosphatase）のユビキチン化が後期エンドソームの限界膜（limiting membrane；多重膜構造をとったエンドソームにおける最外層の膜）からMVB（multivesicular body；多胞体ともいう）への輸送シグナルとして働くことがEmrやPelhamによって示されたのは2001年であり[18][19]，どちらも20年近い歴史がある．なお，内在性の基質を用いた解析ではないが，Piperらも本来はMVBへ輸送されない液胞膜上のタンパク質にユビキチンを融合する実験から，ユビキチン化がMVB輸送シグナルになることを2001年に報告している[20]．

現在までにユビキチンの関与が明確になっているメンブレントラフィックのイベントとして，(A) 細胞表面のタンパク質を内部に取り込むエンドサイトーシス，(B) ゴルジ体における選別輸送，(C) 後期エンドソームにおけるMVBへの輸送，(D) 小胞化したゴルジ体の再構成，(E) ウイルス感染細胞におけるウイルスの出芽，(F) 選択的なオートファジー，などがあげられる．前述イベントのうち，AとBは輸送小胞が細胞質側に（つまり位相的に細胞の内側に）突出して形成されるものであるのに対して，CとEは細胞質を含む小胞が内腔側や細胞外に（つまり位相的に細胞の外側に）突出して形成されるものであり，両者の位相は全く異なることに注意が必要である．CとEは細胞内において珍しい「外向き」小胞の形成機構であるが，両者は位相的に同一なだけではなく，共通のしくみによって行われることが明らかとなっている．スペースの都合で詳細は記載できないが，両者の共通性に関しては，優れた他の総説を参照していただきたい[21]．

本稿ではユビキチンが関与するメンブレントラフィックのうち「エンドサイトーシス・MVBへの取り込み・選択的オートファジー」の3つを中心に以降で紹介していきたい．

## 7 エンドサイトーシスにおけるユビキチン化

細胞表面のタンパク質を内部に取り込むエンドサイトーシス経路において，代表的な積み荷の1つが膜結合型の受容体である．酵母の7回膜貫通型受容体Ste2や哺乳類細胞の1回膜貫通型受容体EGFRなどはユビキチン化がシグナルとなって細胞内に取り込まれ，最終的に分解される．このエンドサイトーシスのステップにおいて，ユビキチン化された積み荷を認識するのはEpsin（哺乳類細胞）／Ent1/2（酵母）やEps15（哺乳類細胞）／Ede1（酵母）などのユビキチン結合タンパク質である．これらのタンパク質がユビキチン化された積み荷とクラスリン被覆の構成因子とを橋渡しすることにより，ユビキチン化された積み荷はクラスリン被覆小胞に取り込まれてエンドサイトーシス経路に入ると考えられている（**図2**）．

エンドサイトーシスにおけるユビキチン化の様式（モノユビキチン化なのかポリユビキチン化なのか，何番目のリジンを介したユビキチン鎖なのか？ など）の理解は意外に難しい．モノユビキチン化がエンドサイトーシスシグナルとして働くことを最初に示したのはHickeらのグループであろう[22]．彼女らは酵母のα-ファクター受容体（Ste2）の細胞質領域のリジンをアルギニンに置換すると細胞内への取り込みが遅延するが，その変異体にさらにユビキチンを融合すると再び細胞内に取り込まれることを示し，ユビキチンがエンドサイトーシスのシグナルとして働くことを明らかにした．このときに融合するユビキチンのすべてのリジンをアルギニンに置換しても依然融合タンパク質が高効率に細胞内に取り込まれることから，少なくとも酵母のSte2のエンドサイトーシスにはポリユビキチン化は必要ない（モノ化で十分である）ことが示された[22]．また，細胞内のユビキチンをK29RやK63Rに置き換えた株でもα-ファクターによるSte2のエンドサイトーシスが野生型と同様に起こることを示した[22]．

哺乳類細胞のEGFレセプターやPDGFレセプターも，リガンドと結合して活性化した後に，ユビキチン化されてエンドサイトーシスで取り込まれる．この際にEGFレセプターやPDGFレセプターはユビキチン化を受けて，本来のサイズよりも大きなスメアバンドとして検

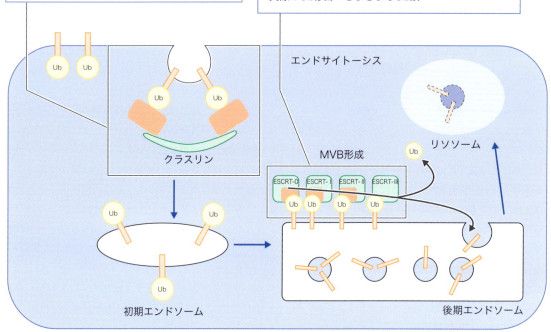

**図2　エンドサイトーシスとMVB形成におけるユビキチンの役割**
　膜結合型の受容体などはユビキチン化がシグナルとなってエンドサイトーシスされる．さらに受容体は細胞質との連携を遮断しつつ分解するためにMVBに取り込まれるが，その際にもユビキチン化がシグナルとなる．

出される．この現象はポリユビキチン化に由来すると考えられていたが，DikicとDi FioreらはEGFレセプターやPDGFレセプターは複数サイトのモノユビキチン化（multiple monoubiquitylation）を受けて，このような分子量の増加を示していることを報告した[23]．また，細胞質領域を削ったEGFレセプターにユビキチンを融合する系を用いて，モノユビキチン化しかされないEGFレセプターもエンドサイトーシスで取り込まれる（ただし野生型のEGFレセプターよりも効率は低下する）ことを報告している[23]．

これらの実験結果は「モノユビキチン化でもエンドサイトーシスシグナルとして十分である」ことを示唆しているが，必ずしも「生理的条件下では，エンドサイトーシス基質はポリユビキチン化されないで，モノユビキチン化される」ことは意味していない．実際，Haguenauer-Tsapisらは酵母でさまざまな細胞膜のトランスポーターがエンドサイトーシスで取り込まれる際にK63鎖修飾されることを複数の論文で報告しており，エンドサイトーシスにおけるK63鎖の重要性をくり返し主張していた（文献24および多数の論文）．

質量分析装置を用いた最新の解析からも，エンドサイトーシスにおけるK63鎖の重要性が確認された[10]．出芽酵母においてEnt1/Ent2/Ede1と結合しているポリユビキチン鎖の種類を調べると，80％（Ent1）/70％（Ent2）/85％（Ede1）程度がK63鎖であると報告された．先述のように，細胞抽出液に含まれるユビキチンの70％程度がK48鎖，25％程度がK63鎖なので，両者を比較すると，Ent1/Ent2/Ede1結合ユビキチ

鎖として顕著にK63鎖が濃縮されていることがわかる[10]．これらの結果をまとめると，『モノユビキチン化でもエンドサイトーシスシグナルとして機能できるが，生理的条件下でエンドサイトーシス基質は主にK63鎖で修飾されている』と考えるのが妥当なのかもしれない．

## 8 エンドサイトーシスにおけるユビキチン化

後期エンドソームにおいては，限界膜（limiting membrane；多重膜構造をとったエンドソームにおける最外層の膜のこと）から小胞が内腔側（位相的に細胞の外側）に陥没し，小胞を内腔に含んだエンドソームであるMVBが形成される．MVBの生理的機能としては，細胞膜からエンドサイトーシスで運ばれてくる活性化された受容体を内腔側に取り込むことによってシグナル伝達の脱感作を保証することや，ある種の酵素の膜結合型の前駆体を液胞の内腔に取り込むことによりプロセシングを経て成熟させることなどが知られている．さらに，本来MVBに取り込まれるタンパク質ではなくても，小胞体に局在するべき膜タンパク質が誤って下流に運ばれてしまった場合や，ある種の変異膜タンパク質（細胞膜ATPaseのPma1-7変異体など）もMVBに取り込まれて分解されることが報告されており[25]，これらの結果からMVB経路は「膜タンパク質の品質管理」の一端を担っていると考えられる．

6に記したように，2001年にCPSやPhm5のユビキチン化がMVBへの輸送シグナルとして働くことがEmrやPelhamによって報告された[18][19]．ただし，すべての積み荷がユビキチン化に依存してMVBへ輸送されるわけではなく，例えば出芽酵母のSna3はユビキチン非依存的にMVBに輸送されることが報告されている[18]．

MVB形成のステップにおいて，最初にユビキチン化された積み荷を認識するのは酵母のVps27-Hse1複合体，哺乳類細胞のHrs-STAM複合体である（ESCRT-0とも言われる）．これらの複合体はVps27/Hrsがイノシトールリン脂質の1種であるホスファチジルイノシトール3-リン酸［PI(3)P］と結合することでエンドソーム膜上に局在し，ユビキチン化された積み荷を認識するとともに，ESCRT-Iという別なタンパク質複合体を限界膜にリクルートする．K63鎖の項（5）で少しUEVについて紹介したが，ESCRT-Iの構成因子である酵母Vps23／哺乳類細胞TSG101はUEVと称されるタンパク質（E2と相同性を有するが，ユビキチンとチオエステル結合を形成する活性中心のシステイン残基がないタンパク質）であり，E2として機能する代わりに，ユビキチン結合活性を介してユビキチン化された積み荷を認識する[19]．積み荷はその後ESCRT-II複合体，ESCRT-III複合体の働きを経てMVB中に取り込まれる[26][27]（図2）．

MVBタンパク質のユビキチン化部位に変異を導入するとMVBに入らなくなるが，この変異MVBタンパク質にユビキチンを融合すると，再びMVBに取り込まれる．同様に，本来は液胞膜上に局在する液胞膜タンパク質にユビキチンを融合してもMVBに取り込まれる．このような「ユビキチンを融合してMVBに移行させる」実験で用いられたユビキチンにはK29R，K48R，K63Rの変異が導入されており[18][20]，細胞内の代表的なポリユビキチン鎖（K29鎖，K48鎖，K63鎖）は基質上に形成されないはずである．この結果からも，モノユビキチン化がMVBにおける輸送シグナルとして十分であることが強く示唆される．

一方で，前項の議論と同様に，これらの実験結果は「生理的条件下でMVB基質はポリユビキチン化されないで，モノユビキチン化のみされる」ことは意味していない．実際に質量分析装置を用いた最新の解析からも，ポリユビキチン鎖がVps27と結合することが示されている．このVps27と結合しているポリユビキチン鎖の種類を，細胞抽出液に含まれるポリユビキチン鎖の種類と比較すると，意外なことに，その構成にほとんど差がないことが示されている[10]．この事実は，エンドサイトーシスにおけるEnt1/Ent2/Ede1結合ユビキチン鎖としてK63鎖が顕著に濃縮されていること（7）とは対照的である．Vps27は選択性が低く，ユビキチン鎖の種類によらずに限界膜上のユビキチン化タンパク質を認識する可能性がある．実際，プロテアソーム阻害剤処理でVps27と結合するK48鎖の量が増加していることはその証左なのかもしれない[10]．

## 9 選択的オートファジーとユビキチン化

### 1) オートファジー概論

　オートファジーとは，細胞質の内容物をリソソーム（酵母や植物では液胞）に運んで分解するシステムの総称である．オートファジーについては，分野の世界的な牽引者である水島博士が本増刊号に記事を書かれているので，それ自体の詳しい解説は水島博士の原稿を参照していただきたい（第1章-1参照）．

　オートファジーには，分解する対象の選択性が高いものと，低いものとが存在する．さまざまな環境・ストレス状況下において，細胞はオルガネラの品質や数を維持することによって恒常性を保っているが，このオルガネラ分解過程においては選択的なオートファジーが必須の役目を担っている（なお，オルガネラに対するオートファジーのことを「オルガネロファジー」とよぶ）．一方で，通常時に少しずつ起きている基底レベルのオートファジーや，酵母の飢餓条件で誘導されるオートファジーは基本的に非選択的な分解プロセスであり，オートファゴソームによってランダムに囲まれた細胞内領域を一括して分解していると考えられる．

　本稿で以下に記載する「ユビキチンを介したオートファジー分解」は，細胞内で分解すべき対象を選択的にユビキチン化してオートファジーに導く分解プロセスである．具体例としては，細胞内に侵入した病原体や損傷オルガネラが選択的かつ特異的にユビキチン化された後にオートファゴソームに取り込まれて分解されることが知られている．

### 2) オルガネロファジーの標識因子とオートファジーアダプター

　選択的なオルガネロファジーを進行させるためには，最初に分解すべきオルガネラを標識するプロセスが必要である．1つの方法は，オートファジー形成に関与する因子（例えば哺乳類細胞のLC3）と直接的に結合できるタンパク質をオルガネラ上に局在化させてオートファジー分解に導くしくみであり，ここではユビキチン化は関与しないと考えられる．ミトコンドリアに局在するAtg32，Nix，FUNDC1，BNIP3，ペルオキシソームに局在するPpAtg30やScAtg36などがこの方法でオルガネロファジーを引き起こすことが報告されている．

　もう1つの方法が，ユビキチンをオルガネロファジーの標識として用いる方法である．この場合，最初に特定のオルガネラが分解の目印としてユビキチン化される．次に，ユビキチンと結合するp62/SQSTM1，NBR1，OPTN（Optineurin），NDP52，TAX1BP1，TOLLIPなどのオートファジーアダプター（カーゴレセプターやオートファジーレセプターとよばれることもある）が，分解されるべきオルガネラに付加されたユビキチンを認識する．オートファジーアダプターはLC3タンパク質と直接結合するので，この機能を介して，オルガネラをphagophore（隔離膜）へと取り込ませて，最終的にオートファジーを介した分解へと導く．つまり，ユビキチン化はオートファジーアダプターと連携することで，オルガネラの運命を決定し，最終的には細胞の恒常性に重要な機能を果たしている．ただし，ユビキチン化されたオルガネラをオートファジーに導く分子経路は他にも存在することは強調しておきたい（11-2）[28]．

## 10 ミトコンドリアの選択的なオートファジー分解：マイトファジー

　オルガネロファジーにおいて，現時点で最も研究者数が多いのが「マイトファジー」と言われるミトコンドリアの選択的分解であろう．特にユビキチン化に依存するマイトファジーとして，家族性パーキンソン病の原因遺伝子産物であるPink1とParkinの関係するマイトファジーの研究が進んでいる．ミトコンドリアのセリン／スレオニンキナーゼであるPINK1は，通常時にはミトコンドリア内に取り込まれ，内膜のPARLによって切断されて，分解される．一方でミトコンドリアの膜電位が損なわれると，PINK1はミトコンドリアに取り込まれなくなって，ミトコンドリアの外膜に蓄積する．この蓄積したPINK1は，ユビキチンをリン酸化し，それがParkinを損傷ミトコンドリアに動員するとともに，そのE3機能を活性化する．つまりPINK1/Parkinによるユビキチン依存性のマイトファジーの場合，ミトコンドリア膜電位の低下が発動の引き金である．活性化したParkinは異常ミトコンドリアのさまざまな外膜タンパク質をユビキチン化することで，ユビ

キチンと結合するオートファジーアダプターをよび寄せて，これらがミトコンドリアをphagophore（隔離膜）へと取り込ませて，マイトファジーに導くと考えられている[29]．

PINK1/Parkinの触媒するユビキチンがマイトファジーを誘導するしくみにはいくつかの説がある．Lazarouらは5種類のオートファジーアダプター（p62/SQSTM1, NBR1, OPTN, NDP52, TAX1BP1）の5重遺伝子破壊細胞ではPINK1/Parkin依存的なマイトファジーが抑制されることを見出した[30]．さらにLazarouらは5重遺伝子破壊細胞にオートファジーアダプターを1種類ずつ入れ戻す実験を行い，OPTNとNDP52が最も重要な因子であると結論した．実際に培養細胞レベルではOPTNやNDP52の単独遺伝子破壊ではParkin依存的マイトファジーは影響を受けないが，OPTNとNDP52の2重遺伝子破壊細胞ではマイトファジーが減弱する[30]．OPTNはTBK1というキナーゼと結合するとともにリン酸化されることが知られていたが，Harper・Dikic・貫名らはOPTNとTBK1の複合体がParkinの触媒した損傷ミトコンドリア上のユビキチン鎖と結合すると，TBK1が活性化されてオートファジーアダプターをリン酸化して，その結果オートファジーアダプターとLC3との結合が促進されることを報告している[31]〜[33]．

一方で，われわれはParkinの触媒するマイトファジーにおけるRab7に着目している．Rab7は本来リソソームで働くRab-type低分子量GTPaseであるが，マイトファジー条件下ではParkin依存的に損傷ミトコンドリアに局在する．われわれはそのしくみを解析して，ユビキチン鎖と結合するRABGEF1（Rabex5）が最初に不良ミトコンドリアへと移行し，さらにRABGEF1→Rab5→Mon1/Ccz1→Rab7というカスケード反応を経てRab7が損傷ミトコンドリアに局在し，オートファジー関連タンパク質であるATG9Aを不良ミトコンドリアへ移行させることを見出した[34]．このような2種類のRab GTPase（Rab5, Rab7）の関与するカスケード反応も，マイトファジーの誘導に重要な機能を担っていると推測している[34]．

Parkin依存的マイトファジーを誘導するユビキチン鎖の種類については諸説あるが，K6鎖，K48鎖，K63鎖の重要性が報告されている．特にK63鎖がParkinによって損傷ミトコンドリアに蓄積することは，（A）特定のユビキチン鎖を認識する抗体を用いた実験，（B）特定のユビキチン鎖と結合する蛍光タンパク質を用いた実験，（C）質量分析装置を用いた実験，など複数の手法によって確認されており，信頼度は高いと思われる．最近，Harperらのグループは胚性幹細胞から分化させたドパミン神経のミトコンドリア機能を阻害する実験系を用いて，『内在性のParkinに依存して損傷ミトコンドリアのK63鎖の量が増加する』ことを報告した[35]．この研究では，HeLaなどの培養細胞ではなくて分化させた神経細胞を用いて，また外来性の過剰発現Parkinへの依存性ではなくて内在性Parkinに対する依存性を見ており，現時点で最も生理的条件を意識した（厳密な）解析結果だと思われる．

他にもユビキチンの関与するマイトファジーとして，精子と卵子が受精した後に精子由来のミトコンドリアが受精卵中で選択的に分解される現象が知られている．受精後に父性由来の成分がオートファジーで分解されることをアロファジーとよぶが，高度に分化した細胞である精子は核とミトコンドリアを除く多くのオルガネラをすでに失っているので，アロファジーは必然的に「父性特異的マイトファジー」としての側面をもっている．このプロセスにおいてもユビキチンの重要性が示唆されているが，スペースの都合で詳細は他の総説を参照していただければ幸いである[36]．

## 11 損傷リソソーム・損傷エンドソームを対象とするオートファジー：リソファジーとゼノファジー

損傷を受けたリソソームをオートファジーにより除去するプロセスを「リソファジー」とよぶ．一方，細胞がオートファジーを介して細菌等の感染に抵抗するプロセスをゼノファジーとよぶ．両者は全く異なる現象のように思われるが，意外にも「膜を損傷したエンドソーム・リソソームに対する選択的なオートファジー」という意味で，ゼノファジーとリソファジーは共通の分子機構を有することが明らかにされた．

### 1）リソファジー

リソソームはオートファジー経路の終点（分解の場）であるが，損傷を受けたリソソーム自身がオートファ

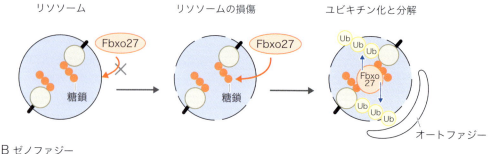
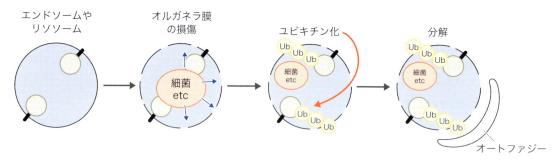

**図3 リソファジー（A）とゼノファジー（B）の分子機構**
リソファジーとゼノファジーは一見非常に異なる現象であるが，「膜を損傷したエンドソーム・リソソームに対する選択的なオートファジー」という観点でとらえると，両者の共通項が見えてくる．Ub：ユビキチン化．

ジーにより除去される「リソファジー」という現象が知られている[37]．リソファジーは，リソソームにダメージをもたらすさまざまな刺激によって誘導されうる．例えばシリカや尿酸などの無機結晶，β-アミロイド線維などはリソソームを障害して，リソファジーを誘導する．また培養細胞レベルではLLOMeという薬剤を用いて人工的にリソファジーを誘導することができる[37]．

リソファジーの分子機構は現在，精力的に研究が進められているところであるが，われわれはユビキチン依存的リソファジーのメカニズムの一端を明らかにした．通常時はLAMP2などの糖タンパク質はリソソームの内腔に存在しているが，リソソーム膜が損傷を受けると一連の糖タンパク質が細胞質に露出する．このときに，糖鎖を認識してユビキチン化するE3：Fbxo27が漏れ出した糖タンパク質を感知してそこに集積するとともに，損傷リソソームをユビキチン化しており[38]，このFbxo27の触媒するユビキチン化がリソファジーの引き金になると考えられる（**図3A**）．内腔の糖鎖と細胞質のFbxo27は普段は膜で隔てられているので，「リソソーム膜が破断してオルガネラの健全性が失われたときにのみFbxo27が糖鎖を介してリソソームをユビキチン化して分解する」というしくみは，オルガネラ品質管理の観点から非常に合目的的である．ただし，損傷リソソームをリソファジーに導く分子経路は他にも存在すると思われる．

### 2）ゼノファジー

細菌等の感染にオートファジーを介して抵抗するゼノファジーにもユビキチンが関与している．感染性細菌がエンドサイトーシスやファゴサイトーシス経路を介して細胞に取り込まれた後に，エンドソームやファゴソームを破損して細胞質へと逃避・侵入して感染を成立させる場合がある．このような細菌に対抗するべく，細胞はオートファジーを駆使して逃避する細菌を分解・除去する．藤田らはこのようなゼノファジーのモデル実験系を確立する過程で，形質転換試薬でコートしたポリスチレン（ラテックス）ビーズが細胞内でオートファジー関係因子に取り囲まれることを見出し

た．意外なことに，このポリスチレンビーズにはユビキチン修飾を受けるアミノ基が存在しないにもかかわらず，ユビキチンで包まれるような像が観察される．このことは，ポリスチレン周囲の細胞性因子がユビキチン化されていることを意味していると同時に，ゼノファジーに際しても「細菌そのものではなくて細菌の周囲の細胞由来因子がユビキチン化されている」ことを示唆している．つまり，細胞は「感染細菌が逃避する過程で破損したエンドソームやファゴソームを認識して，破損したエンドソームやファゴソームごと感染細菌をオートファジーで分解・除去」していることになる（図3B）．

前述のタイプのゼノファジーに関しても，複数の分子機構が提唱されているが，（A）オルガネラ損傷に伴って細胞質に露出される糖鎖，（B）その糖鎖を認識する細胞内レクチンのガレクチン（Galectin3やGalectin8），（C）ユビキチン，の3つが鍵因子として重要であることが示唆されている[28)39)]．ユビキチンがシグナルとなってゼノファジーに導かれることから，前述のParkin依存的マイトファジー経路のような『ユビキチン→オートファジーアダプター→LC3』という経路がゼノファジーのしくみとして紹介されることは多い．しかしながら，ゼノファジーのプロセスはこのような分子経路だけではなく，オートファジーアダプター以外のユビキチン結合・認識因子（例えばAtg16LのWDRドメインとユビキチンの結合）が必須の役割を果たしていることが報告されている[28)]．いずれにせよ「膜を損傷したエンドソーム・リソソームに対する選択的なオートファジー」という視点で見ると，ゼノファジーとリソファジーの共通項が見えてくることは興味深い（図3）．

## おわりに

本稿で紹介してきたように，ユビキチンはプロテアソームによる分解シグナルとして，MVBへの陥入シグナルとして，エンドサイトーシスを介した取り込みシグナルとして，あるいは選択的なオートファジーのシグナルとして，細胞内の恒常性を維持するために必須の役割を担っている．ユビキチンについてはすでに6万報近い数の論文が報告されているにもかかわらず，現在も毎週のように新しい発見が報告されており，その研究対象としての豊穣さは驚くべきものである．ユビキチンを介して細胞内で日々行われている「動的（ダイナミック）な恒常性維持機構」を理解することは，細胞内から有害なタンパク質やオルガネラを特異的に除去する"未来の医療"の開発においても重要であろう．本稿を通じて一人でも多くの方にユビキチンに興味をもっていただければ，筆者にとって望外の喜びである．

謝辞
原稿の作成に際して多くの有益なコメントをしてくれた明治大学農学部生命科学科バイオインフォマティクス研究室の松田（今井）典子博士に深謝いたします．

## 文献

1) Schlesinger DH, et al：Biochemistry, 14：2214-2218, 1975
2) Goldknopf IL & Busch H：Proc Natl Acad Sci U S A, 74：864-868, 1977
3) Etlinger JD & Goldberg AL：Proc Natl Acad Sci U S A, 74：54-58, 1977
4) Ciechanover A, et al：Proc Natl Acad Sci U S A, 77：1365-1368, 1980
5) Hershko A, et al：Proc Natl Acad Sci U S A, 77：1783-1786, 1980
6) Wilkinson KD, et al：J Biol Chem, 255：7529-7532, 1980
7) Peng J, et al：Nat Biotechnol, 21：921-926, 2003
8) Kirisako T, et al：EMBO J, 25：4877-4887, 2006
9) Tokunaga F, et al：Nat Cell Biol, 11：123-132, 2009
10) Tsuchiya H, et al：Mol Cell, 66：488-502.e7, 2017
11) Spence J, et al：Mol Cell Biol, 15：1265-1273, 1995
12) Verma R, et al：Cell, 118：99-110, 2004
13) 佐伯　泰 他：ユビキチンと相互作用するドメイン構造．実験医学, 21：340-345, 2003
14) Hofmann RM & Pickart CM：Cell, 96：645-653, 1999
15) VanDemark AP, et al：Cell, 105：711-720, 2001
16) Moraes TF, et al：Nat Struct Biol, 8：669-673, 2001
17) Hicke L & Riezman H：Cell, 84：277-287, 1996
18) Reggiori F & Pelham HR：EMBO J, 20：5176-5186, 2001
19) Katzmann DJ, et al：Cell, 106：145-155, 2001
20) Urbanowski JL & Piper RC：Traffic, 2：622-630, 2001
21) 森田英嗣：エンベロープウイルスの出芽と細胞質分裂．生化学, 82：415-419, 2010
22) Terrell J, et al：Mol Cell, 1：193-202, 1998
23) Haglund K, et al：Nat Cell Biol, 5：461-466, 2003
24) Galan JM & Haguenauer-Tsapis R：EMBO J, 16：5847-5854, 1997
25) Sato K, et al：Mol Biol Cell, 14：3605-3616, 2003
26) 梅林恭平，中野明彦：ユビキチン化によるタンパク質選別輸

送．実験医学，22：145-149，2004
27) 松田憲之：細胞内メンブレントラフィックとユビキチン化，特にエンドソームにおける選別に注目して．実験医学，21：346-351，2003
28) Fujita N, et al：J Cell Biol, 203：115-128, 2013
29) Yamano K, et al：EMBO Rep, 17：300-316, 2016
30) Lazarou M, et al：Nature, 524：309-314, 2015
31) Heo JM, et al：Mol Cell, 60：7-20, 2015
32) Matsumoto G, et al：Hum Mol Genet, 24：4429-4442, 2015
33) Richter B, et al：Proc Natl Acad Sci U S A, 113：4039-4044, 2016
34) Yamano K, et al：Elife, 7：doi:10.7554/eLife.31326, 2018
35) Ordureau A, et al：Mol Cell, 70：211-227.e8, 2018
36) 佐藤 健，佐藤美由紀：アロファジー；父性オルガネラを分解する新たなオートファジーと母性遺伝．実験医学，35：1812-1817，2017
37) Maejima I, et al：EMBO J, 32：2336-2347, 2013
38) Yoshida Y, et al：Proc Natl Acad Sci U S A, 114：8574-8579, 2017
39) Thurston TL, et al：Nature, 482：414-418, 2012

<著者プロフィール>
**松田憲之**：2001年東京大学大学院理学系研究科博士課程修了，理学博士．その後，理化学研究所／和光中央研究所（中野研）・東京都臨床医学総合研究所（田中研）・理化学研究所／鶴見ゲノム科学総合研究センター（横山研）などを経て，2008年東京都医学総合研究所研究員．2014年より現所属プロジェクトリーダー．研究対象は酵母・植物・ヒト由来培養細胞と転々としてきましたが，唯一「ユビキチンに関連する研究」という軸はぶれずに研究者人生を送ってきました．今後はParkinやPINK1の機能解析をメインに置きつつも，他のパーキンソン病の原因遺伝子産物の機構解明も進めてみたいと思っています．

# 第2章 組織・臓器，個体における動的恒常性とその破綻

Ⅰ．組織・臓器における動的恒常性とその破綻

## 1. グリア細胞が担う脳神経回路の動的恒常性

和氣弘明，加藤大輔

多様化する現代社会において，さまざまな環境の変化に応じた柔軟な脳の機能応答が必要とされている．このように脳が柔軟に応答するためには，神経細胞が発達期や成熟期の環境（感覚入力など）に合わせて，柔軟にその構造・機能を変化させ，対応する必要がある．そのような機能・構造変化を神経細胞の可塑的変化とよび，脳が適切に可塑的変化をとることで神経回路はその恒常性を維持する．近年，外界の環境を受容し，脳の可塑的変化を担い，脳の恒常性を保つ細胞としてグリア細胞が着目されている．本稿ではこれらグリア細胞のうち，脳の免疫細胞であるミクログリアに着目して，ミクログリアが脳の恒常性を担うメカニズムについて概説する．

## はじめに

中枢神経系にはヒトで約千数百億個の神経細胞が存在し，さらにこの4倍の数のグリア細胞が存在する．高等動物になればなるほど，グリア細胞の比率は高くなるため，高等動物の高等動物たるゆえんである高次脳機能にグリア細胞が多く関与することが示唆されるようになってきた[1)～4)]．グリア細胞は脳を構成する血管や神経細胞を構成するシナプス，軸索などに作用し，脳の恒常性を担うとともに，環境の変化に応じて適切にその構造・機能を変える作用をもつ．グリア細胞にはアストロサイト，オリゴデンドロサイト，ミクログリアに加え，第4のグリア細胞と言われるNG2細胞がある．アストロサイトは血管周囲にその足突起を伸ばし，血液脳関門を形成すると同時に，一方でその足突起によってシナプスを取り囲み，グルタミン酸などの神経伝達物質を効率的に取り込むことによってシナプス環境の恒常性を維持する．さらに，外界の環境を受容し，グリア伝達物質を放出することでシナプスの可塑的変化を誘導し[5)]，thrombospondinやhevinなどを分泌することでシナプス形成に関与する[6)]．オリゴデンドロサイト前駆細胞であるNG2細胞は，神経活動によって増殖・分化が制御され[7)]，NG2細胞から分化したオリゴデンドロサイトは軸索周囲を髄鞘化し，神経伝導速度を制御し，約50倍程度まで早めることができる．神経伝導速度を制御することでシナプス活動の時間的制御を行い，脳情報処理の効率化を行い，情報処理の恒常性維持を図る[8)]．

【略語】
**PHOX**：phagocyte oxidase
**ROS**：reactive oxgen spiecies（活性酸素種）

Glia cell induced dynamic homeostasis of neuronal circuits activity
Hiroaki Wake/Daisuke Kato：Division of System Neuroscience, Kobe University Graduate School of Medicine（神戸大学大学院医学研究科システム生理学分野）

本稿では近年特に着目されている脳の免疫細胞であるミクログリアを取り上げ，その脳の恒常性維持のメカニズムを概説するとともにその機能異常によって起こる病態についても議論する（図）．

脳の免疫細胞であるミクログリアは卵黄嚢に由来する組織マクロファージの一種として知られ，胎生早期に中枢神経系に浸潤し，定着する．これまでアルツハイマー型認知症やパーキンソン病，筋萎縮性側索硬化症などの病態において，ミクログリアは活性化することでその細胞性質・特性が変化し，さまざまなサイトカインや栄養因子を放出するようになることがわかってきた[9]．これらの物質を放出することで，神経保護作用もしくは神経毒性作用を有するようになる（後述）．

発達期においてミクログリアは組織に定着するまでの過程でその形態を病態とは逆にアメボイド型からラミファイド型に変化させる．この変化が想像させることは，ミクログリアはその性質を変化させることで脳内環境・脳外環境に大胆に対応するようになるということである．すなわち発達期および病態時においてミクログリアが能動的に変化し，神経回路形成に寄与しているのではないだろうか．このような背景から，発達期のミクログリアに着目し，これまで重要な研究が行われてきた．

## 1 発達過程のミクログリア

発達過程において，過剰に産生された神経細胞はプログラム細胞死によって，適切な神経回路形成に必要な神経細胞数が維持される．ミクログリアはその細胞死を起こした神経細胞を貪食することで発達過程にある脳の清掃を行うとされていた．発達過程にあるミクログリアは成熟した生理的なミクログリアに比べてさまざまな活性物質を発現することが知られており，より能動的にこのプログラム細胞死に関与している．すなわち発達早期の活性化したミクログリアは神経幹細胞に対して活性酸素シグナルを用いて能動的にプログラム細胞死を誘導する．さらに細胞死を起こした細胞を貪食していることで神経細胞数を制御する[10]．この制御は小脳でも起こることが知られており[11]，発達期の脳形成時期に合わせて作用することも知られている．

さらにミクログリアは神経細胞数のみではなく，シナプス数をも制御することが知られている．発達期においてシナプスはいったん過剰に形成され（synapse formation），その後経験依存的に除去（synapse elimination）される．ミクログリアはその両方のメカニズムに関与する．発達早期において活性化の指標であるIba1の発現の高いミクログリアはさまざまな栄養因子およびサイトカインを放出することが知られている[12]．このミクログリアを神経細胞とともに生体で2光子顕微鏡を用いて観察すると，ミクログリアが樹状突起に接触すると未熟なシナプスが形成されることが明らかとなった[13]．この際，ミクログリアが樹状突起に接触すると，接触部の樹状突起のカルシウム上昇が引き起こされ，アクチンの凝集が誘導されることがわかった．ミクログリアをテトラサイクリン依存的に遺伝的に除去することによって，成熟期のシナプスの数が減少し，mEPSCで測定される機能的シナプスの減少と相関することがわかった．このようなミクログリアによるシナプス形成は本研究が行われた感覚野においてはp8-12のみ時期特異的に起こることが知られている．感覚野の詳細な電気生理学的検証の結果，時期特異的なシナプス形成作用によって，ミクログリアは第4層から第2／3層への結合を強化することが明らかとなった[13]．このような現象は他領域においても同様に時期特異的に起こり，それぞれ特異的な神経回路の結合に寄与する可能性がある．ミクログリアによるシナプス形成作用がシナプスの数そのものを制御するとともに，特異的な神経回路形成に作用することが示されたので，免疫特異的な神経回路形成への寄与として今後この生理機能が阻害された際の病態についての解明が待たれる．

ミクログリアはシナプス除去過程にも寄与することが知られている．海馬の発達過程（p15）において，ミクログリア内にシナプス構造のマーカーであるシナプトフィジンおよびPSD95が認められることが電子顕微鏡を用いた実験によって明らかとなっており，フラクタルカインシグナルであるCX3CR1の受容体をノックアウトしたマウスにおいてはこの数が減少し，未熟なシナプスが増加していることが明らかとなった[14]．また外側膝状体において，対側の眼球に色素とテトロドトキシンを注入し網膜の神経活動を薬理学的に操作することで，活動の弱いシナプス前終末をミクログリアが貪食すること，さらにこれには古典的補体カスケー

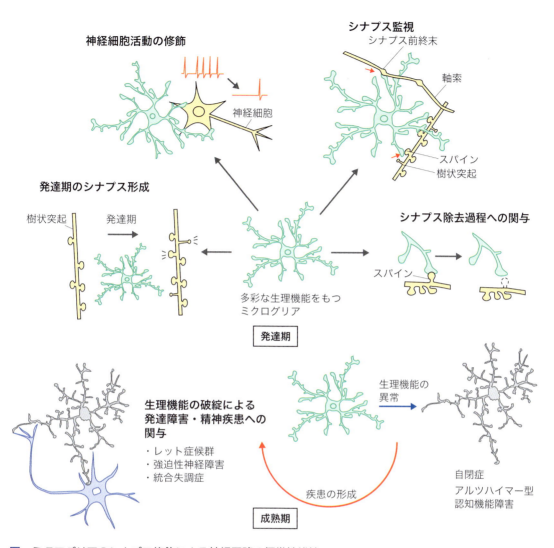

**図　ミクログリアのシナプス修飾による神経回路の恒常性維持**
ミクログリアは発達期においてシナプス形成・除去に寄与することでシナプス数を制御する．成熟期においてはシナプス活動を修飾し，神経回路の恒常性を維持する作用をもつ．これらの生理機能が破綻する結果としてさまざまな発達障害および精神疾患の発症が示唆されている．

ドが関与することが明らかとなった[15]．この補体カスケードの遺伝的発現異常によって，未熟なシナプスの増加が認められた[14]．この未熟なシナプスの増加は自閉症患者に認められる形態学的異常であり，自閉症病態におけるミクログリアの役割が近年注目されている[16]．実際，自閉症患者では，病態の責任病巣と考えられる背外側前頭前皮質において，ミクログリアの突起がニューロンを直接取り囲む様子[17]やPETを用いた画像検査でミクログリアの活性化が示されている[18]．このことから，活性化したミクログリアから放出されるIL-6やTNF-αなどのサイトカインにより炎症が惹起され，その結果神経細胞毒性をもたらすと考えられている[19]．これに加え，自閉症発症の危険因子と考えられているmaternal immune activationでは，炎症性サイトカインの上昇[20]やミクログリアの恒常性維持に重要な役割を果たす腸内細菌叢[21]の変化を認めることから[22]，今後自閉症治療において，活性化したミクログリアをターゲットとした治療法が重要な地位を占めると予想される[23]．

## 2 成熟期のミクログリア

成熟期のミクログリアにおいても神経幹細胞を能動的に貪食することで,神経細胞数の恒常性を維持することが知られ[24),25)],その機序の1つとして,PHOX(phagocyte oxidase),ROS(reactive oxygen species),GSK-3$\beta$,$\beta$-cateninを介したシグナルカスケードが考えられている[25)].また,environmental enrichment(豊かな環境下での生育)で促進される成体海馬での神経新生にはミクログリアの活性化が伴っているが,免疫不全マウスではこの神経新生およびミクログリア活性が減少し,その結果空間学習(spatial learning)が障害されることが示された[26)].さらに,CX3CR1受容体ノックアウトマウスでも海馬神経新生の減少と海馬依存的な学習に障害を認めることが明らかとなった[27)].

また,成熟期においてミクログリアはシナプス活動を制御することで神経回路活動の恒常性を維持することが知られている.ミクログリアの接触によってシナプス後部のカルシウム上昇の頻度が増加する[28)].遺伝的にミクログリアを除去することによって神経細胞集団の同期性が失われることから,ミクログリアはシナプス前終末の活動を増強することで神経伝達物質の放出を増加させ,その神経細胞の発火頻度を上昇させることで神経細胞間の同期性を増強することが示唆される[28)].さらに老年期においてもミクログリアは再活性化することが知られ,過剰に再活性化したミクログリアによる古典的補体カスケードを介したシナプス貪食作用が促進し,シナプス数の減少を招くことで認知機能障害を引き起こすとされており,アルツハイマー型認知症病態との関連が示唆されている[29)].

## おわりに

このようにミクログリアは神経細胞数およびシナプス数を制御することで脳の恒常性を維持する働きがあることがわかり,このようなメカニズムが破綻することによって病態を表出することが明らかとなってきた.さらに現在,ミクログリアが脳梗塞や多発性硬化症などにおいて,血液脳関門の破綻に寄与することが明らかにされており[30)~32)],脳環境の恒常性を維持する役割をもつことから,ミクログリアを標的とした治療法の開発が待たれるところである.

## 文献

1) Wake H, et al:Trends Neurosci, 36:209-217, 2013
2) Nave KA & Ehrenreich H:JAMA Psychiatry, 71:582-584, 2014
3) Sloan SA & Barres BA:Curr Opin Neurobiol, 27:75-81, 2014
4) Kato D, et al:J Biochem, 163:457-464, 2018
5) Araque A, et al:Neuron, 81:728-739, 2014
6) Allen NJ & Eroglu C:Neuron, 96:697-708, 2017
7) Hill RA & Nishiyama A:Glia, 62:1195-1210, 2014
8) Nave KA:Nature, 468:244-252, 2010
9) Cunningham C:Glia, 61:71-90, 2013
10) Cunningham CL, et al:J Neurosci, 33:4216-4233, 2013
11) Marin-Teva JL, et al:Neuron, 41:535-547, 2004
12) Werneburg S, et al:Curr Opin Neurobiol, 47:138-145, 2017
13) Miyamoto A, et al:Nat Commun, 7:12540, 2016
14) Paolicelli RC, et al:Science, 333:1456-1458, 2011
15) Schafer DP, et al:Neuron, 74:691-705, 2012
16) Hutsler JJ & Zhang H:Brain Res, 1309:83-94, 2010
17) Morgan JT, et al:Brain Res, 1456:72-81, 2012
18) Suzuki K, et al:JAMA Psychiatry, 70:49-58, 2013
19) Vargas DL, et al:Ann Neurol, 57:67-81, 2005
20) Garay PA, et al:Brain Behav Immun, 31:54-68, 2013
21) Erny D, et al:Nat Neurosci, 18:965-977, 2015
22) Hsiao EY, et al:Cell, 155:1451-1463, 2013
23) Kim JW, et al:Clin Psychopharmacol Neurosci, 16:246-252, 2018
24) Sierra A, et al:Cell Stem Cell, 7:483-495, 2010
25) Su P, et al:Brain Res Bull, 109:32-38, 2014
26) Ziv Y, et al:Nat Neurosci, 9:268-275, 2006
27) Rogers JT, et al:J Neurosci, 31:16241-16250, 2011
28) Akiyoshi R, et al:eNeuro, 5:doi:10.1523/ENEURO.0088-18.2018, 2018
29) Hong S, et al:Science, 352:712-716, 2016
30) Obermeier B, et al:Nat Med, 19:1584-1596, 2013
31) Liebner S, et al:Acta Neuropathol, 135:311-336, 2018
32) Morris G, et al:Aust N Z J Psychiatry, 52:924-948, 2018

<筆頭著者プロフィール>

和氣弘明:名古屋市立大学医学部卒業,自然科学研究機構,米国国立衛生研究所などを経て2016年から現職(神戸大学大学院医学研究科教授).光学システムを用いてグリア細胞や神経細胞の機能を計測・操作することで脳機能を理解することをめざしています.

第2章 組織・臓器，個体における動的恒常性とその破綻

Ⅰ．組織・臓器における動的恒常性とその破綻

## 2. 血管内皮幹細胞による血管の維持と血管再生

高倉伸幸

基本的な血管機能といえば組織への酸素・養分の供給であるが，それに加え，組織特有の幹細胞を維持する生態学的な適所（ニッチ）としても機能する．また，血管内皮細胞からは，組織細胞の生存にかかわる成長因子（アンジオクラインシグナル）などが分泌されて，組織の恒常性が維持されていることが判明してきた．一細胞解析の手法は，血管細胞に異種性（heterogeneity）が存在することも明らかにしてきた．血管内皮細胞の異種性において，最近，血管内皮細胞のなかに幹細胞分画と定義される細胞も存在し，この細胞を中心とした，血管の維持・再生メカニズムが明らかにされつつある．

## はじめに

血管の基本的な機能は，酸素・養分の組織細部への運搬であるのは周知であり，また感染・炎症組織への免疫細胞の局所動員を誘導することである．このような血管機能に加え，最近組織に存在する臓器特異的幹細胞の未分化性や自己複製能といった幹細胞性を維持する生態学的適所（血管ニッチ）として機能していることも判明してきた[1]．さらには，血管内皮細胞は，臓器細胞の分化や臓器形成，および臓器の長期維持を誘導する成長因子を供給していることも明らかにされてきた．例えば，肝臓ではHGF（hepatocyte growth factor）やWnt2が肝類洞血管内皮細胞から分泌され，肝臓の長期維持がなされることが明らかにされている[2]．

その他にもこのようなアンジオクラインシグナル[※1]は多く発見されてきており[3]，個体維持における血管機能がさらに解明されていくと考えられる．

いずれにしても血管は血管内外における物質輸送が重要な機能であるのは間違いなく，毛細血管における間質の水分や老廃物の除去など，腎臓や脳，肺でその機能低下が組織の劣化につながる血管機能においては，治療薬開発を含め研究がさかんに行われているところである[4]．一方，血管形成を制御することで，悪性腫瘍，網膜症，虚血性疾患の病態改善に期待できることから，血管形成にかかわる分子機序の解明，治療薬の開発が旺盛に進められてきている．ただし，血管形成の機序の解明は，分子レベルでの研究も重要である一方で，細胞レベルでも明確になっているわけではない．

[略語]
**ABC**：ATP binding cassette
**HGF**：hepatocyte growth factor（肝細胞増殖因子）
**VEGF**：vascular endothelial growth factor（血管内皮成長因子）

Maintenance and regeneration of blood vessels by endothelial stem cell population
Nobuyuki Takakura：Department of Signal Transduction, Research Institute for Microbial Deseases, Osaka University（大阪大学微生物病研究所情報伝達分野）

特に，胎児期ではなく，出生後，成体における新しい血管形成の機序は細胞レベルの不明な点が多い．1990年中頃に，骨髄に血管内皮前駆細胞が存在して，組織の虚血時に動員されて，新しい血管形成に血管内皮細胞として貢献するという画期的な研究が報告された[5]．このことをもとに虚血領域への骨髄移植はすでに臨床応用されてきている治療方法であるが，未だに骨髄細胞の血管内皮細胞への直接の分化に関しては，研究者によって議論が分かれているところである[6)7)]．

一方で，既存の血管のなかに，未分化な血管細胞が存在するという論文報告もいくつかなされてきている．しかしながら，そのような細胞の存在は主に大動脈などの大血管における解析がメインであり，しかも in vitro での血管内皮細胞や血管平滑筋細胞への分化は示されているものの，個体での生理的な機能が明確にされていない[8]．この点，われわれは，既存の血管の血管内皮細胞のなかに，一部，血管内皮細胞を産生する能力がきわめて高く，生理的な血管形成に長期にかかわるいわゆる血管内皮幹細胞を発見してきた[9)〜11)]．そこで，本稿では，血管形成の基本原理と，このような血管内皮幹細胞について，血管形成への貢献性，組織の恒常性維持について概要を紹介したい．

## 1 血管形成の概要

血管は基本的に2種類の細胞により構築される．最も内腔は，1層の血管内皮細胞により裏打ちされ，その外側（基底膜側）から，ペリサイト（周皮細胞）あるいは血管平滑筋細胞（総称して壁細胞とよばれる）が接着する．毛細血管や細静脈では，ペリサイトが内皮細胞の周囲をとり巻いているが，動脈や細静脈より太い静脈においては，ペリサイトではなく，血管平滑筋細胞が内皮細胞周囲に複数層織り込むように接着する．毛細血管では，ペリサイトの裏打ちは非常に疎で，多くの血管内皮細胞の表面は組織細胞に曝露されており，酸素や養分の拡散に有利な構造をとる一方で構造的には脆弱である．細静脈ではペリサイトの内皮細胞への裏打ちの密度は高く，この細胞間の相互作用によって，免疫細胞の血管内腔から組織への血管外輸送が可能になることが判明しているが，その分子機序についてはまだ明確ではない．

新しい血管は主に2つの異なるプロセスで形成される．胎児期に受精卵からの個体発生の時期では，中胚葉から分化してきた血管内皮細胞による管腔形成と壁細胞の動員・接着の一連の過程で血管が形成される．これを血管発生・脈管形成とよぶ．一方，全身に血管構造が誘導された後，さらに新しい血管形成が必要とされる際には，既存の血管から新しい血管が分岐する血管新生[※2]とよばれる過程が誘導される（図1）．

中胚葉からの血管内皮細胞の発生には，血管内皮成長因子（vascular endothelial growth factor：VEGF）受容体（VEGFR）の活性化が必須である[12]．また，VEGFRの活性化は，血管内皮細胞の増殖や管腔形成，マトリクスのリモデリング，など血管形成が進行していくうえでは重要な分子機序であるが，血管内皮細胞同士の接着を誘導するVE-cadherinの細胞内領域をリン酸化して，細胞内移行を誘導し血管透過性を亢進させる．生理的な血管形成過程においては，組織浮腫が誘導されないように，すみやかに血管内皮細胞は壁細胞の動員を血小板由来成長因子により誘導し，血管構造を安定化させる．動員してくる壁細胞は血管内皮細胞に発現するレセプター型チロシンキナーゼであるTie2のリガンドであるAng1（アンジオポエチン-1）を分泌して，血管内皮細胞同士の接着を誘導して血管透過性の抑制を誘導する[13]．成体においてAng1はVEGFによって誘導される血管透過性を強く抑制する分子として，例えば急性呼吸窮迫症候群などの血管透過性亢進疾患への治療薬として考慮されてきているが，Ang1を成体でノックアウトしても，直ちにそのことだけで全身の血管透過性が亢進するというわけでもないことも判明している．内皮細胞同士の接着をきっかけにして，血管のさらなる構造的安定化が進むが，

---

### ※1　アンジオクラインシグナル
血管内皮細胞から分泌され，その周囲の組織細胞の生存や維持にかかわる分子のことをアンジオクラインシグナルと総称する．このようなシグナルは臓器連環にもかかわることが明らかにされてきている．

### ※2　血管新生
胎児期に受精卵から中胚葉組織を経て血管細胞に分化し，新しい血管が誘導される脈管形成・血管発生のプロセスとは異なり，既存の血管から新しく血管が分岐していくことで形成される新しい血管形成のプロセスを血管新生とよぶ．

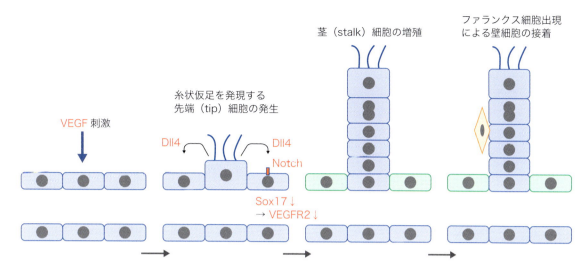

**図1 血管新生における血管内皮細胞の異種性**
血管新生が生じる際には，既存の血管の血管内皮細胞にVEGF刺激が強く入った細胞が，先端細胞候補として発生してくる．この細胞はDll4を分泌して，周囲の血管内皮細胞のNotchを活性化して，Sox17の発現を低下させることで，VEGF受容体（VEGFR2）の発現を抑制して，先端細胞へ変化するのを抑制する．先端細胞の後方から茎細胞が増殖して，血管分岐が伸張し，最終的に壁細胞の接着を誘導するファランクス細胞が発生し，血管成熟化が誘導される．

内皮細胞と壁細胞の接着の分子メカニズムはまだ明確ではない．

## 2 血管新生過程における血管内皮細胞の異種性

既存の血管から新しい血管分岐が誘導される発芽的血管新生の過程において，少なくとも異なる表現型を有する3つの血管内皮細胞が出現してくることが明らかにされてきた（図1）[14]．まず，既存の血管内皮細胞のなかで虚血や炎症に応じて分泌されるVEGFの刺激が強く入った内皮細胞から先端（tip）細胞とよばれる細胞が発生する．先端細胞は，糸状仮足（philopodia）を細胞表面に発現して，VEGFやAng1の濃度勾配によって虚血・炎症領域に真っ先に侵入する．先端細胞は，Dll4を分泌して，先端細胞の周りの血管内皮細胞のNotchを活性化させ，VEGFR2などの発現を正に制御する転写因子であるSox17の発現を抑制させる[15]．このことで，先端細胞の周りの細胞を先端細胞にしないようにVEGFに不応性の表現型に変化させる．

先端細胞の後方には必ず先端細胞に接着した，茎（stalk）細胞とよばれる細胞が存在している．この細胞は増殖活性が高く，血管の分岐の長さを調整しうる．必要な長さの血管分岐が誘導されると，最後に内皮細胞同士の接着を誘導するVE-cadherinの発現が高く，また周囲のVEGFを中和する可溶性VEGF受容体（Flt1）を分泌するファランクス（phalanx）細胞とよばれる血管内皮細胞が発生する．このことで，発芽的血管新生によって誘導された新規血管は壁細胞に覆われた成熟した血管が誘導される．われわれは，この過程で，壁細胞化が促進して，Tie2受容体が強く活性化した血管内皮細胞からは生理的ペプチドであるapelinが分泌され，血管内皮細胞上に発現する7回膜貫通型のGPCRであるAPJを活性化することで，新規血管分岐の血管の太さが調整されることを見出している．また，発生時期において，動脈から分泌されるapelinが静脈のAPJを活性化することで，動静脈の併走性が誘導されることも報告してきた[16]．

このようにして，血管の発芽から成熟化過程までの分子機序が明らかになってくるなかで，われわれが抱いていた疑問は，茎細胞の発生源である．先端細胞の周囲の細胞はNotchの活性化によってVEGFに不応性

となる一方，先端細胞の後方に存在する内皮細胞は VEGFに反応する，増殖活性の高い血管内皮細胞である．われわれは，茎細胞のような細胞は，既存の血管のなかの血管内皮幹/前駆細胞のような細胞が動員された結果，血管の伸長が誘導されるのではないかと考えてきた．そこで，われわれが血管内皮幹細胞の細胞が存在する可能性について，従来から行ってきた解析結果について紹介する．

## 3 血管内皮SP細胞の同定

造血幹細胞や神経幹細胞など，その表現型が明確にされてきている細胞とは異なり，組織幹細胞の表現型が不明な場合，薬剤排出ポンプの発現が高いという性質を利用して幹細胞を同定する方法が汎用されてきた．もちろん，最初は表現型が比較的詳細に知られていた造血幹細胞を用いて，薬剤排出能の高い細胞が，造血幹細胞分画とオーバーラップするということでこの方法が幹細胞の同定に適していると考えられてきたという経緯である[17]．

薬剤排出は，種々のABCトランスポーター（ATP binding cassette transporter）の発現が多いかどうかで定義される．例えば，薬剤排出能の高い細胞は，DNA染色色素であるヘキストを取り込ませても，すぐに排出する．しかしABCトランスポーターの発現が低い細胞は，細胞質から核内まで色素が浸透し，核がヘキストで染色される．前者は通常全組織細胞中にわずかしか存在せず，フローサイトメトリー解析で，ヘキストに染色される細胞の傍に描出される細胞ということで，side population（SP細胞分画）と名付けられ，それ以外の大部分のヘキストに染色される細胞はmain population（MP細胞分画）と名付けられた．

マウスの下肢筋肉内の血管内皮細胞を酵素処理して，血管内皮細胞をCD45（血液細胞マーカー）$^-$，CD31（血管内皮細胞マーカー）$^+$（一部CD31$^+$細胞中にCD45$^+$細胞が存在するため）と定義し，血管内皮細胞内でヘキスト陽性細胞を解析すると，全血管内皮細胞中およそ0.7〜1.0％がSP細胞分画となる[9]．この細胞の幹細胞性を観察すると，SP細胞は定常状態では，RNA合成をほぼ行っていない休眠期に入っているが，虚血が誘導されると，細胞周期が回りはじめることが判明した．また，SP細胞分画の細胞は，1個の細胞から，非常に多くの血管内皮細胞を産生する能力を有しており，個体から回収したばかりの血管内皮SP細胞をOP9ストロマ細胞上で培養すると，8分の1個の割合で，非常に大きな血管内皮細胞が寄り添ったネットワーク構造を形成した．また，最初の培養から，細胞をすべて回収して，再度新しいストロマ細胞上に播種して観察しても同様に血管内皮コロニーの形成が誘導される．つまり，最初に培養したSP細胞には前駆細胞を産生する能力があると幹細胞医学の実験系では認識される．一方，MP細胞は稀に血管内皮コロニーを形成するがきわめて小さく，さらに2回目の継代ではコロニー形成能を有しておらず，前駆細胞活性を有していないと判断された．そして血管内皮SP細胞は，ABCトランスポーターのなかでは，ABCG2，ABCB1a，ABCB2，ABCA5の発現が高い．

個体における内皮細胞移植による，虚血の改善効果は，内皮SP細胞移植の方で観察され，3カ月，6カ月と細胞移植経過とともに，移植された血管内皮SP細胞は徐々に血管内皮細胞として（われわれの系では壁細胞には分化していない），長期に血管を構築・維持する能力を有することが判明した．レクチンは血管内皮細胞に取り込まれる性質を有する．そこで，FITCで蛍光ラベルされたレクチンをマウスの静脈内に投与して，血管内腔側に位置する血管内皮細胞をFITCでラベルしておき，SP細胞がレクチンでラベルされるかどうかを解析すると，ほぼ全てのSP細胞はFITCが陽性で，レクチンを取り込んでいることが判明した．つまり，血管内皮細胞の幹細胞分画であるSP細胞は，血管外に存在しているのではなく，既存の血管の血管内腔側に血管内皮細胞として存在しているということが明らかになった．また，SP細胞とMP細胞で，いわゆる血管マーカーとされているCD34，VEGFR2，VE-cadherinの発現レベルは大差なく，血管内皮SP細胞は，多くの他の血管内皮細胞（MP細胞）と同様に，血管内腔側で機能的血管腔を構築している細胞であると考えられた．

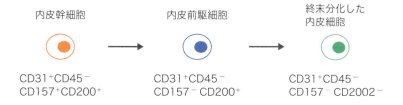

#### 図2　血管内皮細胞分化の階層性
成体の既存血管のなかの血管内皮細胞にも分化における階層性が存在し，血管内皮幹細胞から，終末分化した血管内皮細胞に，前駆細胞（様）細胞から分化していくことが判明した．

## 4 血管内皮SP細胞の幹細胞性の証明と細胞表面マーカーを用いた階層性の証明

内皮SP細胞は，下肢の筋肉だけでなく，脳や網膜といった神経系組織，肺，心臓，皮膚，脂肪，肝臓などどのような組織においても存在し，どの組織でも1個の内皮SP細胞からの大量の血管内皮細胞の産生が観察される．しかし，このような性質だけから血管内皮SP細胞を内皮幹細胞とよぶことはできない．組織細胞の幹細胞性を証明するためには，1個の細胞からの組織全体の再生能力と，未分化細胞から終末分化した細胞への分化の階層性を示す必要がある．

下肢の虚血モデルでの一細胞移植による組織の再構築は観察が困難であり，組織表面からの血管構築観察が比較的容易である．モノクロタリンを用いた肝臓障害モデルでの，血管内皮細胞移植による血管再構築を検討した．肝臓でも，血管内皮細胞においては少量（0.5～1.0％）のSP細胞分画が観察されるが，1個のSP細胞を移植すると，移植後数カ月の肝臓において，1個のSP細胞に由来する血管領域が維持されており，特に肝類洞血管への貢献性が観察された[11]．SP細胞に由来する血管内皮細胞の表現型を観察すると，多くがMP細胞として存在していたが，一部がSP細胞として未分化な状態で増加していた．1個の細胞移植による血管ユニットの継続的な維持が内皮SP細胞で可能であることは証明されたが，分化の階層性を示す必要もある．SP細胞がMP細胞に分化するのも一種の階層性ではあるが，幹細胞－前駆細胞－終末分化細胞として観察するためには，少なくとも異なる2つの分子で幹細胞を定義する必要がある．

SP細胞とMP細胞の発現遺伝子の比較から，SP細胞で発現が亢進する遺伝子を網羅的に抽出し，フローサイトメトリー解析に用いることのできる分子に制限して，発現分子を解析すると，CD45⁻CD31⁺血管内細胞はCD157⁺CD200⁺，CD157⁻CD200⁺，CD157⁻CD200⁻の3つの細胞に分画された[11]．試験管内での血管内皮コロニー形成ではこの順番にコロニー形成数が多く，コロニーサイズも大きい．モノクロタリンを用いた肝障害モデルでの移植実験では，CD157⁺CD200⁺細胞による血管形成への貢献性が最も高く，また移植されて形成された血管内皮細胞においても，CD157⁺CD200⁺から，CD157⁻CD200⁺を経てCD157⁻CD200⁻に分化していることが判明した．CD157⁻CD200⁺も血管形成には貢献したが，CD157⁺CD200⁺細胞よりは効率が低く，CD157⁻CD200⁺細胞は，CD157⁻CD200⁻に分化した．CD157⁻CD200⁻を移植しても，血管形成への貢献はほぼ観察されないが，CD157⁻CD200⁻細胞はCD157⁻CD200⁻細胞として生存は観察された．また，1個のCD157⁺CD200⁺細胞の移植でもSP細胞の移植で観察されたように，1個の細胞による長期血管ユニットの形成が維持され，この場合も血管領域には，複数のCD157⁺CD200⁺とそれより若干多いCD157⁻CD200⁺細胞，そして大部分が終末分化したCD157⁻CD200⁻細胞によって占められた．以上から，血管内皮システムには，細胞マーカーで定義される，血管内皮幹細胞システムが存在し，いくつかの臓器幹細胞で証明されてきているのと同様，分化の階層性として，血管内皮幹細胞を定義できることが証明された（**図2**）．

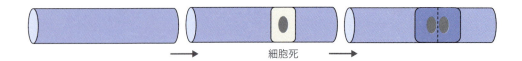

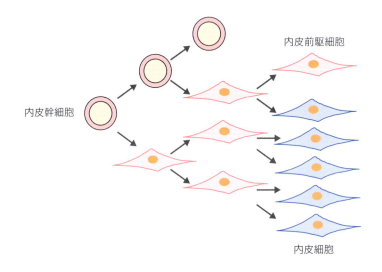

図3　血管の長期維持機構
　A）緩徐な細胞分裂による血管のターンオーバー．B）血管内皮幹細胞を階層性の頂点とする血管の恒常性維持機構．詳細は本文を参照．

## おわりに

　組織が恒常的に維持されるためには，細胞寿命などで細胞死の誘導された組織細胞を，他の細胞が分裂して置き換えるいわゆるターンオーバーというシステムが機能する必要がある．従来の概念では，既存の血管の血管内皮細胞が致死に及ぶと，その近傍の血管内皮細胞が分裂して，失われた血管を修復していると考えられた．しかし，今回のわれわれの発見から，このようなスローペースの細胞分裂だけでなく，血管ユニットとしての，幹細胞を起点とした，前駆細胞そして終末分化した血管内皮細胞としての階層性システムがありうることが判明した（図3）[11]．

　このような血管内皮細胞への長期の貢献性から，本稿では割愛したが，野生型血管内皮幹細胞を用いた細胞移植により，肝臓血管から分泌される凝固第VIII因子欠損により生じる血友病（マウスモデル）の出血症状を完全に治癒できることも判明している．さらに，肝臓の血管内皮細胞への貢献性から，アンジオクラインシグナルの誘導で，肝再生そのものにも貢献することが判明してきた．

　われわれが，血管内皮幹細胞分画の細胞を報告して以来，血管内皮細胞の幹細胞性を支持する論文報告が増えてきている[18)19)]．今後，さらに血管内皮幹細胞の幹細胞性維持を誘導する幹細胞ニッチの研究を通して，血管内皮幹細胞の未分化性維持機構，自己複製の分子機序が明らかになれば，血管再生や抗老化に対する治療法の開発につながることが期待される．

## 文献

1) Mendelson A & Frenette PS：Nat Med, 20：833-846, 2014
2) Ding BS, et al：Nature, 505：97-102, 2014
3) Ramasamy SK, et al：Nature, 507：376-380, 2014
4) Chakraborty A, et al：Vascul Pharmacol, 89：12-18, 2017
5) Asahara T, et al：Science, 275：964-967, 1997
6) Ziegelhoeffer T, et al：Circ Res, 94：230-238, 2004
7) Rinkevich Y, et al：Nature, 476：409-413, 2011
8) Zengin E, et al：Development, 133：1543-1551, 2006
9) Naito H, et al：EMBO J, 31：842-855, 2012
10) Naito H, et al：Cancer Res, 76：3200-3210, 2016
11) Wakabayashi T, et al：Cell Stem Cell, 22：384-397.e6, 2018
12) Carmeliet P & Jain RK：Nature, 473：298-307, 2011
13) Gavard J, et al：Dev Cell, 14：25-36, 2008
14) Phng LK & Gerhardt H：Dev Cell, 26：196-208, 2009
15) Lee SH, et al：Circ Res, 115：215-226, 2014
16) Kidoya H, et al：Dev Cell, 33：247-259, 2015
17) Goodell MA, et al：J Exp Med, 183：1797-1806, 1996
18) McDonald AI, et al：Cell Stem Cell, 23：210-225.e6, 2018
19) Singhal M, et al：J Exp Med, 215：2497-2508, 2018

＜著者プロフィール＞

**高倉伸幸**：1997年京都大学大学院医学研究科博士課程修了．医学博士．同年4月より，熊本大学医学部，発生研で助手，講師，助教授を経て，2001年金沢大学がん研究所教授．'06年より大阪大学微生物病研究所教授．血管新生の分子機序の解明を介して，腫瘍血管制御，組織再生の医療法開発を目指している．最近の成果としては，血管内皮幹細胞の世界を先駆けての発見と（Cell Stem Cell, 2018），長期血管維持機構を解明したことである（Dev Cell, 2019）．

第2章 組織・臓器，個体における動的恒常性とその破綻

I．組織・臓器における動的恒常性とその破綻

# 3. 肺循環の動的恒常性とその破綻
## 肺動脈性肺高血圧症の発症機構

中岡良和

> 肺循環は体循環に比して血圧が約1/4の低圧系であり，ガス交換の主な場となる特殊な循環系である．肺動脈性肺高血圧症（pulmonary arterial hypertension：PAH）は，肺動脈に原因不明の機序で肥厚や狭窄が生じて肺動脈圧が上昇し，右心不全をきたす難病指定疾患であり，肺循環系の恒常性が破綻する代表的な疾患である．PAHの遺伝性素因として，骨形成タンパク質2型受容体（BMPR II）とその下流シグナル分子の遺伝子変異が同定されているが，PAHはこれらの遺伝子異常の保持者の約2割にしか発症せず，疾患浸透率は低い．PAHの発症には遺伝的素因などに追加のセカンドヒットが必要と考えられ，IL-6（interleukin-6）のような炎症性サイトカインがPAH病態を促進するセカンドヒットとして注目されている．

## はじめに

PAHは，遠位側の肺動脈（肺小動脈や肺細小動脈）において原因不明の機序により肥厚，狭窄が生じて，肺動脈圧が上昇して右心不全，さらに死亡に至る予後不良の疾患である（図1）[1)2)]．PAH病態の原因について詳細はいまだ不明であるが，病態の背景には血管攣縮，血管平滑筋細胞，内皮細胞の増殖とアポトーシス減少，炎症細胞の浸潤，内皮間葉転換などによる肺小動脈や肺細小動脈のリモデリングがあると現在は考えられている[1)2)]．本稿では，主要な肺動脈の保護因子であるBMPシグナルとPAHの病態促進因子である炎症性サイトカインを中心に概説する．

### [略語]

**BMPR II**：bone morphogenetic protein receptor type II（骨形成タンパク質II型受容体）
**CTEPH**：chronic thromboembolic pulmonary hypertension（慢性血栓塞栓性肺高血圧症）
**HPAH**：heritable PAH（遺伝性PAH）
**HPH**：Hypoxia-induced Pulmonary Hypertension（低酸素負荷誘発性肺高血圧症）
**IL**：interleukin
**IPAH**：idiopathic PAH（特発性PAH）
**JAK**：Janus kinase
**MCP-1**：monocyte chemoattractant protein-1
**mPAP**：mean pulmonary arterial pressure（平均肺動脈圧）
**PAH**：pulmonary arterial hypertension（肺動脈性肺高血圧症）
**STAT3**：signal tranducer and activator of transcription 3
**TCZ**：tocilizumab
**TNF-α**：tumor necrosis factor-α

---

Molecular pathogenesis of pulmonary arterial hypertension
Yoshikazu Nakaoka：Department of Vascular Physiology, National Cerebral and Cardiovascular Center Research Institute（国立循環器病研究所血管生理学部）

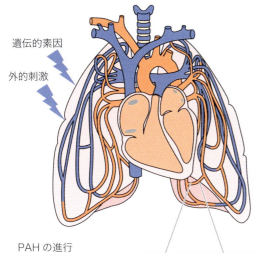

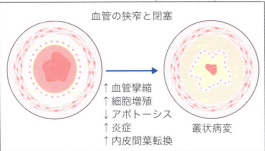

### 図1 PAHの進行する病態生理機構
PAHは,遠位側の肺動脈(肺小動脈や肺細小動脈)で肥厚,狭窄が生じて,肺動脈圧が上昇して右心不全,治療不応の場合には死亡に至る難病である.文献2より引用.

### 表1 肺高血圧症臨床分類〔ニース分類(2013年)〕

| | |
|---|---|
| 第1群 | 肺動脈性肺高血圧症(PAH) |
| 1.1 | 特発性PAH |
| 1.2 | 遺伝性PAH |
| 1.2.1 | BMPR2 |
| 1.2.2 | ALK1, ENG, SMAD9, CAV1, KCNK3 |
| 1.2.3 | 不明 |
| 1.3 | 薬物・毒物誘発性PAH |
| 1.4 | 各種疾患に伴うPAH |
| 1.4.1 | 結合組織病 |
| 1.4.2 | HIV感染症 |
| 1.4.3 | 門脈圧亢進症 |
| 1.4.4 | 先天性心疾患 |
| 1.4.5 | 住血吸虫症 |
| 第1'群 | 肺静脈閉塞性疾患(PVOD)および/または肺毛細血管腫症(PCH) |
| 第1"群 | 新生児遷延性肺高血圧症(PPHN) |
| 第2群 | 左心性心疾患に伴う肺高血圧症 |
| 2.1 | 左室収縮不全 |
| 2.2 | 左室拡張不全 |
| 2.3 | 弁膜疾患 |
| 2.4 | 先天性/後天性の左心流入路/流出路閉塞および先天性心筋症 |
| 第3群 | 肺疾患および/または低酸素血症に伴う肺高血圧症 |
| 3.1 | 慢性閉塞性肺疾患 |
| 3.2 | 間質性肺疾患 |
| 3.3 | 拘束性と閉塞性の混合障害を伴う他の肺疾患 |
| 3.4 | 睡眠呼吸障害 |
| 3.5 | 肺胞低換気障害 |
| 3.6 | 高所における慢性曝露 |
| 3.7 | 発育障害 |
| 第4群 | 慢性血栓塞栓性肺高血圧症(CTEPH) |
| 第5群 | 詳細不明な多因子のメカニズムに伴う肺高血圧症 |
| 5.1 | 血液疾患:慢性溶血性貧血,骨髄増殖性疾患,脾摘出 |
| 5.2 | 全身性疾患:サルコイドーシス,肺組織球増殖症,リンパ脈管筋腫症 |
| 5.3 | 代謝性疾患:糖原病,ゴーシェ病,甲状腺疾患 |
| 5.4 | その他:腫瘍塞栓,線維性縦隔炎,慢性腎不全,区域性肺高血圧症 |

文献3より引用.

## 1 PAHの遺伝的素因とBMPシグナル

肺高血圧症は安静時の右心カテーテル検査によって実測した平均肺動脈圧(mean pulmonary arterial pressure:mPAP)が25 mmHg以上の状態と定義され,特に肺高血圧症で肺動脈楔入圧(左心系のうっ滞指標)が15 mmHg以下の場合を肺動脈性肺高血圧症(PAH)と定義する.すなわち,PAHは肺動脈自体の異常から肺動脈のリモデリング(肥厚,狭窄,閉塞),そして肺高血圧症の状態をきたす病態を意味する.肺高血圧症の分類として汎用されるニース分類(2013年)では,第1群:PAH,第2群:左心性心疾患に伴う肺高血圧症,第3群:肺疾患および/または低酸素血症に伴う肺高血圧症,第4群:慢性血栓塞栓性肺高血圧症(chronic thromboembolic pulmonary hypertension:CTEPH),第5群:詳細不明な多因子のメカニズムに伴う肺高血圧症,の5つの群に分類されている(表1)[3].このなかで第1群のPAHは,最も典型的な肺高血圧症としての臨床像を呈する疾患群である.PAHはさらに,特発性PAH(idiopathic PAH:IPAH),遺伝性PAH(heritable PAH:HPAH),薬剤・毒物誘発性PAH,各種疾患に伴うPAH(associated PAH)などの細分類から構成される(表1).

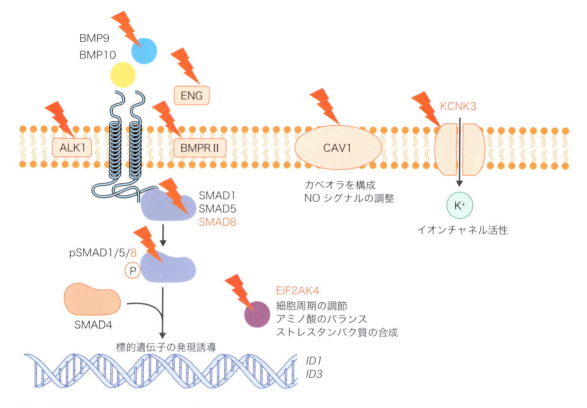

**図2　肺動脈内皮におけるBMPシグナル**
赤色で記されたタンパク質はPAHおよび肺静脈閉塞症で遺伝子変異が同定されているものを示す．文献2より引用．

　1950年頃より肺高血圧症には6〜10％に家族性発症があることが知られていたが，長らく原因遺伝子は不明であった．2000年に家族性肺高血圧症の家系分析から，BMPの2型受容体をコードする *bone morphogenetic protein receptor type II*（*BMPR II*）の遺伝子変異が同定された[2)4)5)]．HPAH患者の70％以上，そしてIPAH患者の20％に *BMPR II* 遺伝子の変異がみられる[2)]．BMPR II は膜貫通型のセリン／スレオニンキナーゼ受容体で，BMPシグナルを受容することで，胚発生や成体の組織恒常性維持などで生体に必須の役割を担う．肺動脈内皮細胞で，BMP9やBMP10などのBMPがBMPR II に結合すると，1型BMP受容体（BMPRI）のALK1，さらにコレセプターのEndoglin（ENG）と会合してヘテロ多量体を形成して，ALK1をリン酸化して活性化する（**図2**）．その結果，ALK1により転写因子SMAD（SMAD1/5/8）がリン酸化されて，リン酸化SMAD1/5/8はSMAD4と会合して核内へと移行して，標的遺伝子の *ID1* や *ID3* の発現を誘導する（**図2**）．BMPシグナルの前述遺伝子のなかで，*BMPR II*，*ALK1*，*Smad8*，*ENG* などでPAH患者において遺伝子変異がこれまで同定されている（**図2**）[2)]．一方でBMPシグナル関連遺伝子の疾患浸透率は高くなく，変異保持者でも約20％にしかPAHを発症しない[2)]．よって，PAHの発症には遺伝的素因に加えて，何らかの外的刺激，すなわちセカンドヒットが必要と考えられている（**図1**）．

　*BMPR II* 遺伝子変異とPAH発症との関連については，種々の *BMPR II* 遺伝子改変マウスで検討がなされている．BMPR II ヘテロ欠損マウスあるいはドミナントネガティブBMPR II トランスジェニックマウスで，低酸素誘発性肺高血圧症モデルでの肺高血圧症の表現型が増悪する[2)]．また，肺動脈内皮細胞や肺動脈平滑筋細胞でBMPR II をヘテロ欠損するマウスでも同様の結果が報告されている．これらのマウスモデルの結果

と一致して，非遺伝性のIPAH患者でもBMPRⅡの発現低下が報告されており，BMPRⅡタンパク質の発現低下はPAH病態の促進にかかわると考えられている[6]．最近，PAH病態ではBMPシグナルは肺動脈内皮でのBMPRⅡを介した内皮機能の維持に最も重要である可能性が示され，さらに種々のPAHモデル動物でBMP9投与は治療として有効である可能性も報告されて，新しい治療法としての期待も高まっている（図2）[7]．

近年のゲノム解析の技術的な進歩から，BMPシグナルと直接関係しない遺伝子として，カベオラ構成タンパク質の Caveolin-1（Cav1）遺伝子やKチャネルのKCNK3遺伝子などにも変異が同定されている．また，肺静脈に狭窄・閉塞病変をきたす肺静脈閉塞症の患者ではEIF2AK4（eukaryotic translation initiation factor 2-kinase 4）遺伝子変異が同定されている（図2）[2]．最近のPAH患者での全ゲノムシークエンス解析から，ATP13A3，AQP1，SOX17等の新しいPAH原因遺伝子が同定されており，今後も新たな遺伝子，シグナルの関与の同定がされると期待される[8]．

## 2 IL-6シグナルとIL-6阻害による治療法の開発

IL-6（interleukin-6）はB細胞株に作用して抗体産生を誘導する分子として，大阪大学の岸本，平野らにより1986年に遺伝子が単離された炎症性サイトカインである[9]．IL-6はIL-6受容体に結合して，IL-6/IL-6受容体複合体はさらにgp130と会合して二量体化を誘導する．gp130の二量体化により，gp130と構成的に会合するチロシンキナーゼJAK（Janus kinase）も相互に接近して，JAKが互いにチロシンリン酸化して活性化する（図3A）．活性化JAKは，JAKの他にgp130細胞内領域に存在するチロシン残基とさまざまなシグナル伝達分子をチロシンリン酸化して活性化する．転写因子のSTAT3（signal tranducer and activator of transcription 3）は分子内に特異的リン酸化チロシン構造を認識するSH2ドメインを有して，gp130細胞内領域リン酸化チロシンを特異的に認識してgp130分子上に運ばれてJAKからチロシンリン酸化を受ける．チロシンリン酸化されたSTAT3は自身のSH2ドメインを介してSTAT3二量体を形成して核内に移行して特異的DNA配列に結合し，遺伝子の転写制御を介して炎症反応を誘導する（図3A）[9]．

IL-6は関節リウマチをはじめとするさまざまな自己免疫疾患の発症にかかわる[9]．IL-6シグナルを阻害するヒト化抗IL-6受容体モノクローナル抗体TCZ（tocilizumab）は中外製薬と大阪大学の共同で開発された国産初の生物学的製剤である（図3B）．TCZは，わが国では関節リウマチ，キャッスルマン病，若年性特発性関節炎の3疾患に対して長らく保険適応を有していた．最近，大動脈とその1次分枝血管に狭窄，拡張などをきたす難病指定疾患である高安動脈炎に対して，われわれが中心となって高安動脈炎に対するTCZの治験が遂行された．また，高安動脈炎の類縁疾患である巨細胞性動脈炎に対してTCZの治験が欧米で進められた．前述の日本と欧米で施行された治験結果を踏まえて，2017年8月にわが国ではTCZは前述2疾患に対して追加承認された[10]〜[12]．TCZは高安動脈炎や巨細胞性動脈炎のような血管難病の治療アルゴリズムを大きく変えることが，期待されている．

## 3 炎症性サイトカインとPAHの関連性

炎症がPAHの病態形成で重要な役割を担うと近年考えられている[1]．その理由として，IPAH患者の重症病変とされる叢状病変（plexiform lesion）にはTリンパ球，Bリンパ球，マクロファージなどの免疫細胞の顕著な浸潤が病理的に観察されること[13]，またPAH患者の循環血液中でMCP-1（monocyte chemoattractant protein-1），TNF-α（tumor necrosis factor-α），IL-1β，IL-6などの炎症性サイトカインの増加がみられることがあげられる[3][14]．

2010年に英国のグループがIPAHとHPAHの患者60名で，ELISAによりTNF-α，IFN-γ（interferon-γ），IL-β，IL-2，IL-4，IL-5，IL-6，IL-8，IL-10，IL-12p70，IL-13などの炎症性サイトカインの血中レベルを網羅的に検討した[15]．IL-1β，IL-2，IL-4，IL-6，IL-8，IL-10，IL-12p70とTNF-αがPAH患者群では健常対象群に比して有意に高値で，特にIL-6，IL-8，IL-10とIL-12p70のレベルが患者の予後予測に有用であった．特に，IL-6血清濃度が9 pg/mLより高い群の5年生存率は30％であったのに対して，9 pg/

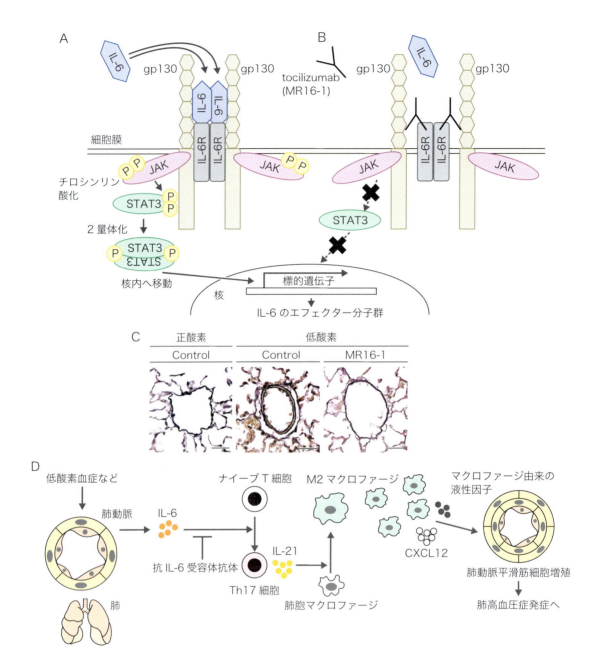

**図3 IL-6のシグナル伝達と肺高血圧症の病態形成機構**

A) IL-6はIL-6受容体(IL-6R)に結合すると,gp130のホモ二量体化を誘導してチロシンキナーゼJAKを活性化する.活性化されたJAKにより,転写因子STAT3はチロシンリン酸化されて二量体化して核内移行して,標的遺伝子の発現を誘導して炎症を誘導する.B) 抗IL-6受容体抗体のtocilizumab(マウスではMR16-1)はIL-6と膜型および可溶型IL-6Rとの結合に対して拮抗的に阻害して,IL-6シグナルを阻害する.C) 低酸素誘発性肺高血圧(HPH)マウスに対して抗IL-6受容体抗体(MR16-1)を投与すると,コントロール抗体(ラットIgG)投与群に比して有意に肺動脈中膜肥厚が抑制された.文献18より引用.D) IL-6による低酸素誘発性肺高血圧症の病態形成機構.低酸素により肺動脈内皮細胞,肺動脈平滑筋細胞などでIL-6が産生された結果,肺にTh17細胞が動員される.IL-6依存的に主にTh17細胞からIL-21が産生されて,IL-21は肺胞マクロファージをM2マクロファージに誘導する.肺に集積したM2マクロファージは液性因子を介して肺動脈平滑筋細胞の増殖を促進することで,肺細小動脈の中膜肥厚が進んで,最終的に肺高血圧症の発症に至る.文献18より引用.

**表2** 血中サイトカインレベルと古典的パラメータのPAH患者累積生存率に与える影響

| サイトカイン | | | 1年生存率 (%) | 3年生存率 (%) | 5年生存率 (%) | Log-Rank $P$ |
|---|---|---|---|---|---|---|
| IL-1β | ≦ | 0.50 pg/mL | 83.8 | 61.9 | 51.3 | 0.675 |
| IL-1β | > | 0.50 pg/mL | 90.0 | 58.3 | 43.7 | |
| IL-6 | ≦ | 9.00 pg/mL | 93.9 | 75.8 | 62.8 | 0.008[†] |
| IL-6 | > | 9.00 pg/mL | 75.0 | 41.7 | 29.6 | |
| IL-8 | ≦ | 30.0 pg/mL | 94.6 | 72.5 | 57.6 | 0.005[†] |
| IL-8 | > | 30.0 pg/mL | 70.0 | 40.0 | 32.0 | |
| IL-10 | ≦ | 5.0 pg/mL | 92.3 | 79.5 | 63.0 | 0.001[†] |
| IL-10 | > | 5.0 pg/mL | 72.2 | 25.9 | 17.3 | |
| IL-12 | ≦ | 7.0 pg/mL | 92.3 | 71.4 | 61.3 | 0.014[*] |
| IL-12 | > | 7.0 pg/mL | 72.2 | 38.9 | 20.7 | |
| TNF-α | ≦ | 12.0 pg/mL | 86.8 | 59.5 | 51.0 | 0.879 |
| TNF-α | > | 12.0 pg/mL | 84.2 | 63.2 | 47.4 | |
| mPAP | ≦ | 65 mmHg | 87.2 | 59.0 | 50.3 | 0.887 |
| mPAP | > | 65 mmHg | 90.0 | 68.6 | 34.3 | |
| CI | < | 2 L・min$^{-1}$・m$^{-2}$ | 87.9 | 47.0 | 35.3 | 0.042[*] |
| CI | ≧ | 2 L・min$^{-1}$・m$^{-2}$ | 87.5 | 79.2 | 66.8 | |
| 6MWD | ≦ | 332 m | 81.5 | 55.3 | 46.1 | 0.125 |
| 6MWD | > | 332 m | 96.2 | 72.3 | 54.7 | |

文献15より引用．*$P<0.05$，†$P<0.01$．

mL以下の群では63％と有意な予後の差異が観察された（**表2**：$P=0.008$）[15]．このコホート研究は，IL-6をはじめとするサイトカイン血清濃度の方が，従来のPAHの予後予測因子として頻用されていた6分間歩行距離やカテーテルでの血行動態指標よりも予後予測因子として鋭敏で優れている可能性をはじめて示した（**表2**）[15]．

## 4 IL-6/IL-21シグナル軸によるPAH病態形成機構

PAHモデル動物として汎用される慢性低酸素誘発性肺高血圧症モデルやモノクロタリン誘発性肺高血圧症モデルでは，IL-6が肺組織で有意に増加することが報告されていた[16]．また，肺胞上皮細胞特異的にIL-6を過剰発現するトランスジェニックマウス（IL-6Tg）では，通常の酸素濃度下で野生型に比して，右室収縮期圧，右室/左室＋中隔の重量比（Fulton index）の有意な上昇と肺細小動脈の中膜肥厚（筋性動脈化）の亢進が観察されて，3週間の低酸素（10％酸素）負荷を追加すると肺高血圧症の病態がさらに増悪することが報告されていた[17]．このIL-6Tgマウスでは遠位側肺動脈での内膜（内皮）過剰増殖とT細胞の集積を背景とした閉塞性動脈病変が観察された[17]．マウスでのPAHモデルでは，重症PAHに特徴的な閉塞性病変が通常は誘導されにくいとされて，IL-6Tgは閉塞性病変をきたす貴重な遺伝子改変マウスモデルと考えられている[16]．

そこで，われわれはヒトのtocilizumabと同様の構造を有する抗マウスIL-6受容体抗体MR16-1を用いて，低酸素負荷誘発性肺高血圧症（hypoxia-induced pulmonary hypertension：HPH）マウスで治療実験を行った．MR16-1前投与により低酸素負荷による右室収縮期圧の上昇，右室肥大，肺細小動脈の中膜肥厚（筋性動脈化）がいずれも抑制された．以上より，抗IL-6受容体抗体MR16-1によるIL-6シグナル遮断はHPHの発症を抑制することが明らかとなった（**図3C**）[18]．HPHにおけるIL-6の下流シグナルを詳細に解析した結果，低酸素負荷により肺動脈内皮細胞で誘導されたIL-6は，肺組織でヘルパーT細胞の1亜型であるTh17細胞を誘導して，主にTh17細胞から分泌されるIL-21が肺内のマクロファージをM2マクロファージへ極性化することが明らかとなり，HPH病態形成を促進する分子機構が明らかになった[18]．HPHモデルでM2マクロファージ極性化の重要性は報告されていたが，その上流がはじめて同定された[19]．また，M2マクロファージは主にケモカインのCXCL12の分泌を介して，パラクラインに肺動脈平滑筋細胞に増殖を惹起することも

明らかとなった（**図3D**）[18]．

また，ヒトの肺高血圧症でIL-21の発現やM2マクロファージ浸潤を検討すると，肺移植を受けた重症IPAH患者肺ではIL-21とM2マクロファージマーカー（Fizz1）の発現が亢進していた[18]．以上より，IL-6とIL-21からなる炎症性サイトカインのシグナル軸はM2マクロファージ極性化を介して肺動脈平滑筋細胞の増殖を促進することで肺高血圧症の発症を促進する可能性が示された．

HPHマウスモデルは軽症〜中等症のPAHモデル動物とされて，近年は重症PAHモデルとしてラットのSugen5416/低酸素負荷肺高血圧症（Su/Hx）モデルが病態解析に汎用されつつある．Su/HxモデルはラットでVEGFR2阻害薬Su5416（Su）を前処置した後，3週間の低酸素（10% $O_2$：Hx）を負荷した後，再び正常酸素（21% $O_2$）に5〜10週間曝露する[20]．Su/Hxモデルは血行動態的に右室収縮期圧が100 mmHgを超えるような重症PAH病態を呈し，病理的にも叢状病変や内膜増殖病変のような重症のPAH病変をきたす．最近，われわれはIL-6欠損（KO）ラット，IL-21受容体KOラットを作製してSu/Hxモデルで重症PAH病態形成を検討して，前述の2系統のKOラットは何れも野生型に比べて顕著にPAH病態の重症化が抑制されることを見出している（未発表）．IL-6やIL-21に対する阻害療法は，将来の重症PAHに対する新しい治療に発展する可能性が示唆される．

## 5 BMPシグナルとIL-6シグナルはクロストークする

IL-6シグナルとBMPR IIタンパク質の発現にはクロストークが存在する可能性が，近年報告されている[2]．ドミナントネガティブBMPR IIを平滑筋細胞で過剰発現するトランスジェニックマウスは肺でIL-6発現が増加するのに加えて，肺動脈平滑筋細胞において*in vitro*でBMPR IIをsiRNAによりノックダウンするとIL-6の発現が増加することが報告されている[21]．一方，IL-6はSTAT3活性化を介してmicroRNAクラスター17/92（miR-17/92）の発現を誘導してBMPR IIタンパク質の発現を抑制することが報告されている[22]．よって，PAH病態ではIL-6シグナルがBMPR IIタンパク質の発現低下の誘導に関与すると予想され，IL-6阻害療法はBMPR IIのシグナル伝達異常を伴うPAH治療にも有用となる可能性が示唆される．

## おわりに

現在，肺高血圧症に対してプロスタサイクリン，エンドセリン受容体拮抗薬，ホスホジエステラーゼ5（PDE5）阻害薬と可溶性グアニル酸シクラーゼ刺激剤のNO/cGMPに影響する薬剤からなる3系統の血管拡張薬での治療が可能である．これらの薬剤の開発で，肺高血圧症患者の予後は著明に改善したが，この3系統の薬剤は何れも肺動脈平滑筋細胞の収縮・弛緩と細胞増殖異常に対する作用を主な薬理作用として，作用機序が重複している．PAH治療症例数の多い国立岡山医療センターからの報告では，患者の平均肺動脈圧（mean pulmonary arterial pressure：mPAP）を可能な限り低下させて42.5 mmHg以下をめざすことがIPAH/HPAH患者の予後改善につながるとされるが，一方でmPAPを42.5 mmHg以下に低下できない血管拡張薬への不応症例は，予後不良であることが報告されている[23]．現在の肺血管拡張療法に不応の難治性症例をどのように治療するかは今後の課題であるが，IL-6やIL-21などの炎症性サイトカインを標的とする抗炎症療法が重症PAHに対する新しい治療として開発されることが期待される．

### 文献

1) Rabinovitch M：J Clin Invest, 122：4306-4313, 2012
2) Orriols M, et al：Cell Mol Life Sci, 74：2979-2995, 2017
3) 福田恵一，他：肺高血圧症治療ガイドライン（2017年改訂版）．http://www.j-circ.or.jp/guideline/pdf/JCS2017_fukuda_h.pdf
4) International PPH Consortium, et al：Nat Genet, 26：81-84, 2000
5) Deng Z, et al：Am J Hum Genet, 67：737-744, 2000
6) Atkinson C, et al：Circulation, 105：1672-1678, 2002
7) Long L, et al：Nat Med, 21：777-785, 2015
8) Gräf S, et al：Nat Commun, 9：1416, 2018
9) Kishimoto T：Annu Rev Immunol, 23：1-21, 2005
10) Nakaoka Y, et al：Int Heart J, 54：405-411, 2013
11) Nakaoka Y, et al：Ann Rheum Dis, 77：348-354, 2018
12) Stone JH, et al：N Engl J Med, 377：317-328, 2017
13) Tuder RM & Voelkel NF：J Lab Clin Med, 132：16-24, 1998

14) Humbert M, et al：Am J Respir Crit Care Med, 151：1628-1631, 1995
15) Soon E, et al：Circulation, 122：920-927, 2010
16) Gomez-Arroyo J, et al：Am J Physiol Lung Cell Mol Physiol, 302：L977-L991, 2012
17) Steiner MK, et al：Circ Res, 104：236-244, 2009
18) Hashimoto-Kataoka T, et al：Proc Natl Acad Sci U S A, 112：E2677-E2686, 2015
19) Vergadi E, et al：Circulation, 123：1986-1995, 2011
20) Abe K, et al：Circulation, 121：2747-2754, 2010
21) Hagen M, et al：Am J Physiol Lung Cell Mol Physiol, 292：L1473-L1479, 2007
22) Brock M, et al：Circ Res, 104：1184-1191, 2009
23) Ogawa A, et al：Life Sci, 118：414-419,

＜著者プロフィール＞
中岡良和：1991年東京大学理学部卒業，'96年大阪大学医学部卒業，大阪大学第3内科（岸本忠三教授）入局，2004年大阪大学大学院医学研究科博士課程修了．'04～'07年国立循環器病センター研究所循環器形態部・室員（望月直樹部長），'07～'15年大阪大学医学部循環器内科・助教，講師を経て，'16年1月から現職，国立循環器病研究センター研究所血管生理学部・部長．'13年9月～'17年3月には科学技術振興機構さきがけ研究者を兼務（春日雅人統括）．専門は循環器内科学，血管生物学，血管病（特に血管炎，肺高血圧症）．血管難病に対する新しい治療法開発をめざして，血管炎症の惹起される分子機構の解明を進めている．

## 第2章 組織・臓器，個体における動的恒常性とその破綻

Ⅰ．組織・臓器における動的恒常性とその破綻

# 4. リンパ管系の動的恒常性とその破綻

久米 努

> リンパ管は血管とともに脈管ネットワークを形成して，生体の恒常性維持に必須である．リンパ管ネットワークは全身の組織液の排水路としての機能を担うだけでなく，リンパ節を介した全身の免疫応答，がんの転移，小腸におけるカイロミクロンの吸収等においても重要な役割を担う．近年のリンパ管内皮特異的分子マーカーの発見により，リンパ管の新たな機能が見出されて，リンパ管研究が著しい進展を見せている．本稿では，リンパ管新生の制御に関する分子機序および臓器別のリンパ管の機能的多様性とその破綻から疾患形成に至る機構について解説した．

## はじめに

リンパ管は，循環器系の一部として血管とともに脈管ネットワークを体内に張り巡らし，血管から漏出した組織液，免疫担当細胞などを吸収し，集合リンパ管，リンパ節を経て血管系へと還流して生体恒常性の維持機能を担う．また水分と栄養素の吸収を司る小腸では，絨毛の中心部にある毛細リンパ管（中心乳び管）が，小腸上皮細胞で構成された中性脂肪，コレステロール，リン脂質からなるカイロミクロン（リポタンパク質）を吸収して血流に戻す役割をもつ．リンパ管の破綻（機能不全あるいは形成不全）によってむくみ（リンパ浮腫）が生じ，さらにリンパ管が関連する疾患として，がん細胞が原発巣のリンパ管からリンパ節を介して他の臓器へ転移する際の主要経路になることが知られている．血管と比べて，リンパ管の生体恒常性の維持機能，さらにその破綻からさまざまな疾患・病態に至る分子機構の解明は立ち遅れていた．しかし，血管内皮細胞増殖因子（VEGF）ファミリーメンバーのVEGF-C/Dがリンパ管内皮細胞にある受容体（VEGF-R3）に結合して活性化される細胞内シグナル伝達経路およびリンパ管内皮の動態について解明されつつある．したがって，VEGFR3シグナル経路を軸としたリンパ管の形成，新生（lymphangiogenesis），および機能についての研究が近年著しく進展し，リンパ管系の動的恒常性と疾患形成に関する重要性に注目が集まっている[1]．

**［略語］**
**EndMT**：endothelial to mesenchymal transition
**ERK**：extracellular signal-regulated kinase
**MAP**：mitogen-activated protein
**MEK**：MAPK/ERK kinase
**VEGF**：vascular endothelial growth factor（血管内皮増殖因子）

New insights into the roles of lymphatic vessels in health and disease
Tsutomu Kume：Department of Medicine, Northwestern University School of Medicine（ノースウエスタン大学医学部）

## 1 リンパ管新生

胎生期において，静脈内皮にProx1⁺リンパ管内皮前駆細胞が出現後にVEGF-C/VEGF-R3シグナルに依存して出芽，遊走して管腔構造（リンパ嚢）を形成し，さらに出芽，遊走，増殖を経て，毛細リンパ管と集合リンパ管からなる管腔ネットワークを形成する．また，静脈を起源としない間葉系細胞等から由来するリンパ管内皮細胞の存在が報告されている[2]．成体でのリンパ管新生は，既存のリンパ管からリンパ管内皮細胞の増殖と出芽により生じ，特にがんや慢性炎症において病的なリンパ管新生を示す．胎生期のリンパ管形成と同様に，さまざまな病態におけるリンパ管新生においてVEGF-C/VEGF-R3シグナルが作用してリンパ管内皮細胞を活性させる．特にその下流細胞内シグナル経路であるMAPキナーゼの活性化が，リンパ管内皮細胞の増殖を制御することが知られている[1]．

### 1）FoxC 転写因子

FOXC2はフォークヘッド型のDNA結合ドメインを共通にもつFox転写因子ファミリーに属し，Lymphedema-distichiasis（リンパ浮腫-睫毛重生）症候群の原因遺伝子として同定された[3]．FOXC2遺伝子の優性突然変異は，リンパ管の機能不全およびリンパ管の過形成が生じ，原発性リンパ浮腫を発症する．FOXC2はリンパ管内皮細胞に発現し，リンパ管の分子マーカーの1つと考えられている．また睫毛重生とは，マイボーム腺部に異所性睫毛が生じることである．Foxc2遺伝子改変マウスにおいて集合リンパ管の弁形成不全が生じ，特にリンパ管の弁の初期形成過程においてFoxc2が転写因子NFATc1と結合して下流因子connexin37などの発現を制御する[4][5]．しかし，ヒトFOXC2遺伝子の変異がリンパ管過形成を生じることから，リンパ管形成過程におけるFOXC2の他の機能，特にリンパ管内皮細胞の増殖制御に関する役割が不明であった．

FOXC1はFOXC2と類似のタンパク質アミノ酸配列を示し，Axenfeld-Rieger症候群の原因遺伝子として同定された[6]．FOXC1遺伝子の優性突然変異，欠損，あるいは重複が前眼部形成異常を生じ，約半数の変異保持者において緑内障を発症する．またFOXC1遺伝子の変異は脳血管の異常[7]，小脳奇形（Dandy-Walker奇形）[8]等を引き起こすことも報告されている．しかし，リンパ管の異常はこれまで全く報告されていなかった．

われわれは全身性遺伝子改変マウスの解析から，アミノ酸配列と発現パターンが類似しているFoxc1とFoxc2がマウス胎生期の心臓・血管系，腎臓，眼，骨格等の器官形成に必須な因子であること，さらにこの2つのFoxc転写因子が機能的に協調して作用することを以前報告した[9][10]．さらにわれわれは，Foxc1とFoxc2がリンパ管の形成，特にリンパ管新生の過程でどのように機能的に類似した役割があるか検討するため，リンパ管内皮細胞特異的なFoxc1およびFoxc2遺伝子欠損マウスを作製して解析した[11]．

### 2）Foxc転写因子のリンパ管新生における機能

マウス胎生期のリンパ管発生[※1]において，Foxc1とFoxc2は静脈およびリンパ嚢でのProx1陽性リンパ管内皮細胞においてともに発現する[11]．われわれはタモキシフェン誘導型のリンパ管内皮細胞特異的なProx1-Cre^T2マウスを用いてFoxc1およびFoxc2のリンパ管内皮特異的コンディショナルノックアウトマウスをそれぞれ新たに作製した．興味深いことに，Foxc1あるいはFoxc2どちらの欠損マウスにおいても，胎仔期リンパ管新生に異常（過形成）が生じた[11]．この知見はヒトFOXC2の変異によって引き起こされる先天性のリンパ管過形成と一致する．さらに両遺伝子を同時に欠損したリンパ管内皮細胞特異的ダブルノックアウトマウスでは，リンパ管過形成およびリンパ浮腫がみられた[11]．

リンパ管内皮細胞特異的なFoxc1，Foxc2，あるいはダブルノックアウトマウスでは，リンパ管内皮細胞におけるMAP（ERK）キナーゼの活性および増殖がコントロールマウスと比較して有意に上昇した．MEK阻害剤で処理すると，リンパ管内皮特異的なFoxc1，Foxc2，あるいはダブルノックアウトマウスで生じたMAPキナーゼ活性の異常な亢進異常が抑制され，リン

---

**※1 リンパ管発生**

胎生期のリンパ管の発生は，主に静脈の一部の内皮細胞において転写因子Sox18とCOUP-TFIIによって転写因子Prox1が発現誘導され，リンパ管内皮への分化プログラムが開始するが，静脈内皮細胞を起源としないProx1⁺リンパ管内皮細胞の存在がいくつかの臓器で近年明らかにされつつある．

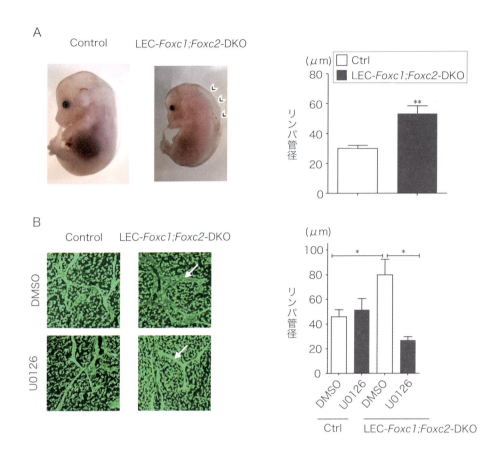

**図1 Foxc1/Foxc2欠損マウスにおけるリンパ管過形成**
A）リンパ管内皮特異的Foxc1/Foxc2欠損マウス（LEC-Foxc1;Foxc2-DKO）は，リンパ浮腫を生じ，リンパ管が拡張する（過形成）．B）リンパ管の過形成はMEK阻害剤（U0126）処理でレスキューできる．文献11より転載．

パ管内皮増殖能もコントロールマウスと比較して正常なレベルに戻った．さらに，Foxc欠損マウスにおけるリンパ管過形成がMEK阻害剤処理でレスキューできることも明らかになった[11]（図1）．以上のことから，胎生期のリンパ管形成過程でFoxc1とFoxc2がリンパ管内皮細胞の過剰な増殖を抑制する役目を担い，リンパ管を正常に形成するために必須な因子であることがわかった．

### 3）腫瘍リンパ管新生

リンパ管は多様な疾患・病態にもかかわり，特に腫瘍組織のがん微小環境内で既存のリンパ管からリンパ管新生が誘導され，がん細胞が腫瘍リンパ管内に侵入後，リンパ節を介してがん転移（リンパ行性転移）が起こる[12]．腫瘍リンパ管新生の詳細なメカニズムはいまだ不明であり，特にどのようにこの過程を抑制すればリンパ行性転移を防げるか未解決である．近年VEGF-C/VEGFR-3シグナルをブロックする阻害剤の臨床試験が進められているものの，がんリンパ節転移以前にがん微小環境内の腫瘍リンパ管新生を抑制する新たな治療薬の開発が強く望まれている．われわれは前述のようにFoxc転写因子のリンパ管新生におけるブレーキ因子としての機能をはじめて明らかにしたが[11]，今後，腫瘍リンパ管新生の抑制に関するさらに新たな知見が得られれば，新規治療戦略への分子基盤の形成に貢献する可能性がある．

---

**※2 リンパ管の形態**

リンパ管は毛細リンパ管と集合リンパ管で構成される．毛細リンパ管は，毛細血管と異なり，連続した基底膜と周皮細胞がなく，余剰となった組織液を吸収する．一方，集合リンパ管には弁と平滑筋があり，平滑筋による収縮でリンパが輸送される．

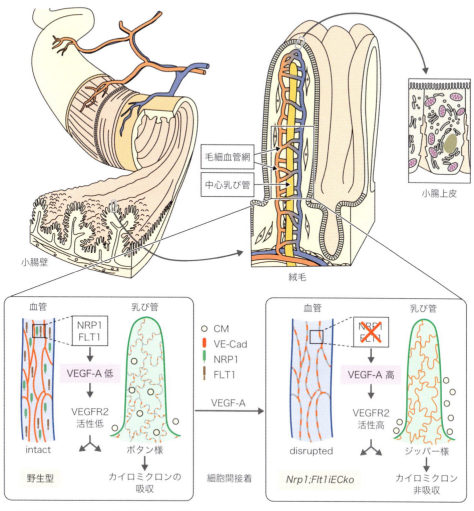

**図2　小腸絨毛内における中心乳び管の機能**
中心乳び管は毛細血管に囲まれている．VEGF-R1/Nrp1欠損により血管内皮細胞にVEGF-Aが結合できないため，遊離したVEGF-Aが中心乳び管（リンパ管内皮）にあるVEGF-R2と結合して，ボタン様からジッパー様の細胞間接着に変換する．ジッパー様細胞間接着はカイロミクロンを吸収できなくなる．文献17より引用．

## 2 臓器別リンパ管の形成と機能

近年，Prox1以外にもいくつかのリンパ管内皮マーカー（VEGFR-3，LYVE1，podoplanin等）が同定されたため，さまざまな臓器においてこれまでほとんど詳細に解析されていなかったリンパ管の特徴と機能が明らかにされつつある[13)14)]．特筆すべき点は，各臓器におけるリンパ管の形態※2的・機能的多様性である．近年特に注目されている臓器特異的リンパ管について，小腸および眼球を特に概説する．

### 1）小腸絨毛内の毛細リンパ管

胃につながる小腸は，上皮細胞は外界からの異物侵入を防御するバリアー機能をもち，常に新陳代謝される．消化器官として水分と栄養素のほとんどを吸収するが，小腸内面に消化と吸収を司る無数の腸絨毛があり，それぞれの絨毛中心部にある毛細リンパ管（中心乳び管）が存在する．中心乳び管は小腸上皮細胞で構成されたカイロミクロン（リポタンパク質）を吸収して，腹腔リンパ管，胸管を経て血流に戻す役割をもつが，組織学的にそれぞれの小腸絨毛内部で毛細血管網が中心乳び管をとり囲むようにして存在する[15)]（**図2**）．

中心乳び管は成体内の他の臓器のリンパ管内皮と異なり，恒常的に細胞増殖を伴うリンパ管新生を示してその構造を維持し，この過程にはVEGF-C/VEGFR-2/3を介したNotchシグナルが必須である[16]．また，小腸絨毛内の中心乳び管をとり囲む平滑筋細胞がVEGF-Cを発現・分泌する[16]．

最近の研究結果より，中心乳び管でのカイロミクロン吸収が全身の脂肪代謝に必須であり，高脂肪食条件下でカイロミクロンの吸収阻害が肥満阻止につながることが明らかになった[17]．2つのVEGF-A受容体（VEGF-R1およびNrp1）は，小腸絨毛において血管内皮およびリンパ管内皮（中心乳び管）の両方に発現する．リンパ管を含む内皮細胞特異的にVEGF-R1とNrp1を両方欠損させたマウスでは，高脂肪食を与えてもコントロールマウスと比べて肥満にならず，一方リンパ管内皮細胞特異的に2つの遺伝子を欠損させたマウスでは，この効果がみられない．詳細な細胞レベルでの解析の結果，中心乳び管ではカイロミクロン吸収を司るためにリンパ管内皮細胞が通常ボタン様の緩い細胞間接着を示す．一方，内皮細胞特異的にVEGFR-1とNrp1を欠損させたマウスでは，中心乳び管の周囲にある血管がVEGFR-1/Nrp1欠損により小腸絨毛内で遊離VEGF-A濃度が上昇する．この遊離VEGF-Aが中心乳び管にある別のVEGF-A受容体（VEGFR-2）に作用して，リンパ管内皮細胞がボタン様からジッパー様の閉じた細胞間接着に変換してカイロミクロンが吸収できなくなった[17]．この乳び管のカイロミクロン吸収不全が全身の脂肪吸収の低下を引き起こしたと考えられる．特筆すべき点は，VEGF-Aは血管内皮細胞の細胞間接着を弱くする効果があり，細胞間接着に関してVEGF-Aの効果は血管内皮とリンパ管内皮で全く逆の作用を示した[17]．血管内皮細胞とリンパ管内皮細胞は機能的に似ていると考えられているが，細胞間接着に関してはVEGF-Aを会したVEGFR-2活性化後の細胞内シグナル伝達におそらく相違があり，今後の研究の進展が期待される．この新しい知見をもとにして，小腸の中心乳び管を標的にした高脂血症の新たな治療方法の開発が進む可能性が高い．

## 2）シュレム管

眼球中の房水は，虹彩の裏側にある毛様体でつくられて眼の中を循環する体液で，角膜，水晶体などに栄養を供給する．また眼球中の房水の循環量が眼内の圧力（眼圧）を決定して，目を球形に維持するために一定に保たれている．隅角部分にあるシュレム管は房水を排出する役目をもち，シュレム管の異常から眼圧が上昇して，緑内障を発症する．緑内障は失明の主要原因であり，眼圧上昇による視神経異常から失明に至る疾患である（図3）．また緑内障の有病率は，加齢にしたがって増加する．

房水は脈管の一種であるシュレム管を経由して静脈へ吸収されることから，以前は静脈の一部と考えられていた．しかし，近年の分子マーカーを用いた詳細な組織イメージ解析から，シュレム管内皮細胞はリンパ管内皮（Prox1/VEGF-R3$^+$）と血管内皮（Tie2/endomucin/CD34$^+$）の両方の特徴を保持するハイブリッドな細胞であることが判明した[13]．しかし，シュレム管内皮細胞はリンパ管内皮マーカーとして広く利用されているpodoplaninとLYVE-1を発現していない．

シュレム管の形成は，マウスでは出生直後にはじまる．胎生期のリンパ管新生と同様に，眼中の静脈内皮に由来して前駆細胞が出芽してから管腔構造を形成するが，異なる点は出芽時点ではProx1が発現しておらず，管腔形成後の房水の流れに応じてProx1およびVEGFR-3がシュレム管内皮細胞に誘導される[18]～[20]．興味深いことに，老齢マウスのシュレム管は内皮間葉移行（EndMT）を経て硬化し，緑内障発症に関係することが明らかになった[20]．

アンジオポエチン1/2とその受容体（Tie2）は，血管の形成および新生に関与するシグナル伝達系だが，シュレム管の形成と維持に必須である[21][22]．アンジオポエチン1/2あるいはTie2を欠損したマウスは，生後にシュレム管形成不全になり緑内障を生じる[22]．さらに，成体になってからアンジオポエチン/Tie2シグナルを欠損したマウスはシュレム管の形態維持に異常を示し，緑内障を発症した[21]．シュレム管構造の維持に関する分子機構として，Tie2受容体の活性化からERK活性化を経てProx1の発現を誘導することが示された[21]．

緑内障の治療法として上昇した眼圧を下げる薬物療法がある．老齢マウスのシュレム管においてTie2受容体活性が低下する一方，Tie2受容体を特異的に活性化

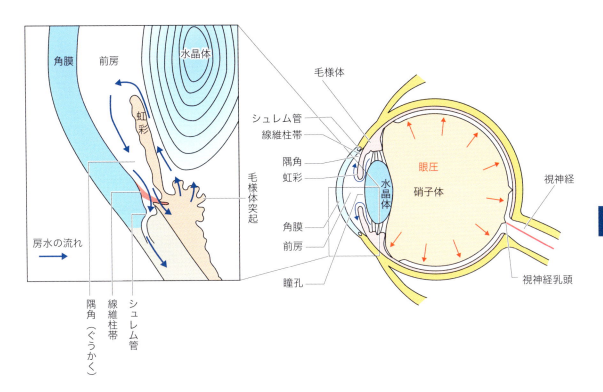

**図3　眼中の房水の流れ**
毛様体から分泌した房水は，前房を循環した後シュレム管を経由して静脈に吸収される．シュレム管の異常は房水の循環障害を起こし，眼圧を上昇させて緑内障を発症する．視神経障害から失明に至る．

する抗体ABTAA（ANG2-binding and TIE2-activating antibody）で処理すると正常なシュレム管の形成維持が可能になり[21]，緑内障の新たな治療法になる可能性がある．

## おわりに

誌面の都合で詳しくとり上げられなかった他のリンパ管の機能と疾患との関連を最後に2つあげたい．心筋梗塞により損傷した心臓組織にリンパ管新生が誘導されるが[23]，VEGF-C投与でリンパ管新生を促進させると浸潤した炎症細胞の除去および心機能改善に有効である[24]．髄膜に存在するリンパ管の機能不全は，アルツハイマー病および加齢による認知機能低下と関連があることがマウスを用いた最近の研究で明らかになった[25]．

リンパ管の動的恒常性として，単なる「組織液の排水路」というイメージでこれまでは捉えられてきたため，その破綻による疾患形成にあまり注意を払われていなかった．しかし，リンパ管は血管と並んで生体が正常に機能するために必須な脈管の一部であり，今後さまざまな臓器においてリンパ管の未解明の役割が明らかになってくると確信している．本稿を読んだ方々が個々に興味をもっている臓器の疾患において，別の新たなアプローチとしてリンパ管の関与を一考していただけると，筆者として嬉しい限りである．

## 文献

1) Potente M & Mäkinen T：Nat Rev Mol Cell Biol, 18：477-494, 2017
2) Kazenwadel J & Harvey NL：Curr Opin Immunol, 53：81-87, 2018
3) Fang J, et al：Am J Hum Genet, 67：1382-1388, 2000
4) Petrova TV, et al：Nat Med, 10：974-981, 2004
5) Sabine A & Petrova TV：Adv Anat Embryol Cell Biol, 214：67-80, 2014
6) Seifi M & Walter MA：Clin Genet, 93：1123-1130, 2018
7) French CR, et al：J Clin Invest, 124：4877-4881, 2014

8) Aldinger KA, et al：Nat Genet, 41：1037-1042, 2009
9) Kume T：Adv Exp Med Biol, 665：63-77, 2009
10) Kume T, et al：Genes Dev, 15：2470-2482, 2001
11) Fatima A, et al：J Clin Invest, 126：2437-2451, 2016
12) Stacker SA, et al：Nat Rev Cancer, 14：159-172, 2014
13) Petrova TV & Koh GY：J Exp Med, 215：35-49, 2018
14) Wong BW, et al：Dev Cell, 45：289-301, 2018
15) Bernier-Latmani J & Petrova TV：Nat Rev Gastroenterol Hepatol, 14：510-526, 2017
16) Bernier-Latmani J, et al：J Clin Invest, 125：4572-4586, 2015
17) Zhang F, et al：Science, 361：599-603, 2018
18) Aspelund A, et al：J Clin Invest, 124：3975-3986, 2014
19) Kizhatil K, et al：PLoS Biol, 12：e1001912, 2014
20) Park DY, et al：J Clin Invest, 124：3960-3974, 2014
21) Kim J, et al：J Clin Invest, 127：3877-3896, 2017
22) Thomson BR, et al：J Clin Invest, 124：4320-4324, 2014
23) Brakenhielm E & Alitalo K：Nat Rev Cardiol, 16：56-68, 2019
24) Vieira JM, et al：J Clin Invest, 128：3402-3412, 2018
25) Da Mesquita S, et al：Nature, 560：185-191, 2018

＜著者プロフィール＞
久米　努：1996年，東京大学大学院農学生命科学研究科博士課程修了．'96年，米国バンダービルト大学医学部のBrigid Hogan博士の研究室に留学．2001～'09年，同大学でAssistant Professorとして研究室を主宰．'09～'16年，米国ノースウエスタン大学Associate Professor．'16年9月より同大学で現職（Professor）．ポスドク時代に自分でたまたま染色してみたマウス胚の血管網の美しさに驚き，魅力を感じて血管生物学研究に入り，さらに現在はリンパ管にも興味を広げている．基礎研究者として，幅広い意味で今後の研究者人生を何に使うのか，また何が残せるかを考えている．

第2章 組織・臓器，個体における動的恒常性とその破綻

Ⅰ．組織・臓器における動的恒常性とその破綻

# 5. 造血系の制御とその破綻による病態形成

正本庸介，黒川峰夫

> 造血系の分化ヒエラルキーの頂点に位置する造血幹細胞は，自己複製能と多分化能を有する体性幹細胞で，大量の細胞の供給と環境に対する適切な応答を両立させながら，一生にわたって造血系を維持する．造血系の恒常性の制御は，血液細胞に内在的な因子のみならず，骨髄造血微小環境や液性因子など，さまざまな要因によって行われており，この精密な制御機構の破綻はさまざまな病的状態を引き起こす．本稿では最新の話題を中心として，これらの制御機構に関する膨大な知見の一端を示すとともに，代謝異常における制御機構の異常に関する，われわれの取り組みについて紹介する．

## はじめに

造血系はヒト生体で最多の細胞数を擁する臓器系である．日々$10^{11}$オーダーという膨大な数の細胞を定常的に供給し続けるのみならず，感染や出血などのストレスに応じてその産生量をダイナミックに変化させる．さらに造血系は造血幹細胞※1をその分化ヒエラルキーの頂点として，多種の機能的な細胞を大量に産生する．このような造血系を維持する制御機構，あるいはこの制御機構の破綻による造血器腫瘍の発症機序を明らかにするような研究の成果は，他の多くの分野の発展も牽引してきた．さまざまな新技術の導入により今なお血液分野では，モデルを書き換えるような新たな知見が得られ続けており，本稿では主にそれらの新しい話題について概説する．

---

※1 造血幹細胞
分化して種々の成熟血球を供給する能力（多分化能）と自己複製能をもつ細胞．実験的には造血再構築アッセイにおいて，一次移植のレシピエントで16～24週以上にわたり，またはその生着した血球を再度移植した二次移植のレシピエントで，多系統の血球を産生する能力をもつ細胞として検出できる．

---

[略語]
**HLA**：human leukocyte antigen（ヒト白血球抗原）
**IFN-α**：interferon-α
**IFN-γ**：interferon-γ
**LPS**：lipopolysaccharide（リポ多糖）
**mTORC1**：mechanistic target of rapamycin complex 1
**SOCS3**：suppressor of cytokine signaling 3
**STAT**：signal transducer and activator of transcription
**TLR**：Toll-like receptor（Toll様受容体）
**TNF**：tumor necrosis factor

---

Hematopoietic regulation and pathogenesis by its disruption
Yosuke Masamoto/Mineo Kurokawa：Department of Hematology & Oncology, Graduate School of Medicine, The University of Tokyo（東京大学大学院医学系研究科血液・腫瘍病態学）

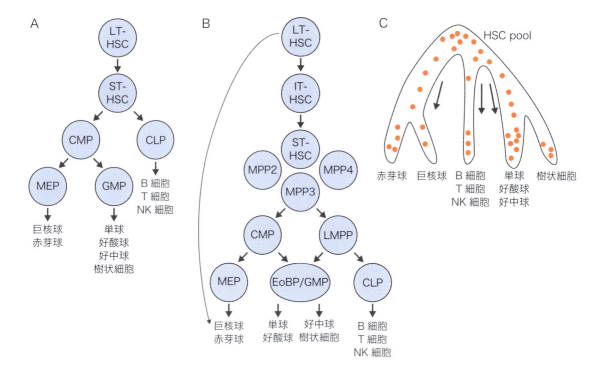

**図1 造血系のモデル**
A）古典的な造血系の分化モデル．B）2015年頃までの新しい知見をもとにつくられたモデル．多能性をもつ細胞群（HSC pool）の多様性と，骨髄球系とリンパ球系がより下流まで関連していること，GMPの多様性，などがモデルに組込まれている．C）最近の一細胞トランスクリプトーム解析の結果をもとに，連続性が強調されたモデル．すべての分画が直接幹細胞分画に由来するというヒト骨髄の知見を参考にしているが，分画ごとの特徴を過小評価している可能性がある．LaurentiらはBともCとも異なり，それぞれの造血幹細胞の分化経路を，分岐する軌道の集合として表現したモデルを提唱しており，まだ定まったモデルはない．CLP：common lymphoid progenitor, CMP：common myeloid progenitor, EoBP：eosinophil-basophil progenitor, GMP：granulocyte-monocyte progenitor, HSC：hematopoietic stem cell, LMPP：lymphoid-primed multipotential progenitor, MEP：megakaryocyte-erythrocyte progenitor, MPP：multipotent progenitor, LT：long-term, IT：intermediate-term, ST：short term．文献1を参考に作成．

## 1 造血系の構成とその制御

### 1）造血系の分化モデル

1960年代に脾コロニー形成実験から，少数の細胞により造血系が構成されるというコンセプトが実証された．移植・造血再構築アッセイ※2によって，多系統の造血細胞を長期間維持しうる造血幹細胞の存在が証明され，フローサイトメトリー技術の進歩により，単細胞レベルにまで濃縮できるようになった．移植実験以外にも in vitro のアッセイを用いてさまざまな分画の増殖能・分化能が評価され，造血系の分化モデルが構築された．

古典的な分化モデルにおいては，ヒエラルキーの頂点に位置する造血幹細胞が，多分化能を維持したまま自己複製能を失って多能性前駆細胞となる．自己複製能の喪失と並行して，"木"のように枝分かれをくり返しながら，各分化系列への分化が運命づけられた前駆細胞を経て，最終的に増殖能を失って成熟細胞に至り，分化過程を逆行することはない（**図1A**）．このモデルは初期に起こるとされた骨髄球系・リンパ球系の分岐

> **※2 造血再構築アッセイ**
> 血球表面抗原の多型や蛍光タンパク質の発現により区別できるようなマウスの造血細胞を用いて，致死量の放射線を照射したマウスの静脈または骨髄に移植し，レシピエント血球中に移植した細胞由来の細胞が存在するかどうかを評価する．

が分化の下流でも起こりうることや，多能性前駆細胞の不均一性などが示され，修正が続けられてきているものの（図1B），階層的に構成された細胞集団の維持の基本的なモデルとして，広く応用されてきた．近年この造血系のモデルの修正を迫るような新しい研究結果が次々に報告されている[1]．

### 2）定常造血における造血系の維持

移植後の造血再構築能は幹細胞の機能を評価するゴールドスタンダードであるが，強い増殖ストレスのかかった非生理的な実験条件であり，最近は定常状態の造血との違いが注目されている．トランスポゾンシステムや誘導性YFP発現システムを用いて個々のクローンの標識と識別を可能としたマウスを用いた実験で，定常造血は主に自己複製能の高くない前駆細胞によって維持されており，造血幹細胞はストレス時にさまざまな系統のリザーブとして機能するものの，正常造血では主に血小板造血に関与していることが示された[2][3]．しかし骨髄球系細胞と血小板の産生には造血幹細胞が大きなウェイトを占めるという報告もあるなど，今のところモデルによって結果は完全に一致をみていない[4]．

### 3）細胞集団の不均一性

細胞表面抗原の発現パターンで定義された細胞集団が，不均一な性質を示す例が多く報告されている．単一の造血幹細胞の移植実験により，自己複製能をもちながら巨核球系にのみ分化する細胞の存在を証明した研究は，造血幹細胞の不均一性を示すのみならず，多分化能を維持したまま自己複製能を失うというモデルの再考を促した[5]．また個々の造血幹細胞を蛍光パターンで識別可能なマウスを用いて造血ストレスを加える研究から，それぞれの造血幹細胞は再構築しうるクローンのサイズや分化の偏りにおいて独自の一貫したパターンを示し，その特徴はエピジェネティックな修飾によって規定されていた[6]．近年の一細胞トランスクリプトーム解析を中心に，細胞集団の連続性・不均一性が強調されているが，スナップショットで見た場合のこのような不均一性が，本当に集団の不均一性を反映しているのか，個々の細胞の性質が経時的に変化していることによるのかは，今後明らかにしていく必要がある．

### 4）ヒト造血に関する知見

ヒトの造血系に関する知見は限られていたが，近年次世代シークエンサーや一細胞解析などの技術を活かして，ヒト造血細胞を用いた研究がさかんに行われている．さまざまな分画の細胞の一細胞レベルでのコロニー形成能の解析は，段階性・階層性のみられる胎児肝の造血細胞と異なり，成人骨髄では多能性を有する細胞は幹細胞にしか存在せず，骨髄では幹細胞と多能性前駆細胞のみが維持され，各系列の細胞がそこから直接分化することを示唆する結果であった[7]．またヒト造血幹細胞の一細胞RNA-seq解析から，造血幹細胞は連続的に分布して明確なクラスターに分けることが難しく，クラスター解析で分類したグループは特定の系列に特異的な遺伝子発現パターンの一部を示し，造血幹細胞はさまざまな系統の分化への弱い準備状態にある（low-primed）未分化な細胞の連続体である可能性が指摘された[8]（図1C）．また健常男性の骨髄細胞の一細胞全ゲノム解析で得られた体細胞変異のパターンから，系統樹を作成するという全く新しい方法を用いた研究では，幼児期まで急激に増加した造血幹細胞の数は成人になると定常状態に達し，数千以上という多くの幹細胞から造血細胞が供給されるというように，これまで得られていた知見が確認されると同時に，B細胞とT細胞にのみ分化できる共通リンパ球系前駆細胞の存在は示唆されないことなども明らかになった[9]．

### 5）造血幹細胞の代謝的特徴と多能性の関係

造血幹細胞のほとんどは定常造血において細胞周期の休止状態（G0期）にあり，代謝的に非活性である．この代謝的特性が幹細胞性の維持に重要であることは多くの研究で示されているが，一細胞トランスクリプトーム解析から，代謝プログラムと分化に関連したプログラムは必ずしも関連して動いていないことが示されており[10]，造血幹細胞の代謝特性と多分化能がどのように関連しているのか，今後明らかにしていく必要がある．

## 2 外部からの造血制御と疾患

### 1）骨髄微小環境による造血制御

正常な造血系の維持のためには，さまざまな間質細胞と細胞外マトリクスからなる，骨髄微小環境との相互作用が重要である．詳細は最近の総説に譲るが[11]，

特に造血幹細胞はニッチ（niche）とよばれる特殊な微小環境に存在し，周囲から厳密な制御を受けている．さまざまな細胞分画を遺伝学的に除去する研究を通じて，骨芽細胞，血管周囲のストローマ細胞を軸に，多くの細胞が微小環境の維持に重要であることが示されてきたが，近年はホールマウントイメージング技術や *in vivo* イメージングなどの技術を用いた解析，あるいは特定の細胞分画から特定の分子を遺伝学的に除去するような研究もさかんに行われており，その詳細が明らかにされつつある．

一方，造血微小環境の造血器疾患とのかかわりについては，マウスモデルでは骨細駆細胞における遺伝子異常により骨髄異形成症候群※3様の病態がみられ周囲環境の異常により造血器疾患が起こりうる例として注目された[12]．ヒトでもさまざまな造血器疾患で微小環境の異常がみられるものの，明らかに微小環境の異常を原因として疾患が発症する例は現在のところほとんど知られておらず，微小環境の異常が病態をどのように修飾するのか，微小環境の治療標的としての意義も含めて，今後の研究が待たれる．

### 2）炎症・感染による影響

造血系の恒常性に大きな影響を与える造血ストレスの代表として炎症反応がある．炎症はストレスによって誘導される，生理活性物質が惹起する．その代表は感染症で，急性期に免疫細胞は消費され，炎症に応答した前駆細胞から免疫細胞が供給される．一方，炎症が持続し慢性炎症に移行すると組織の破壊や機能不全を惹起しうるため，炎症の強度と持続時間は厳密に制御されている．近年，急性および慢性の炎症が造血系，特に造血幹細胞に及ぼす影響が明らかにされつつある．

炎症が造血幹細胞を活性化する機序としてIFN-α，IFN-γ，TNFなどの液性因子があり，その作用は文脈に依存して多彩である．例えばIFN-αは短期的にはSTAT1を介して造血幹細胞を活性化し増殖を促すが，長期に曝露すると造血幹細胞の機能低下や枯渇を起こし，また造血幹細胞の一時的な活性化の後に非分裂期に戻すことにより造血幹細胞を保護するなど，多彩な効果を有することが知られる[13) 14)]．II型IFNのIFN-γも同様に造血幹細胞を活性化させ，慢性的な曝露では自己複製能の低下と骨髄球系への分化を介して造血幹細胞を枯渇させるが[15)]，最近ではIFN刺激や感染，出血など，さまざまなストレスにより静止期から細胞周期に入ること自体が，造血幹細胞のDNA損傷を引き起こし，造血幹細胞の減少につながることも示されている[16)]．

このような液性因子以外にも，炎症がパターン認識受容体を介して造血幹細胞に直接影響する機序も知られている．例えばLPSなどの病原体由来成分はTLR4を介して造血幹細胞の増殖と顆粒球分化を誘導し，自己複製能を抑制する[17)]．その他，炎症は造血細胞のみならず，造血環境を構成する間葉系細胞を介した作用も報告されている．炎症は普遍的な現象であることから，さまざまな疾患の発症との関連が想定されるが，特に後述のような造血器異常との関連が注目されている．

### i）再生不良性貧血

末梢血における全系統の血球の減少と骨髄の低形成を特徴とする症候群で，造血不全をきたす代表的な疾患の1つである．造血幹細胞の枯渇が主要因と考えられていたが，免疫抑制療法が高率に奏効すること，骨髄で抗原特異的なT細胞の増殖がみられること，特定のHLAを有する割合が高いこと，免疫学的な攻撃を受けにくいと考えられる血球が増加することなどから，免疫学的機序が重要とされるようになった．造血幹細胞に対する直接の免疫学的攻撃に加えて，IFN-γやTNFなどの炎症性サイトカインの関与も示唆されていたが，詳細は不明であった．近年サイトカイン欠損マウスの造血細胞を用いた相互移植と再生不良性貧血モデルを組合わせた研究で，炎症性サイトカインや微小環境の関与の詳細が明らかにされつつある[18)]．

### ii）クローン造血と骨髄異形成症候群・急性骨髄性白血病

急性骨髄性白血病や骨髄異形成症候群で特徴的にみられる遺伝子変異が健常人にも高頻度で検出されることが明らかとなり，クローン造血とよばれ，前白血病病変として注目されている[19)]．これらの遺伝子変異は

---

**※3 骨髄異形成症候群**
造血幹細胞の遺伝学的異常で起こり，血球の形態異常によって括られた不均一な疾患群．骨髄でつくられた血球を末梢血に送り出せない（無効造血）と，急性骨髄性白血病への高率な移行（前白血病状態）が特徴．前者が優位だと造血不全，後者が優位だと腫瘍のような病態となる．

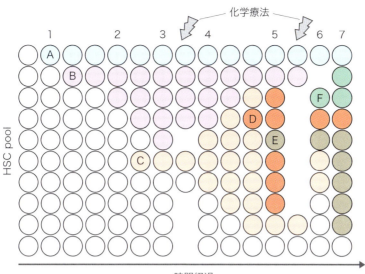

**図2 造血幹細胞のクローン構成変化の例示—固形腫瘍に対する細胞障害剤による化学療法後に二次性造血器腫瘍をきたした仮想患者**

○は造血幹細胞，色とアルファベットはクローンを示す．①体細胞変異を有するクローンAが生じるが，特に増殖優位性を示さない．②クローンBが加齢による選択圧のもとで増殖優位性を得て拡大していくが，明らかな造血器腫瘍はきたさない．③固形腫瘍に対する化学療法が行われ，クローン数が一時的に減少する．④化学療法による選択圧のもとで，クローンCが急激に拡大し，二次性の骨髄異形成症候群となる．⑤骨髄異形成症候群クローンのなかで遺伝子変異を蓄積したクローンDから，二次性急性骨髄性白血病が起こる．白血病に対して化学療法を行うが，この段階ですでに白血病細胞中にはクローンEを含むサブクローンが存在している．⑥治療が奏効すると白血病クローンは減少し，分化能をもつクローンが回復して完全寛解となる．⑦再発は，白血病のもともとの主要クローン（D），治療開始前から存在したサブクローン（E），治療中に生じたサブクローン（F）のいずれからも起こりうる．文献19をもとに著者作成．

古典的ながん遺伝子の変異と比較して，一般的にそれほど強い増殖優位性はもたない．加齢や喫煙に伴う微小環境の異常，免疫学的攻撃，細胞障害性薬剤や放射線の使用などさまざまな外的要因によって，特定の造血細胞クローンの増殖を促す選択圧がかかり，一部のクローンがさらに遺伝子変異を蓄積して，腫瘍化する機序が想定されている（図2）．加齢以外は必ずしも一般的な事象ではないため，クローン拡大機序の詳細の解明は今後の研究が待たれるが，最近では急性炎症が変異クローン拡大に寄与することが報告されている[20]．またこのようなクローン構成のダイナミックな変化は，腫瘍の発生のみならず，腫瘍の治療後の再発にも密接にかかわっている（図2）．

### ⅲ）内分泌異常

ここでは特に，患者数の増加が世界的な問題となっている肥満症とのかかわりについて述べる．肥満は慢性炎症と関連して全身にさまざまな機能異常を引き起こす内分泌疾患である．造血系に対する影響は近年までほとんど知られていなかったが，腸内細菌叢の変化を介してニッチの変容を起こす[21]，ニッチを構成する間葉系の幹細胞の脂肪細胞への分化を促進する[22]，酸化ストレスを介して転写因子 *Gfi1* の高発現を誘導する[23]，などのさまざまな機序を介して造血幹細胞の機能を抑制することが報告され，注目されている．

造血系と関連した肥満症の合併症として，感染症が増加し，重症化しやすくなることが知られており，われわれはその機序を解析し，治療につなげようと試みた．アディポネクチンは脂肪細胞が産生する数少ない"善玉"ホルモンで，強い抗炎症作用を有している．肥満患者の，質的に変容した脂肪細胞からはその産生が低下し，慢性炎症の原因となることが知られている．肥満マウスの骨髄ではアディポネクチンの濃度が低下

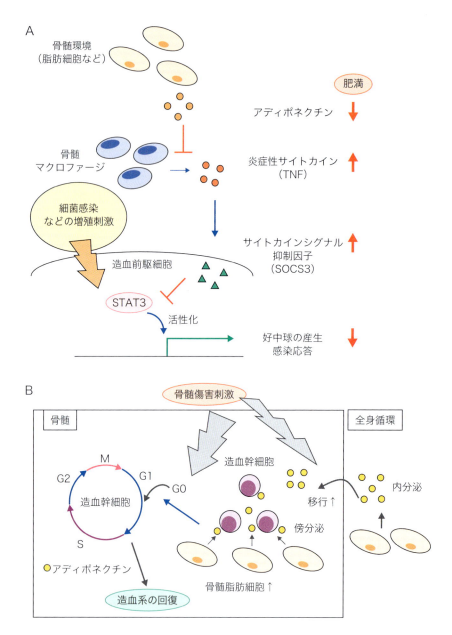

**図3 アディポネクチンによる造血制御**
A）アディポネクチンは骨髄マクロファージからの過剰なTNF産生を抑える．肥満などのアディポネクチン欠損環境で，慢性的に高濃度のTNFに曝露された造血前駆細胞はSOCS3を異常に高発現し，増殖刺激に対するSTAT3を介した応答が低下する．B）放射線照射や細胞傷害性薬剤などにより骨髄造血が障害されると，アディポネクチンを分泌する骨髄脂肪細胞が増加するとともに，血液で高く骨髄間質で低く維持されているアディポネクチンの濃度勾配が弱まり，骨髄中にアディポネクチンが流入する．アディポネクチンは静止期の造血幹細胞の活性化とともに，静止期からの脱出を促進し，造血回復を早める．文献24, 25をもとに作成．

し，それに伴って骨髄マクロファージからのTNFの分泌が慢性的に亢進していた．慢性的にTNFに曝露された顆粒球系前駆細胞ではサイトカインシグナル抑制因子SOCS3の発現が上昇し，細菌感染時の顆粒球の産生に必要なSTAT3シグナルの活性化が阻害された．肥満マウスでは感染時の防御に必須な顆粒球が骨髄で十分

に産生されず,細菌の駆逐が抑制された.アディポネクチンの投与により感染時の顆粒球産生が回復し,感染の重症化が抑制され,アディポネクチンの欠乏が肥満における感染症の重症化の病態形成に関係していると考えられた[24](図3).

一方アディポネクチンは,放射線照射や細胞障害薬剤などの造血ストレス下では,前駆細胞の場合とは異なる機序を介して造血幹細胞の静止期からの脱出と活性化を促進する.このような造血ストレスが加わると骨髄内の造血細胞が減少とともに脂肪細胞が増加するが,骨髄脂肪細胞は造血回復を抑制することが知られている.造血回復が必要な時期に脂肪細胞が増加することは合目的的でないと考えられるが,その意義は不明であった.われわれは増加した骨髄脂肪細胞から分泌されるアディポネクチンが,血液中から流入してくるアディポネクチンとともに,mTORC1経路の活性化を介して,造血幹細胞の静止期からの脱出と活性化,造血回復につながることを示した[25].アディポネクチンの減少は肥満症の病態を形成する重要な因子の1つであり,肥満症における造血異常の複雑な病態の一部は,アディポネクチンにより説明されうると考えられた.

## おわりに

造血細胞の制御機構の研究,造血器疾患の病態・治療研究は,特に近年長足の進歩を遂げた.細胞内外の複雑なネットワークが造血系の恒常性を維持していることが明らかになってきた一方,疾患においては複数の要素の異常により複雑な病態が形成されることが多く,病態の全体像を把握することは容易ではない.難治性の造血器腫瘍や造血不全疾患が今も多く残されており,今後造血制御機構のさらなる解明と,疾患におけるそれらのかかわりが明らかとなり,多くの造血器疾患患者の福音となることを期待したい.

## 文献

1) Laurenti E & Göttgens B:Nature, 553:418-426, 2018
2) Busch K, et al:Nature, 518:542-546, 2015
3) Rodriguez-Fraticelli AE, et al:Nature, 553:212-216, 2018
4) Sawai CM, et al:Immunity, 45:597-609, 2016
5) Yamamoto R, et al:Cell, 154:1112-1126, 2013
6) Yu VWC, et al:Cell, 167:1310-1322.e17, 2016
7) Notta F, et al:Science, 351:aab2116, 2016
8) Velten L, et al:Nat Cell Biol, 19:271-281, 2017
9) Lee-Six H, et al:Nature, 561:473-478, 2018
10) Laurenti E, et al:Nat Immunol, 14:756-763, 2013
11) Wei Q & Frenette PS:Immunity, 48:632-648, 2018
12) Raaijmakers MH, et al:Nature, 464:852-857, 2010
13) Essers MA, et al:Nature, 458:904-908, 2009
14) Pietras EM, et al:J Exp Med, 211:245-262, 2014
15) Matatall KA, et al:Cell Rep, 17:2584-2595, 2016
16) Walter D, et al:Nature, 520:549-552, 2015
17) Takizawa H, et al:Cell Stem Cell, 21:225-240.e5, 2017
18) Sun W, et al:Blood, 132:2730-2743, 2018
19) Bowman RL, et al:Cell Stem Cell, 22:157-170, 2018
20) Cai Z, et al:Cell Stem Cell, 23:833-849.e5, 2018
21) Luo Y, et al:Cell Metab, 22:886-894, 2015
22) Ambrosi TH, et al:Cell Stem Cell, 20:771-784.e6, 2017
23) Lee JM, et al:J Exp Med, 215:627-644, 2018
24) Masamoto Y, et al:Immunity, 44:1422-1433, 2016
25) Masamoto Y, et al:Stem Cells, 35:1835-1848, 2017

<筆頭著者プロフィール>
正本庸介:2004年東京大学医学部医学科卒業.聖路加国際病院内科,東京大学医学部附属病院血液・腫瘍内科などを経て,'13年東京大学大学院医学系研究科博士課程を修了(黒川峰夫ラボ).東京大学医学部附属病院血液・腫瘍内科,同輸血部を経て,'17年より同血液・腫瘍内科講師.脂肪細胞分泌ホルモン・アディポネクチンの骨髄球系造血前駆細胞・造血幹細胞に対する多彩な作用の解析をはじめ,難治性骨髄系腫瘍の病態解明に向けた研究を行っている.

# 第2章 組織・臓器，個体における動的恒常性とその破綻

I．組織・臓器における動的恒常性とその破綻

## 6. 皮膚の生体防御の動的恒常性とその破綻

大日輝記，椛島健治

> 皮膚は体表のバリアを構築するとともに，免疫学的にも生体防御を恒常的に担っている．皮膚の慢性炎症はこの破綻が契機となることが知られる．アトピー性皮膚炎や乾癬では，炎症の主座は組織学的に表皮と真皮乳頭層の血管周囲であり，体表から0.2～0.3 mmの微小環境である．この微小環境を特徴づける5要素が，微生物叢，バリア，上皮細胞，感覚神経終末，そして免疫細胞社会である．上皮を介して外界と接する臓器に固有の生体防御の動的恒常性機構を「上皮−免疫微小環境（EIME）」と名付けた．EIMEの包括的理解が慢性炎症を解く鍵となる．

## はじめに

皮膚は生体の最外層で外界と接する臓器である．物理的なバリアを構築するとともに，病原体や有害物質から生体を守る生体防御を恒常的に担っている．炎症は本来，生体の防御的・修復的応答である．しかしながら，この機構がいずれかの段階で破綻すると，必ずしも防御的・修復的ではない炎症を引き起こし，炎症の悪循環が回り続ける「慢性炎症」となる．アトピー性皮膚炎や乾癬などの慢性炎症性皮膚疾患では，表皮とその直下の真皮乳頭層，つまり体表から0.2～0.3 mm[1]の微小環境が炎症の主座となる．われわれは，上皮を介して外界と接する臓器に固有の生体防御の動的恒常性機構を「上皮−免疫微小環境（epithelial-immune microenvironment：EIME）」とよぶことを提唱した[2]．

本稿では，まず皮膚の構造を生体防御の観点から解説する．次に，慢性炎症の引き金を生体防御の病的模倣[3]と位置づけ，2つの代表的な慢性炎症性皮膚疾患であるアトピー性皮膚炎と乾癬を例に，炎症の回路が

**[略語]**
**CCL20**：C-C motif ligand 20
**CGRP**：calcitonin gene-related peptide
**CXCL1**：C-X-C motif ligand 1
**DC**：dendritic cell
**EIME**：epithelial-immune microenvironment
**LC**：Langerhans cell
**PAMPs**：pathogen-associated molecular patterns
**TLR**：Toll-like receptor
**TNF**：tumor necrosis factor
**TRAF6**：TNF receptor-associated factor 6
**TRPV1**：transient receptor potential cation channel subfamily V member 1
**TSLP**：thymic stromal lymphopoietin

---

Immune homeostasis in epithelial-immune microenvilonment (EIME) and its defect in chronic inflammatory skin diseases
Teruki Dainichi[1] /Kenji Kabashima[1,2]：Department of Dermatology, Kyoto University Graduate School of Medicine[1] / Singapore Immunology Network (SIgN) and Institute of Medical Biology, Agency for Science, Technology and Research (A*STAR)[2]（京都大学大学院医学系研究科皮膚科学[1] /シンガポール科学技術研究庁[2]）

構築される機序を説明する．最後に，これらの疾患で，EIMEの構成要素がどのように慢性炎症にかかわるのかについて，理解の現状を紹介する．

## 1 皮膚の構造と動的恒常性

### 1）表皮の構造と動的恒常性

皮膚は，上皮組織である表皮と，支持組織である真皮で成り立っている（**図1A**）．

表皮は重層扁平上皮というユニークな構造をとる（**図1B**）．表皮角化細胞は，40日あまりをかけて，基底層から最外層の角層へと分化しつつ移動する（**図1B**）[4]．この恒常的かつ動的活動が皮膚の物理的バリアを担っている．特に角層がその大部分を担い，またタイトジャンクションなどの表皮細胞間結合も物理的バリアに寄与する．

表皮にはランゲルハンス細胞をはじめとする各種免疫細胞が存在する[5]．また体表には常在微生物叢が構成される．さらに表皮細胞間には感覚神経終末が網の目のように行きわたる．表皮細胞の分化・移動とこれらの要素は，相互に影響を与え合い，動的均衡にあると考えられるが，その詳細は明らかにされていない．

### 2）真皮の構造と動的恒常性

真皮は，支持組織の大部分を構成する真皮網状層と，表皮直下に位置する真皮乳頭層の2層に分けられる（**図1A**）．真皮乳頭層は微細で疎な膠原線維で構成され，免疫細胞が交通しやすい．微小循環が行きわたり，外的刺激や微生物叢との相互作用の結果により一定数の免疫細胞が存在する[5]．真皮の傷害はきわめて迅速な好中球の遊走とそれに引き続く防御的・修復的応答

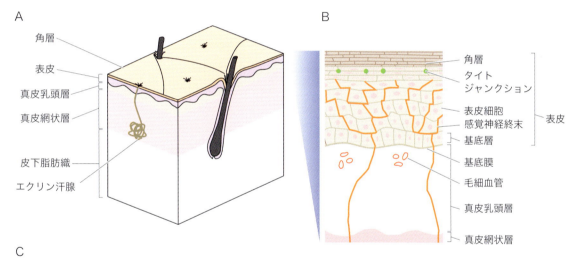

### 図1 皮膚の構造と生体防御機能
**A）** 皮膚は表皮と真皮により構成される．アトピー性皮膚炎や乾癬は表在性皮膚炎に分類され，表皮とその直下の真皮乳頭層が炎症の主座となる．これらの疾患では主にここがEIMEの場となる．**B）** 2型免疫も17型免疫も本来は防御的な反応であり，その病的な模倣がおのおのアトピー性皮膚炎や乾癬と解釈できる．

を引き起こす[6]．このように，真皮もまた免疫細胞との関係において動的均衡にあると考えられる．

## 2 皮膚の生体防御の恒常性とその破綻

　生体は内外のさまざまな有害因子に対して，それらを取り除いたり無効化したりするのに最適の反応を引き起こすすべを系統発生学的に備えている．体表では特に，皮膚から侵入する鉤虫，皮膚に寄生するダニや真菌，また皮膚に接する有毒植物などに対する生体防御が大きな役割を果たす．

　ヒゼンダニの寄生に対しては虫体や虫卵を表皮ごと取り除くことが合目的的な防御となる．その際，表皮細胞間の間隙が広がり「海綿状皮膚炎」とよばれる組織変化がみられるが，激しいかゆみを伴い，搔破行動によって海綿状態の表皮は容易に取り除かれる．また，漿液の滲出の増加は創傷治癒を促進する．

　表在性真菌感染に対しては，角層の脱落の促進と好中球の遊走が合目的的な防御となる．表皮の細胞回転の亢進で真菌の成長に対抗し，表皮における抗菌ペプチドの産生や好中球の抗真菌作用により排除する．結果的に表皮の肥厚や過角化が起こる．この組織変化は「乾癬様皮膚炎」とよばれる．

　本来は防御的・修復的であるはずの生体反応が，病原体がいないにもかかわらず発動し，持続する病的状態を「慢性炎症」と位置づけることができる（図1C）[3]．アトピー性皮膚炎や乾癬は，それぞれ，ヒゼンダニや表在性真菌などの外敵がいないにもかかわらず生体防御反応が発動し持続する状態に似ている．これらの組織変化は病原体の検出によってしか区別できないこともある．

　アトピー性皮膚炎の「海綿状皮膚炎」も，乾癬の「乾癬様皮膚炎」も，組織学的には，じつは表皮および真皮乳頭層にほぼ限局した浅在性の炎症である．

## 3 皮膚の慢性炎症

### 1）アトピー性皮膚炎と乾癬

　アトピー性皮膚炎は，増悪と軽快をくり返す搔痒のある湿疹を主病変とする疾患である[7)8)]．患者の多くは気管支喘息やアレルギー性鼻炎の合併やIgEを産生しやすいなど，2型免疫反応とよばれるタイプの反応を起こしやすい素因（アトピー素因）をもつ．インターロイキン（IL）-4受容体を標的とした抗体医薬が奏効する．

　乾癬は，各所の皮膚が赤くなって平たく盛り上がり，表面に銀白色の乾いた角質が分厚くつみ重なってはがれ落ちる慢性の皮膚疾患で，世界人口の約3％をおかす[9)10)]．通常，多因子性の遺伝的要素が関与する．IL-17やその受容体，さらにはIL-17を誘導する際に重要なIL-23などを標的とした各種抗体医薬が効果を上げており，17型免疫反応がその中心をなす．

### 2）素因，年齢，部位

　これらの2疾患は，素因，年齢，発症部位によっても特徴づけられる．

#### ⅰ）素因

　アトピー性皮膚炎のゲノムワイド関連解析では，*IL13*や*TSLP*などの2型免疫に関与する遺伝子も疾患感受性領域に含まれる．しかしながら，感受性を最も強く規定するのは，バリア構成タンパク質をコードするフィラグリン遺伝子領域である[11]．これらは気管支喘息の感受性も規定する[12]．乾癬の疾患感受性領域には，17型免疫に関与する*IL23R*のほか，自然免疫のシグナルにかかわる遺伝子を数多く含む[9]．特に，表皮のシグナル分子をコードする*CARD14*の機能獲得変異が家族性乾癬でみられる[13]．

#### ⅱ）年齢

　アトピー性皮膚炎は乳児期と青年期に有病者のピークがあるのに比べ中高年は非常に少ない．乾癬は中年以降に発症し，自然軽快は少ない．関節リウマチなど，17型免疫が関与する疾患の合併は通常みられない．

#### ⅲ）発症部位

　アトピー性皮膚炎の皮疹が好発する四肢屈側は，健常人の皮膚の細菌叢でもブドウ球菌の構成比が高い[14]．乾癬は四肢伸側の外力が加わりやすい部位に好発する．

　このように，アトピー性皮膚炎では免疫学的素因のみならず皮膚のバリアや細菌叢の影響が大きく，また乾癬では表皮の自然免疫のシグナルの異常や加齢の影響が大きいとみられる．

### 3）2型炎症の回路：アトピー性皮膚炎

　アトピー性皮膚炎では二重の回路が慢性炎症を決定づける[2]（図2A）．1つが免疫細胞と表皮細胞の2者間

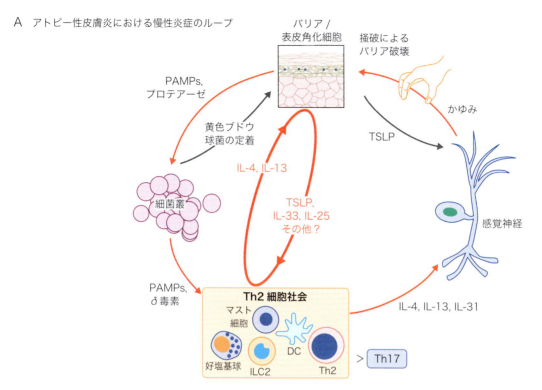

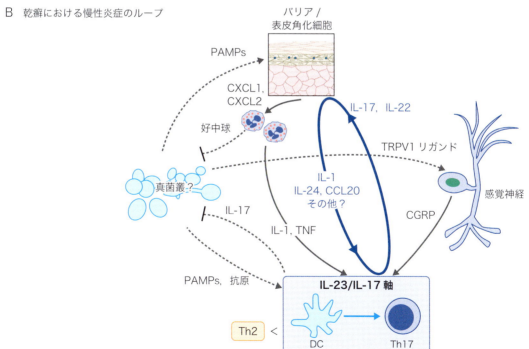

#### 図2　皮膚の慢性炎症の回路

**A**）アトピー性皮膚炎の慢性炎症の第1の回路は，表皮細胞と免疫細胞の2者間の回路である．第2の回路は，表皮細胞がつくるバリア，細菌叢，免疫細胞，感覚神経を通る回路である．いずれの回路も表皮細胞を通る．**B**）乾癬の慢性炎症の回路は，表皮細胞と免疫細胞の2者間の回路である．細菌叢や感覚神経は閉じた回路を形成しない．

の回路で，もう1つが細菌叢と感覚神経終末を通る回路である．第1の回路で，掻破や抗原曝露（ダニ，ホコリ，動物の毛など）により表皮細胞が産生するTSLPはTh2細胞の分化や活性化に作用する一方，Th2細胞や2型自然リンパ球（innate lymphoid cell：ILC2）などの2型免疫細胞が産生するIL-4，IL-13は表皮細胞に作用してさらにTSLPの産生を促進する．第2の回路で，IL-4，IL-13は表皮のバリア機能を低下させる．バリア機能の低下により，皮膚常在細菌叢は黄色ブドウ球菌優位となる．黄色ブドウ球菌由来のδ毒素はマスト細胞の脱顆粒を促進し[15]，2型免疫をさらに優位とする．2型のサイトカイン（IL-4，13，31）は末梢神経終末に作用し，そう痒を引き起こす．掻破によりバリアは破壊され回路が成立する．

**4）17型炎症の回路：乾癬**

乾癬では，免疫細胞と表皮細胞の2者間の回路が中心となる[16]（**図2B**）．樹状細胞の活性化により産生されるIL-23はTh17細胞の分化や活性化に作用するため，IL-23/IL-17軸とよばれる．IL-17の刺激を受けた表皮細胞は，IL-1などのサイトカインを産生し，樹状細胞をさらに活性化させる．一方でCCL20などのケモカインを産生し，Th17細胞の遊走も促進する．

## 4 上皮-免疫微小環境（EIME）

以上の理解をふまえると，外界との境界におかれた上皮という組織に固有の微小環境が，生体防御の動的恒常性に寄与するのみならず，慢性炎症の成立にも中心的な役割を果たしている構図が浮かび上がる．上皮組織に共通してみられ，生体防御の最前線に位置するこの微小環境は，次の5つの要素によって特徴づけられる．微生物叢，バリア，上皮細胞，感覚神経終末，

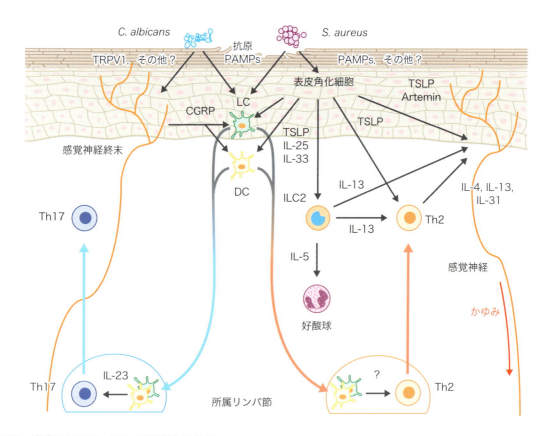

**図3　皮膚のEIMEにおける感覚神経の作用**
アトピー性皮膚炎では，感覚神経が2型免疫の各種メディエーターによる直接刺激を受けて，かゆみを誘発する．乾癬では逆に，感覚神経が樹状細胞を直接刺激することにより，17型免疫の誘導が起こる．

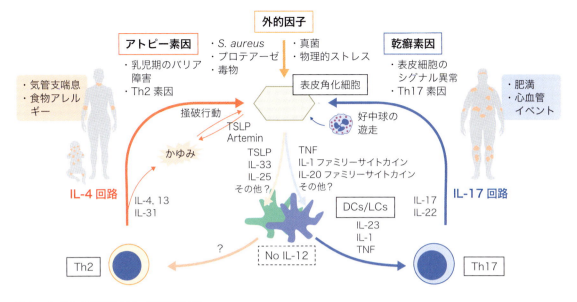

**図4　皮膚の2型EIMEと17型EIME**
乳児期のバリア障害やTh2素因に表皮への外的刺激が加わると，2型EIMEが構成され，2型免疫の回路が形成される．表皮細胞のシグナル異常やTh2の素因に表皮への外的刺激が加わると，17型EIMEが構成され，17型免疫の回路が形成される．表皮細胞はEIMEの中心となり，免疫の方向づけにかかわる．

そして免疫細胞が織りなす免疫細胞社会である[2]．

## 5 皮膚のEIMEと慢性炎症

### 1）皮膚微生物叢

#### ⅰ）皮膚微生物叢とアトピー性皮膚炎

2011年に皮膚の細菌叢の構成（マイクロバイオーム）が報告され，アトピー性皮膚炎の好発部位である肘の内側と膝の内側は，健常人でもブドウ球菌属の構成比が高い部位であることが明らかにされた[14]．したがって，皮膚病変の発症に先立ち，マイクロバイオームがアトピー性皮膚炎の好発部位を決定づけるのかもしれない．また，アトピー性皮膚炎の病変部では，細菌叢の多様性が低下して黄色ブドウ球菌が優位となる[17]．以上より，マイクロバイオームが皮膚の動的恒常性の制御に関与する可能性が示唆される．

#### ⅱ）皮膚微生物叢と乾癬

乾癬の病変部の皮膚の微生物叢は，細菌[18) 19)]・真菌ともに[20) 21)]，健常皮膚と比較してあまり差がないと報告されている．

### 2）バリア

#### ⅰ）バリアとは

生体の内外の境界に位置し，生体を守る障壁としての構造または機構をバリアとよぶ．通常，角質や粘液などの物理的なバリアを指す．密な毛に覆われる他の哺乳動物と異なり，ヒトでは皮膚の物理的バリアの大部分を角層が担う．

#### ⅱ）バリアとアトピー性皮膚炎

バリア分子をコードするフィラグリン遺伝子の変異は患者の2割から4割にのぼる[8]．アトピー性皮膚炎ではフィラグリンの発現は遺伝子変異の有無にかかわらず低下している[22]．また，乳児期のバリア機能はその後の発症に影響する[23]．以上より，バリア機能の低下はアトピー性皮膚炎の重要な要素と考えられる．さらに，IL-4やIL-13はバリア機能を低下させるため，2型炎症とバリア障害の間には悪循環の回路が形成される．2型炎症の促進に至るバリア機能の低下の本質は明らかにされていない．

#### ⅲ）バリアと乾癬

乾癬でもバリア機能は低下している[24) 25)]．また，IL-17は表皮細胞の分化を抑制する[26]．しかしながら，

バリア障害が17型免疫を促進するという十分な根拠はなく，バリア障害と17型免疫の間に回路は形成されないと考えられる．

### 3）表皮角化細胞

#### ⅰ）表皮細胞の1次性応答と2次性応答

表皮細胞は外的因子に直接反応して生理活性物質を産生し，炎症の発動にかかわる．これが1次性応答である．次に，表皮細胞は免疫細胞が産生するサイトカインによってさらに活性化して生理活性物質を産生し，炎症の増幅と持続にかかわる．これが2次性応答である．表皮細胞と免疫細胞は互いを活性化し，炎症の回路を形成する．これが上皮を場とする慢性炎症の特徴といえる．

#### ⅱ）表皮細胞とアトピー性皮膚炎

バリア障害に対して，表皮細胞は，TSLP，IL-25，IL-33といったサイトカインを産生する．これらは樹状細胞によるTh2細胞の活性化を促進する．また皮膚のILC2にも作用して2型免疫を亢進させる．さらに，IL-4は表皮細胞に直接作用し，TSLP産生を一層促す[27)28)]．以上のように，表皮細胞と2型免疫との間の回路は形成される．しかしながら，TSLPも2型免疫の方向づけに必須とはいえず[29)30)]，表皮細胞におけるアトピー素因の分子機構の解明は重要な課題である．

#### ⅲ）表皮細胞と乾癬

われわれは最近，動物モデルを用いて，表皮細胞のTRAF6が乾癬型の皮膚炎に必須の分子であることを明らかにした[31)]．TRAF6は，各種のTLR経路やIL-1受容体経路，IL-17受容体経路などにかかわるユビキチンE3リガーゼである．TLR7リガンドであるイミキモドをマウスの皮膚に連日塗布すると，皮膚樹状細胞の活性化とIL-23/IL-17軸の活性化により，乾癬様の皮膚炎を生じる．表皮細胞でTRAF6を欠くマウスは，樹状細胞の活性化もTリンパ球からのIL-17の産生も起こらず皮膚炎も生じない．さらに，表皮でTRAF6を欠くマウスでは，IL-23を皮下注射によりIL-17の産生は起こるものの，表皮細胞の活性化が十分起こらず，野生型のマウスに比べて皮膚炎は減弱した．以上より，表皮細胞のTRAF6経路は，表皮細胞の1次性応答と2次性応答の両方にかかわり，17型炎症の発動にも回路の成立にも重要であることが示された．

### 4）感覚神経終末

#### ⅰ）感覚神経とアトピー性皮膚炎

アトピー性皮膚炎では皮膚炎そのものに加えてかゆみが症状の中心となる（図3）．ビタミンD誘導体のMC903塗布によるアトピー性皮膚炎動物モデルでは搔破行動がみられる．JAK1を感覚神経選択的に欠損するマウスでは，IL-4受容体を介するかゆみが神経に生じず，搔破行動が減弱するが，皮膚炎の程度は変化しない．一方，ヒトでも，抗IL-31受容体抗体はアトピー性皮膚炎のかゆみを抑制し，その後徐々に皮膚炎そのものが減弱していく．

#### ⅱ）感覚神経と乾癬

2型免疫と神経の関係とは逆に，17型免疫は神経の作用がその誘導に関与することが知られる（図3）．病原体などの外因を感知した感覚神経は，神経伝達物質のCGRPを放出し，IL-23/IL-17軸を活性化させる[32)33)]．ただし，IL-17が感覚神経に作用する回路は知られていないことから，乾癬で感覚神経が炎症の回路にかかわるかどうかは不明である．なお，感覚神経の作用が2型免疫の誘導に関与しうることが肺や腸管では報告されているが[34)]，皮膚ではまだ報告がない．

### 5）2型EIMEと17型EIME

アトピー性皮膚炎と乾癬のEIMEを図式化すると2つのことに気づく（図4）．第1に，表皮細胞と免疫細胞の2者間の炎症の回路がどちらの疾患にもみられること，第2に，EIMEのすべての要素を通るアトピー性皮膚炎の第2の回路も，必ず表皮細胞（や表皮細胞が生み出すバリア）を通ることで回路となることである．これらの疾患で2型，17型の慢性炎症を持続させる回路を形成するEIMEをそれぞれ2型EIME，17型EIMEとよぶことができる．表皮細胞は2型EIMEと17型EIMEの中心となり，慢性炎症のタイプを方向づけていると考えることができる．

## おわりに

上皮は生体防御の最前線でさまざまな外的危険因子に最初に出会う組織である．上皮細胞はこれらに対するセンサーとして働き，EIMEの構成を通して最適の生体防御反応を引き起こし，増幅させることができる．この機構が病的に発動したり，持続したりする状態が，

皮膚の動的恒常性を破綻させ，慢性炎症に至る．肺や腸管など，上皮を場とする別の臓器でもEIMEが構成され，生体防御や慢性炎症にかかわることは十分に予想できる．この枠組みは，免疫細胞社会と微小環境の相互作用とその破綻を整理して理解するのに適している．現在の慢性炎症性疾患の治療は主に免疫細胞を対象としている．EIMEの理解の進歩を通じて，EIMEの病理を対象とする治療や予防が新たに登場することを期待したい．

## 文献

1) Sandby-Møller J, et al：Acta Derm Venereol, 83：410-413, 2003
2) Dainichi T, et al：Nat Immunol, 19：1286-1298, 2018
3) Dainichi T, et al：J Dermatol Sci, 76：81-89, 2014
4) Iizuka H：J Dermatol Sci, 8：215-217, 1994
5) Kabashima K, et al：Nat Rev Immunol, 19：19-30, 2019
6) Lämmermann T, et al：Nature, 498：371-375, 2013
7) Weidinger S, et al：Nat Rev Dis Primers, 4：1, 2018
8) Kabashima K：J Dermatol Sci, 70：3-11, 2013
9) Perera GK, et al：Annu Rev Pathol, 7：385-422, 2012
10) Lowes MA, et al：Annu Rev Immunol, 32：227-255, 2014
11) Palmer CN, et al：Nat Genet, 38：441-446, 2006
12) Palmer CN, et al：J Allergy Clin Immunol, 120：64-68, 2007
13) Jordan CT, et al：Am J Hum Genet, 90：796-808, 2012
14) Grice EA & Segre JA：Nat Rev Microbiol, 9：244-253, 2011
15) Nakamura Y, et al：Nature, 503：397-401, 2013
16) Loesche MA, et al：J Invest Dermatol, 138：1973-1981, 2018
17) NISC Comparative Sequence Program.：Genome Res, 22：850-859, 2012
18) Alekseyenko AV, et al：Microbiome, 1：31, 2013
19) Gao Z, et al：PLoS One, 3：e2719, 2008
20) Amaya M, et al：J Dermatol, 34：619-624, 2007
21) Takemoto A, et al：J Dermatol, 42：166-170, 2015
22) Howell MD, et al：J Allergy Clin Immunol, 120：150-155, 2007
23) Horimukai K, et al：J Allergy Clin Immunol, 134：824-830.e6, 2014
24) Tagami H & Yoshikuni K：Arch Dermatol, 121：642-645, 1985
25) Takahashi H, et al：J Dermatol, 41：144-148, 2014
26) Gutowska-Owsiak D, et al：Exp Dermatol, 21：104-110, 2012
27) Bogiatzi SI, et al：J Immunol, 178：3373-3377, 2007
28) Kinoshita H, et al：J Allergy Clin Immunol, 123：179-186, 2009
29) Leyva-Castillo JM, et al：J Invest Dermatol, 133：154-163, 2013
30) Li M, et al：J Invest Dermatol, 129：498-502, 2009
31) Matsumoto R, et al：JCI Insight, 3：10.1172/jci.insight.121175, 2018
32) Riol-Blanco L, et al：Nature, 510：157-161, 2014
33) Kashem SW, et al：Immunity, 43：515-526, 2015
34) Moriyama S, et al：Science, 359：1056-1061, 2018

＜筆頭著者プロフィール＞
大日輝記：京都大学大学院医学系研究科皮膚科学准教授．1996年徳島大学医学部医学科卒業．寄生虫学で学位取得後，九州大学皮膚科に入局．浜の町病院，中対馬病院での勤務を経て，久留米大学皮膚科に移る．ニューヨーク市のコロンビア大学に留学した後，京都大学皮膚科に赴任．2019年2月より現職．

## 第2章 組織・臓器，個体における動的恒常性とその破綻

Ⅰ．組織・臓器における動的恒常性とその破綻

# 7. 骨・関節の動的恒常性とその破綻

小俣康徳，田中　栄

> 骨・関節はさまざまなメカニカルストレスに抗しながら動的恒常性を保つ重要な運動器官である．運動器の動的恒常性の破綻によって日常生活における基本的な動作や移動が困難なものになる．わが国は65歳以上の高齢者の割合が人口の2割を超え，超高齢社会に突入した．高齢であっても健康な骨・関節を維持することは生活の質を保つために重要であり，また社会問題でもある医療費増大の歯止めにもつながる．骨・関節の動的恒常性の破綻を招く代表的な疾患として「骨粗鬆症」と「OA（変形性関節症）」があげられる．本稿では骨・関節の恒常性にかかわるこれらの疾患に焦点をあて，その病態と発生の分子メカニズム，治療について最新の知見とあわせて概説したい．

## はじめに－骨粗鬆症

骨粗鬆症は骨折のリスク因子となり，健康に影響を及ぼす疾患の1つである．特に高齢者に多くみられる大腿骨頸部骨折や脊椎圧迫骨折は骨粗鬆症を起因とする骨折であり，受傷により日常生活動作能力が大きく損なわれ，介護や医療費などの社会問題にもつながっている．日本骨粗鬆症学会の診断基準を用いた性別年代別の骨粗鬆症の頻度は2000年の人口で有病率を換算し男性226万人，女性783万人で，現在では推計1,300万人とされている．

骨粗鬆症は1991年に国際骨粗鬆症会議で定義され，「低骨量と骨組織の微細構造の異常を特徴とし，骨の脆弱性が増大し，骨折の危険性が増加する疾患であ

**[略語]**
- **BMP**：bone morphogenetic protein
- **FRAME**：the Fracture Study in Postmenopausal Women with Osteoporosis
- **Hes**：hairy and enhancer of split
- **Hey**：hairy/enhancer of split related with YRPW motif
- **ICD**：intracellular domain（細胞内ドメイン）
- **MSC**：mesenchymal stem cell（間葉系幹細胞）
- **NSAID**：non-steroidal anti-inflammatory drug（非ステロイド性抗炎症薬）
- **OA**：osteoarthritis（変形性関節症）
- **OCN**：osteocalcin（オステオカルシン）
- **OPG**：osteoprotegerin
- **PTH**：parathyroid hormone（副甲状腺ホルモン）
- **RANKL**：receptor activator nuclear factor κ B ligand
- **Rbpj**：recombination signal binding protein for Ig kappa J
- **YAM**：young adult mean（骨密度平均値）

Locomotive homeostasis and destruction of bone & joint
Yasunori Omata/Sakae Tanaka：Department of Orthopaedic Surgery, Faculty of Medicine, The University of Tokyo（東京大学医学部整形外科）

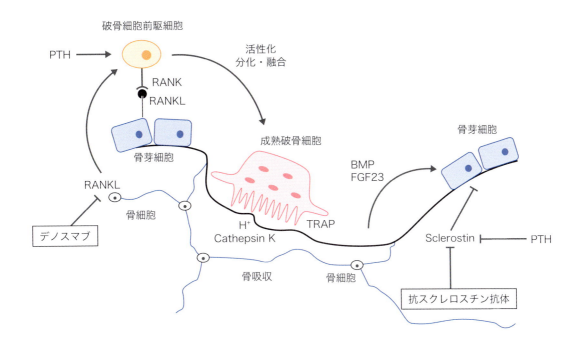

図1 骨吸収と骨形成のメカニズム

る」と定義づけられた．その後2000年のNIHコンセンサス会議において，その特徴として骨強度低下と骨折危険性増加が強調してとりあげられ，骨密度や微細構造だけではなく骨質の関与が言及された．わが国でも1998年に「骨粗鬆症の治療（薬物療法）に関するガイドライン」が策定され，骨密度は骨強度に強く関連し，骨微細構造や骨の生化学的性質により規定される「骨質」が影響する因子としてとりあげられた．2000年の改定版では既存骨折の有無が診断基準にとり入れられた．若年成人女性の骨密度平均値（young adult mean：YAM）との比較で評価されYAM値の70％が骨粗鬆症の基準値となり，脆弱性骨折を有する場合にはYAMの80％で診断するように規定している．骨粗鬆症の治療に関するガイドラインは使用可能となった薬剤の追加とともに2002年以降数年ごとに改訂されている．最新版が2015年に出され，脳・腎臓・脾臓・精巣などの諸臓器や運動器障害を統合的に捉えるロコモティブシンドロームとの関連等が新たに組込まれた（日本骨粗鬆症学会「骨粗鬆症の予防と治療ガイドライン2015年版」）．

## 1 骨を構成する細胞

骨には基質を産生する骨芽細胞，基質に多く存在する骨細胞，基質を溶解する破骨細胞が存在する．骨細胞は骨芽細胞が基質をつくり出す際に産生され，破骨細胞形成を促すRANKL（receptor activator nuclear factor κB ligand）の主な貯蔵庫で，骨へのシグナル伝達・メカニカルストレス応答の場となっている．PTH（parathyroid hormone）とスクレロスチンは骨細胞を刺激してRANKL誘導性の破骨細胞形成を促す[2〜5]（図1）．骨芽細胞は骨に存在する細胞の4〜6％を占め，骨形成能をもち骨量維持に直接的にかかわる．骨芽細胞は間葉系幹細胞MSC（mesenchymal stem cell）由来の細胞で，Runx2, Osx等の特異的な遺伝子の活性化を介して分化し，主にBMP（bone morphogenetic protein）やWnt経路によって誘導される[6]．

破骨細胞を誘導するRANKLはTNFスーパーファミリーに属する膜貫通型のタンパク質で，単球・マクロファージ系の破骨細胞前駆細胞上の受容体RANKに結合することで，成熟破骨細胞や樹状細胞へと分化させ

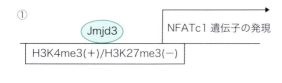
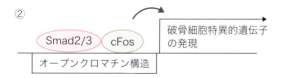
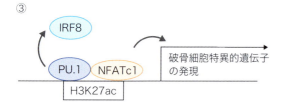

**図2　エピジェネティックな破骨細胞分化制御機構**

る．OPG（osteoprotegerin）はRANKLに対する可溶性のデコイ受容体で，RANKL-RANK結合を阻害する．RANKLはT細胞によって産生される樹状細胞に作用するタンパク質として発見された．またRANKLは破骨細胞の活性化に重要なタンパク質であることが示された．RANKLあるいはRANK遺伝子欠失マウスでは破骨細胞を形成することができず，大理石骨病様の骨所見を呈することがわかった．さらにOPG遺伝子の欠失では重度の骨粗鬆症所見を呈したことから，RANKL-RANK系は破骨細胞の分化に重要な働きをするシグナル経路であることがわかった．また破骨細胞と骨芽細胞に対して共役的に働くいくつかの分子がカップリングファクターとして同定された．S1Pは破骨細胞で産生され，骨芽細胞上に発現する受容体に作用してRANKLの発現を促す．Ephチロシンキナーゼ受容体とリガンドは神経の軸索ガイダンスや血管形成にかかわる分子であるがEphrinB2は破骨細胞に，EphrinB4は骨芽細胞前駆体に存在する．EphrinB2を介して破骨細胞内シグナルを抑制し，一方でEphB4を介して骨芽細胞分化を誘導する[7]．Semaphorin（セマ

フォリン）は神経の軸索伸長に関連する分子で骨細胞に発現し，破骨細胞-骨芽細胞の連動に関与する．Sema6D受容体であるPlexin A1欠損マウスで破骨細胞が存在せず骨量増加の表現型を示し，免疫応答も減弱した[8]．またSema4Dの受容体であるPlexin-B1欠損マウスにおいても骨量増加を示し，骨芽細胞の分化を抑制することがわかった[9]．また最近の報告では破骨細胞から産生される小胞型RANKと骨芽細胞の共役がRANKLのリバースシグナルを促すことが示され，骨の恒常性維持には骨芽細胞と破骨細胞の相互作用が関与していることが裏付けられた[10]．

近年われわれは破骨細胞分化にかかわるエピジェネティックな制御機構を解明してきた（図2）．遺伝子の発現はヒストン修飾の変化によって制御される．ヒストン3リジン4のトリメチル化修飾（H3K4me3）によって遺伝子の転写は正に制御され（促進），ヒストンH3リジン27のトリメチル化修飾（H3K27me3）によって負に制御される（抑制）．次世代シークエンサーを用いてChIPシークエンスでヒストン修飾を調べると，成熟分化した破骨細胞ではNFATc1遺伝子の転写開始点付近におけるH3K27me3の発現が低下していることがわかった．すなわちRANKL刺激に伴いbivalent mark（H3K4me3/H3K27me3）からH3K27me3の脱メチル化に伴いmonovalent mark（H3K4me3）に変化していることが確認された．またRANKL刺激によってヒストン脱メチル化酵素であるJmjd3がNFATc1遺伝子上に誘導された．Jmjd3のノックダウンによってH3K27me3の脱メチル化が減少し，RANKLによる破骨細胞分化が大幅に抑制された[11]．破骨細胞の分化段階において，Jmjd3を介したH3K27me3の脱メチル化によってエピジェネティックな制御を受けていることがわかった．FAIREシークエンス[※1]によって転写因子が結合しうる領域であるオープンクロマチン構造を網羅的に解析できる．FAIREシー

---

**※1　FAIREシークエンス**

次世代シークエンサーを使ったゲノムワイドな解析手法の一つで，転写共役因子がゲノム上に結合し得る領域（オープンクロマチン領域）を検出する．フェノール・クロロホルムを使用することにより非ヌクレオソーム領域を抽出する．抽出された断片化DNAを読み込んでゲノム上にマッピングすることでオープンクロマチン領域を網羅的に調べることができる．

クエンスで破骨細胞分化段階におけるオープンクロマチン領域を調べることにより，破骨細胞分化を促進させるTGFβ下流分子Smad2/3とc-FOSが協調して破骨細胞分化に作用することが明らかになった[12]．また，ヒストンH3リジン27のアセチル化修飾（H3K27ac）は遺伝子発現を調整するプロモーターとは別に転写調節を可能とするエンハンサー領域を示す．最近われわれは破骨細胞におけるH3K27acのChIPシークエンスを用いた解析結果を報告した．破骨細胞分化においてH3K27acのChIPシークエンスを行い，転写因子を検索するモチーフ解析を行いPU.1が候補分子としてあがった[13]．PU.1結合領域をChIPシークエンスによって解析すると，破骨細胞分化抑制因子IRF8が同定された．骨髄マクロファージにおけるPU.1結合領域はIRF8結合領域と共有しており，一方で破骨細胞におけるPU.1結合領域は破骨細胞分化の制御因子であるNFATc1の結合領域と共有していたことから，破骨細胞分化におけるPU.1のエンハンサーとしての役割と対象がIRF8からNFATc1へと変化しながら制御していることがわかった．このように破骨細胞の分化には綿密なエピジェネティック制御機構が働いていることが示された．

## 2 骨構成細胞を標的とした分子生物学的治療

ビスホスホネートはピロリン酸のP-O-P構造の酸素原子を炭素に変えたP-C-P構造をもつ構造体の総称で，側鎖によって分類されている．ビスホスホネートは破骨細胞を抑制し抗骨折効果をもち，アレンドロネート，リセドロネート，イバンドロネートやゾレドロネートが存在する．椎体骨折防止効果をもち，特にこのなかでゾレドロネートが強い効果をもつ．非椎体骨折や大腿骨近位部骨折においても，それぞれ22〜31％，50〜55％発生リスクを減少させる[14]．

### 1）デノスマブ

デノスマブ（denosumab）は完全ヒト型抗RANKL抗体で，RANKL-RANK系を特異的に阻害し，破骨細胞分化や骨吸収を強力に抑制する．FREEDOM試験では閉経後骨粗鬆症患者において骨折発生率を有意に低下させた[15]．デノスマブは有意に骨密度を上昇させ，椎体・非椎体・大腿骨近位部骨折の発症リスクを減少させた．またがん，感染，心血管系疾患，骨折治癒遅延，低カルシウム血症，顎骨壊死などは増加しなかった．日本人に対する第3相臨床試験において椎体骨折の発生リスクを24カ月で65.7％まで減少させ，副作用についてもプラセボ群と比較して同等の結果を示した[16]．日本人に対するデノスマブ使用の臨床研究DIRECT試験※2の12カ月延長試験結果が報告された．775名の骨粗鬆症患者が2群に分けられ，2年間のデノスマブ投与後に1年間の投与延長した群と2年間のプラセボ投与後にデノスマブ投与を1年間行った群で椎体骨折の発生率が調べられ，36カ月時点での新規椎体骨折の発生率は長期投与群では2.5％であったのに対し，スイッチ群では10.3％であった[17]．長期投与群では骨密度が持続的に上昇し，スイッチ群ではデノスマブ投与開始後に上昇を示した．

### 2）テリパラチド

テリパラチド（teriparatide）はPTH分子N末端のはじめの34アミノ酸からなる分子で，間欠的投与によって効果を発揮する．テリパラチドの作用には主にWnt10bシグナルの増強，スクレロスチン（sclerostin）抑制，IGF-1の増加，オステオカルシン（osteocalcin：OCN）の産生等があり，骨芽細胞に作用して骨量を増加させて骨を増強させる．テリパラチドは閉経後骨粗鬆症患者において椎体・非椎体骨折リスクを減少させる効果があることが報告されており[18]，ステロイド誘発性骨粗鬆症においてもアレンドロネート（alendronate）と比較してより強い骨折防止効果を示した[19]．

### 3）ロモソズマブ

Wntシグナルは骨芽細胞分化関連経路であり，このシグナル経路の抑制分子としてスクレロスチンやDkk-1があげられる．これらは骨細胞から産生され，LDL受

---

**※2　DIRECT試験**

日本人閉経後骨粗鬆症患者に対するデノスマブの椎体・非椎体骨折発生率，骨密度や骨代謝マーカーの推移を調べた第3相試験．対象となった1,262名が無作為に3群デノスマブ群，プラセボ群，アレンドロネート群（非盲検化）に分けられた．プラセボ群に対するデノスマブ群における椎体骨折の相対リスク減少率は65.7％と有効性が示され，椎体，大腿骨近位部，橈骨遠位端等の骨密度においても有意な上昇が見られた．

容体関連タンパク質に結合し，骨芽細胞分化や活性，生存を抑制する[20]．スクレロスチンは破骨細胞分化因子であるRANKLの合成を促進するため，その抑制は破骨細胞分化を抑制する．ロモソズマブ（romosozumab）はスクレロスチンに対するヒト化モノクローナル抗体で，ヒトの臨床研究および動物実験から，骨吸収を抑制しつつ骨形成も上昇させる効果をもつことが示された．この2重の効果によって海綿骨や皮質骨における骨量を増加させる．心血管系イベントの懸念から国内での承認に時間を要したが，最近承認された．初の臨床試験はFRAME（the Fracture Study in Postmenopausal Women with Osteoporosis）で骨粗鬆症患者を無作為に2群に割り付け，12カ月間のロモソズマブを投与した群（3,321名）と非投与群（3,322名）でどちらの群もその後デノスマブを投与して24カ月時の骨折発生率を調べた．その結果椎体骨折のリスク減少率は12カ月時で73％，24カ月で75％と著明に増加した．また投与後2年時の骨密度はデノスマブ投与継続7年時の骨密度と同様の推移を示した[21]．2017年に報告されたARCH試験（the Active-Controlled Fracture Study in Postmenopausal Women with Osteoporosis at High Risk）ではロモソズマブとアレンドロネートの比較試験が行われた[22]．骨粗鬆症患者および脆弱性骨折患者4,093名において，ロモソズマブ210 mgまたはアレンドロネート70 mg/週を12カ月服用し，次の12カ月間ではアレンドロネートを服用した．ロモソズマブ群では椎体骨折，非椎体骨折，大腿骨近位部骨折，臨床的骨折の発生リスクを48％減少させ（アレンドロネート群では27％），骨密度も有意に上昇させ，より高い骨形成能を併せもつことが明らかとなった．

## 3 変形性関節症

OA（osteoarthritis，変形性関節症）は加齢に関連をもつ低炎症性関節疾患で，高齢化社会に伴い罹患者数は多く医療経済を逼迫する疾患である．OAは関節軟骨の破壊と炎症を特徴づけ，それらは関節滑膜，半月，靱帯や脂肪組織，軟骨下骨に波及する．関節面の摩耗や靱帯の断裂等関節構成体の変性は関節の安定性や動的恒常性破綻をもたらす．OA発症・進行の分子メカニズムについては機械刺激，細胞環境，全身的な要素などさまざまな因子が作用することが知られている．なかでも加齢，メカニカルストレス，代謝関連の要因が軟骨や骨組織，滑膜組織の炎症や変性をもたらす．正常関節では，軟骨はミトコンドリア内におけるグリコシル化や酸化的リン酸化を介した糖代謝によってエネルギーを調達し，AMPK-SIRT1-PGC1α経路が活性化することでその恒常性を維持している．マウスのOAモデルの解析によって関連分子としてはAdamts5，Mmp13，Hedgehogシグナル，Syndecan-4，HIF-2α等があり，主なシグナル経路としてNotchシグナル，NF-κBシグナルやWntシグナル等があげられる（図3）．

### 1）Notch

Notchは1回膜貫通型の細胞表面受容体で，発生や成長段階における細胞の分化やアポトーシスにかかわる．NotchシグナルではNotchリガンド（delta-like1,3,4，Jag1,2），Notch受容体1～4，Rbpj（recombination signal binding protein for Ig kappa J），Hes（hairy and enhancer of split），Hey（hairy/enhancer of split related with YRPW motif）がかかわり，Notchが受容体に結合することでシグナル経路が活性化される．Adamやγセクレターゼ複合体によってNotch受容体は切断される．Notchの細胞内ドメイン（ICD）は核内に移行してRbpjに結合して転写活性を示し，Hes/Heyファミリーを誘導する．マウスOAモデルの解析によって関節軟骨細胞におけるNotchシグナルの活性化によりOAが促進されることがわかった[23][24]．Notch1,2受容体は関節軟骨に高発現しており，マウス・ヒトの正常関節軟骨の細胞表面に存在し，変性軟骨ではそれらは核内に移行する．軟骨細胞におけるRbpj欠失によるNotchシグナルの抑制はOA進行を抑制した．γセクレターゼ阻害剤のOAマウス膝関節内への投与によってOA進行抑制効果が示された．また軟骨細胞でNotch-ICDの過剰発現を行うとMMP13は発現上昇し，Rbpj欠失軟骨細胞では減少した．Hes/Hey分子はNotchシグナルの下流分子として転写活性を誘導するが，Hes1のみが関節軟骨に高発現している．Hes1の過剰発現はMMP13を誘導し，Hes1のノックダウンによってその作用は減少することから，Hes1はNotchシグナルのカタボリックな効果

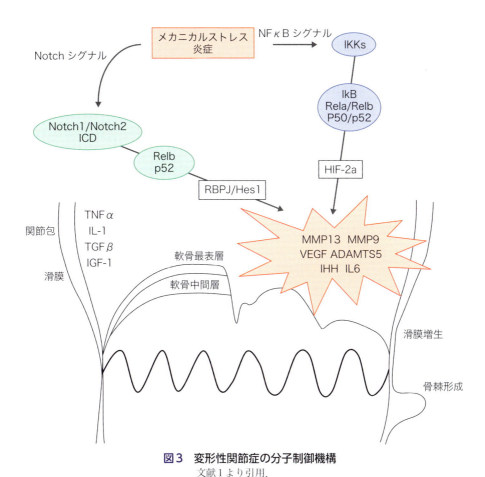

**図3 変形性関節症の分子制御機構**
文献1より引用.

を誘導していることがわかった．また軟骨細胞特異的にHes1を欠失したマウスにおいてOAを外科的に誘導するとその進行が抑制され，MMP13の発現も減少した．Hes1はMMP13やAdamts5だけなくIL-6やIL-1等の炎症性サイトカインを誘導する．Notchシグナルの抑制によってコラーゲン誘導性関節炎を減弱させるとの報告もありそれらを裏付けている．OAの進行は関節軟骨の異常だけではなく，滑膜，半月板，靭帯，軟骨下骨における異常によっても生じる．γセクレターゼ阻害剤によって関節リウマチ患者由来の滑膜細胞からの炎症性サイトカイン産生が抑えられることから，Notchシグナルは軟骨同様にOA滑膜からも炎症性物質産生を惹起している可能性がある．

### 2）NF-κB

NF-κBは細胞の増殖，分化，生存，アポトーシス，加齢や免疫・炎症などにかかわり幅広い生物学的活性を有する．NF-κBファミリーにはRelA，RelB，Rel，p105/p50，p100/p52があり，Rel相同性ドメインを有しDNA結合や二量体形成にかかわる．これらのタンパク質はヘテロ二量体を形成して転写活性を示す．シグナル刺激を介してIKK（IκBキナーゼ）はIκBタンパク質をリン酸化しNF-κB複合体が細胞質から核内に移行し，遺伝子発現を亢進する．NF-κBはOAの進行機序に広くかかわり，炎症性サイトカインであるMMPやiNOS，IL-1β，TNFαなどの誘導にかかわり種々の炎症カスケードに関与する．

HIF-2αはOA進行にかかわるNF-κB関連分子でHIF-1αと同様に転写活性を有する．HIF-1αが低酸素環境下・低血管環境下で活性を有するのに対して，HIF-2αは高血管環境下で多く発現する．HIF-2αは関節軟骨の中間層から深層において多く発現し，HIF-2αのヘテロノックアウトマウスではOAの進行が抑制

された[25]．さらにHIF-2αのノックダウンによってMMP13やMMP9，VEGFa（vascular endothelial growth factor A）等のカタボリックファクターは低下を示した．HIF-2αは炎症性サイトカインであるIL-1βやTNF-αによって誘導され，IKK阻害剤によってそれらの発現は抑制された．またプロモーター解析からHIF-2αはNF-κBの直接的な転写活性因子であることがわかった．NF-κBシグナルは細胞の生存にも関与する．RelAは正常関節軟骨細胞の細胞質に存在し，OAの関節軟骨ではリン酸化されたIkBαとともに核内に移行する[26]．軟骨細胞特異的なRelAホモノックアウトではOAは著明に進行し，ヘテロノックアウトではOAの進行が抑制された．RelAの欠失状態においては抗アポトーシス分子Traf2，c-IAP1，c-IAP2が抑制され，アポトーシスが増加した状態を示した．このように軟骨の恒常性とOAの進行においてはNF-κBシグナルが密接な役割をもつことが示された．

NF-κBシグナルが炎症に関与することは多く報告されている．炎症性サイトカインは関節軟骨や滑膜から産生され，NF-κBシグナルはメカニカルストレスに反応する[27]．メカニカルストレスの増強によってIkBαリン酸化が増強し，RelAの核内への移行が増加する[28]．NF-κB-HIF-2α系はRelAの欠失や低用量IKKイ阻害剤の使用によってHIF-2αの発現が細胞の生存に影響することなく減少したことからも治療標的となり得ることを示唆している．

### 3）Wntシグナル

関節軟骨代謝におけるWntシグナルの関与については不明な点が多い．Wntシグナルの抑制によってOAの進行が促進されたという報告もある一方で，逆に活性化によってOAの進行が促進されたという報告もある[29]．また成長過程の軟骨細胞においてはWntシグナルの活性化は軟骨表層の厚みを増加させたが，βカテニンの欠失では反対に軟骨表層の菲薄化がみられた[30]．これらの報告からWntシグナルを介した制御は複雑に絡み合って，綿密に制御している可能性が示唆されている．

## 4 OAの治療法

現在のOAの治療としては消炎鎮痛剤等の使用による薬物治療，ヒアルロン酸の関節腔内注射，リハビリ，手術治療が基本となっている．NSAIDs（非ステロイド性抗炎症薬）は古くから用いられる消炎鎮痛剤であるが副作用として胃腸症状や腎臓等他臓器への影響があり，長期的な疼痛の制圧には至っていない．COX-2阻害剤によってNSAIDsによる胃腸障害は減少するが，心血管系への影響のリスクが存在する．オピオイド系薬剤による治療も行われているが，呼吸器系や胃腸症状などの発生リスクがあり長期の服用は勧められていない．近年注目を浴びているOAの治療に，MSCを用いた細胞治療がある．OAや椎間板変性など退行性変化に対してMSCは変性した組織の再生や炎症抑制を促す可能性があり，多くの臨床研究や基礎的検討が行われてきている．関節腔内に注入されたMSCは短期間関節内に留まった後，組織修復の成長因子やサイトカインを産生して消失に向かうことが予測されている．脂肪由来MSCを用いた臨床研究では疾患改善させる結果が示され，MSCによるOAの分子制御メカニズムについてさらなる報告が待たれる．

## おわりに

本稿では骨・関節の動的恒常性の観点から骨粗鬆症とOAに焦点をあて，その分子生物学的な研究から創薬や臨床研究までを概説した．骨粗鬆症についてはビスホスホネート製剤治療から分子標的治療へとパラダイムシフトしつつあり飛躍的な進歩がみられているが，依然として防ぎきれない骨粗鬆症や骨折例が存在する．またOAについても候補分子やシグナルが見つかってきているが，有効な治療手段の確立には至っていない．骨粗鬆症・OAともに運動器の動的恒常性に重大な影響を及ぼし罹患患者数が多い疾患であり，今後の分子生物学的研究と薬剤開発・臨床応用，臨床研究の推移を注視したい．

### 文献

1) Saito T & Tanaka S : Arthritis Res Ther, 19 : 94, 2017
2) Xiong J, et al : Nat Med, 17 : 1235-1241, 2011
3) Nakashima T, et al : Nat Med, 17 : 1231-1234, 2011
4) Ben-awadh AN, et al : Endocrinology, 155 : 2797-2809, 2014

5) Wijenayaka AR, et al：PLoS One, 6：e25900, 2011
6) Grigoriadis AE, et al：J Cell Biol, 106：2139-2151, 1988
7) Zhao C, et al：Cell Metab, 4：111-121, 2006
8) Takegahara N, et al：Nat Cell Biol, 8：615-622, 2006
9) Negishi-Koga T, et al：Nat Med, 17：1473-1480, 2011
10) Ikebuchi Y, et al：Nature, 561：195-200, 2018
11) Yasui T, et al：J Bone Miner Res, 26：2665-2671, 2011
12) Omata Y, et al：J Bone Miner Res, 30：869-877, 2015
13) Izawa N, et al：J Bone Miner Res：doi:10.1002/jbmr.3689, 2019
14) Murad MH, et al：J Clin Endocrinol Metab, 97：1871-1880, 2012
15) FREEDOM Trial.：N Engl J Med, 361：756-765, 2009
16) Nakamura T, et al：J Clin Endocrinol Metab, 99：2599-2607, 2014
17) Sugimoto T, et al：Osteoporos Int, 26：765-774, 2015
18) Neer RM, et al：N Engl J Med, 344：1434-1441, 2001
19) Saag KG, et al：N Engl J Med, 357：2028-2039, 2007
20) Suen PK & Qin L：J Orthop Translat, 4：1-13, 2016
21) Cosman F, et al：J Bone Miner Res, 33：1219-1226, 2018
22) Saag KG, et al：N Engl J Med, 377：1417-1427, 2017
23) Hosaka Y, et al：Proc Natl Acad Sci U S A, 110：1875-1880, 2013
24) Sugita S, et al：Proc Natl Acad Sci U S A, 112：3080-3085, 2015
25) Saito T, et al：Nat Med, 16：678-686, 2010
26) Kobayashi H, et al：Nat Commun, 7：13336, 2016
27) Mendez MG & Janmey PA：Int J Biochem Cell Biol, 44：728-732, 2012
28) Nam J, et al：PLoS One, 4：e5262, 2009
29) Zhu M, et al：J Bone Miner Res, 24：12-21, 2009
30) Yasuhara R, et al：Lab Invest, 91：1739-1752, 2011

＜筆頭著者プロフィール＞

小俣康徳：2002年筑波大学医学専門学群卒業後，東京大学医学部整形外科学教室に入局．整形外科領域・関節リウマチの診療に携わる．'10年同研究室（田中栄先生）に所属し，2014年ChIPシークエンスを用いた破骨細胞解析により学位を取得．'16～'18年ドイツ・バイエルン州のフリードリヒ・アレキサンダー大学免疫学教室（Georg Schett先生）にポスドク研究者として在籍し，関節炎と自然免疫（自然リンパ球）の研究に従事．骨代謝・関節リウマチ・関節炎・自然免疫に興味をもって研究に従事している．

第2章 組織・臓器，個体における動的恒常性とその破綻

I．組織・臓器における動的恒常性とその破綻

## 8. 骨格筋の質的可塑性を調節する分子メカニズム

谷端　淳，武田伸一

骨格筋は全身の身体活動や代謝機能に重要な役割を担い，活動量や代謝の変化に応じて量的，質的可塑性を有する器官である．本稿では質的可塑性に関係するシグナル伝達経路を種々の外部刺激やストレスに分類してその応答特性について考察する．そして，これらのシグナル伝達が転写関連因子PGC1αに集約され，下流の遺伝子群の発現変化が惹起されることで，骨格筋の質的可塑性が制御されることを概説する．

## はじめに

　骨格筋は人体の40〜60％を占める最大の臓器であり，全身の多種多様な身体活動と代謝機能を担い，同時に常に運動負荷に曝されている器官である．骨格筋はさまざまな生理的・病的環境において肥大や萎縮（量的）し，また，その代謝・収縮特性を変化させ環境に適応する（質的）可塑性があることが知られている．超高齢社会を迎えた本邦において，サルコペニアやフレイルなどの概念が確立されつつあり，骨格筋の量的可塑性に関する多くの研究が報告されてきた．一方，運動トレーニング，特に有酸素運動は骨格筋内のミトコンドリア生合成，血管新生，脂肪酸酸化，筋線維タイプの遅筋化を促進させエネルギー代謝を亢進させ「質的変化」を惹起し，筋機能を高めることで，メタボリックシンドロームや2型糖尿病の改善に大きくかかわることも知られている．そこで，本稿では骨格筋の質的制御にかかわるシグナル伝達経路を概説する（骨格筋と骨の連環については第3章I-4参照）．

[略語]
**AMPK**：AMP-activated protein kinase
**CREB**：cAMP response element-binding protein
**JNK**：c-Jun N-terminal kinase
**LCFA**：long-chain fatty acids
**MAPK**：mitogen-activated protein kinase
**mTOR**：mammalian target of rapamycin
**NF-κB**：nuclear factor-kappa B
**nNOS**：neuronal nitric oxide synthase
**PGC1α**：PPARγ co-activator1α
**ROS**：reactive oxygen species
**RNS**：reactive nitrogen species
**PDK4**：pyruvate dehydrogenase lipoamine kinase isoenzyme 4
**PPAR**：peroxisome-proliferator activated receptors
**TLR**：Toll-like receptor

---

Molecular mechanisms of qualitative plasticity in skeletal muscle
Jun Tanihata[1]/Shin'ichi Takeda[2]：Division of Aerospace Medicine, Department of Cell Physiology, The Jikei University School of Medicine[1]/National Center of Neurology and Psychiatry[2]（東京慈恵会医科大学細胞生理学講座宇宙航空医学研究室[1]/国立精神・神経医療研究センター[2]）

## 1 骨格筋の量的・機能的可塑性

　骨格筋は運動によるメカニカルストレスや種々の環境要因を感知して，適応を図る可塑性を有している．骨格筋の可塑性は量的な可塑性と機能的な可塑性に区分される．筋の量的な可塑性とは，骨格筋の肥大と萎縮である．骨格筋の肥大はその機能的側面から好ましい変化であるが，骨格筋の萎縮は種々の疾病や老化に伴って進行し，ヒトの身体運動機能を低下させることからその抑制が必要となる．筋の肥大と萎縮は骨格筋線維内のタンパク質合成と分解のバランスによって制御される．一般的に，PI3K-Aktシグナルによって亢進するタンパク質合成系は筋肥大を誘導する一方，筋萎縮では筋特異的ユビキチンリガーゼAtrogin-1とMuRF1が制御するユビキチン-プロテアソーム経路に依存的なタンパク質分解経路が重要な役割を担う[1]．

　持久性運動によって骨格筋の疲労耐性が向上することは広く知られている．筋の運動適応において，筋の量的な可塑性に加え，機能的な可塑性，すなわち筋収縮代謝特性の可塑性が重要な役割を担っている．骨格筋を構成する筋線維はその収縮代謝特性によって，速筋線維と遅筋線維とに区分される．速筋線維は早い収縮特性をもち，解糖的代謝が優位である．一方，遅筋線維はゆっくりとした収縮特性をもち，酸化的代謝に優れる．持久性運動を行うと，遅筋線維が増加し，筋の疲労耐性や酸化的代謝能力が向上する．筋線維の収縮特性は発現するミオシン重鎖のアイソフォームによって制御され，代謝特性はミトコンドリア量によって制御される．

　このように骨格筋可塑性は，筋線維の構造と機能のダイナミックな変化によって制御され，これは広範な遺伝子の発現が統合的に制御されることによって達成される．これまでの多くの研究により，骨格筋可塑性制御にとってボトルネックとなるいくつかの分子の存在が明らかにされてきた．骨格筋可塑性に関与する多くのシグナル伝達経路はこれら分子に集約され，遺伝子群の発現変化が惹起されることで，骨格筋の量的・機能的可塑性が制御される．

## 2 骨格筋の質的可塑性にかかわるシグナル伝達

### 1）運動トレーニングとPGC1αのかかわり

　PGC1αは転写因子PPAR（peroxisome-proliferator activated receptors）γに結合する転写コアクチベーターとして同定された分子であり，エネルギー産生や熱消費にかかわる多くの遺伝子発現を調節し，多くの組織においてミトコンドリアの生合成と毛細血管の新生を制御する[2]．PGC1αとPGC1βは骨格筋で高発現し，その発現レベルは速筋線維に比べて遅筋線維で高い．骨格筋では持久性運動によりPGC1αの発現が増加するが，PGC1βは運動トレーニングにより発現が減少することが報告されている[3]．一方で，PGC1αがミトコンドリアの生合成に重要であることは周知のことだが，運動に伴うミトコンドリア生合成にはPGC1αは必須ではないという報告もあり[4]，未知の因子がPGC1αの役割を担う可能性も示唆されている．PGC1αには既知の第一エキソンの上流に存在する新規なエキソンから転写が開始される複数のアイソフォームが存在する[5]．持久性運動によってPGC1αの発現が増加するが，急性の運動で増加するのは，これらの新規エキソンから転写されるアイソフォームであり，運動による代謝適応や熱産生の増加を制御すると考えられる．そのなかでも，最近発見された新規アイソフォームであるPGC1α4は他のPGC1αファミリーとは異なり，ミトコンドリア関連遺伝子の発現調節には関与せず，筋線維肥大を伴う筋力トレーニングにより発現が増加する（図1）．その発現はインスリン様成長因子（IGF-1）により誘導される一方で，myostatinにより抑制されることが明らかとなった[6]．また，2型糖尿病患者や肥満者の骨格筋ではPGC1αの発現が減少しているという報告もあり，PGC1αの発現低下や機能の障害がインスリン抵抗性や肥満の病態にかかわる可能性も注目されている．

### 2）エネルギー代謝センサーとしてのAMPK

　AMPKは筋組織が活性化したときに起こるエネルギー代謝の増加を感知し，細胞のエネルギー恒常性の調節因子として重要な役割を担っている（図2）．AMPKは低酸素，筋収縮などのエネルギー低下ストレス時に起こるATP低下とそれに伴うAMPの増加によっ

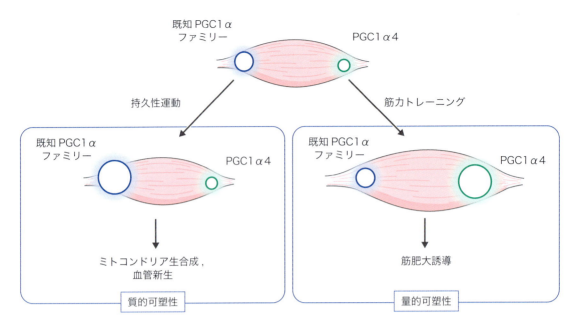

**図1　骨格筋におけるPGC1αアイソフォームの質的・量的可塑性への関与**
既知PGC1αファミリーはミトコンドリア生合成，血管新生に関与する一方で，PGC1α4はミトコンドリア関連遺伝子の発現調節には関与せず，筋力トレーニングにより発現が増加し筋線維肥大を誘導する．

て活性化される．AMPKは細胞内の同化作用と異化作用を調整し，栄養供給とエネルギー需要のバランスを図る[7]．AMPK活性化はグルコース取り込みと脂肪酸酸化を亢進させ，タンパク質合成を減少させることにより，骨格筋組織におけるATPレベルの回復，エネルギー恒常性の維持に短期的な影響を及ぼす．さらに，AMPKはミトコンドリア生合成を含む長期的な代謝変化に関与し，筋線維タイプを遅筋化する．AMPKの短期的な作用は鍵となる調節タンパク質のリン酸化によって発揮されるが，長期的な作用はPGC1αの直接的なリン酸化を介して行われる．また，AMPKはSIRT-1の脱アセチル化や，HDAC5のリン酸化を介したMEF2の活性化を介して間接的にもPGC1αに作用する[7]．

### 3）筋線維タイプに及ぼすカルシウム依存的なシグナル伝達経路

運動トレーニングにより活性化される骨格筋内の遺伝子制御は$Ca^{2+}$依存性のシグナル伝達に大きく影響を受ける．$Ca^{2+}$シグナルの第一のステップは$Ca^{2+}$のカルモジュリン（calmodulin）への結合であり，活性化したカルモジュリンは下流のカルシニューリン（calcineurin）やCaMK II（calmodulin-dependent protein kinase II）と相互作用する[8]．calcineurinやCaMK IIはNFAT（nuclear factor of activated T cells）やMEF2などの転写因子および，HDACやPGC1αのような転写調節因子を活性化することにより遺伝子転写を制御する[9]．カルシニューリンやCaMK IIが筋線維タイプに影響するという報告が，除神経モデルや慢性的な電気刺激モデルを用いた生理的条件外の実験系やカルシニューリンやCaMK IIをノックアウトもしくは過剰発現させた実験系から明らかとなっている．また，われわれの実験により，筋ジストロフィー病態において細胞膜から細胞質へ局在を変化させたnNOSが産生する一酸化窒素（nitric oxide：NO）が筋小胞体のryanodine受容体の機能不全を惹起し，細胞内の$Ca^{2+}$濃度が上昇すること[10]，さらにこの$Ca^{2+}$レベルの上昇がカルシニューリンを活性化させ，NFATや，PGC1αを介したMEF2の活性化により筋線維タイプを遅筋化するということも明らかとなっている（図3）．一方で，生理的な低強度の運動や高強度の持久性運動に対するカルシニューリンやCaMK IIの役割は不

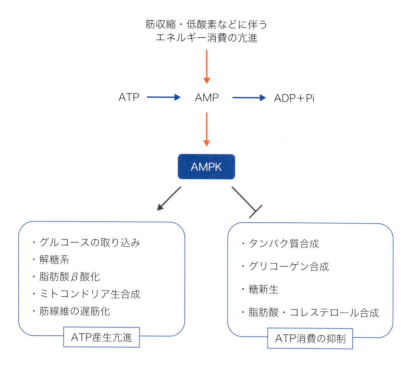

**図2　骨格筋内代謝調節におけるAMPKの役割**
AMPKはATP減少を感知して活性化し，ATP産生の促進とATP消費の抑制を誘導し，ATPのレベルを回復させる効果がある．

明な点が残されている．

### 4）筋内シグナリングにおける活性酸素種と窒素種

　筋活動は活性酸素種（ROS）を増加させる．筋収縮もまたNOと活性窒素種（RNS）の供給源であることが報告されている[11]．当初はROSやRNSはいずれも筋線維に損傷を与えるものと考えられてたため，このことがスポーツ飲料における抗酸化物質の広範な使用につながってきていたが，ここ15年間の研究により，ROSやRNSは運動や不活動による筋の可塑性において重要な役割を果たすことが認識されてきている．骨格筋内のスーパーオキサイドは筋小胞体，横行小管，細胞膜，細胞質，そして特にミトコンドリアで産生される[12]．ミトコンドリアで消費される酸素の0.15％未満がスーパーオキサイドを形成し，安静時により多くのスーパーオキサイドが形成されると推測されている．細胞内ROSは運動に伴う筋リモデリングにも重要なシグナルである．一方で，不活動誘発性のROSが廃用性筋萎縮を惹起することも知られている．われわれはこれまでに不活動時にはnNOSが産生するNOにより転写因子FoxO3a（forkhead box protein O 3a）の制御を介して筋萎縮を促進すること[13]，また骨格筋への過負荷によりnNOS由来のNOが活性酸素産生酵素のNOX4（NADPH oxidase 4）によって産生されるROSとの協働作用によりペルオキシナイトライトを産生し，タンパク質合成経路を制御するmTOR（mammalian target of rapamycin）の活性化を促進したことから，負荷依存的なnNOSの活性化が筋肥大において非常に重要であることを明らかにしてきた[14]．さらにわれわれはNOおよびペルオキシナイトライトの産生による細胞内$Ca^{2+}$濃度の上昇がmTORを活性化させることを見出し，骨格筋への負荷とmTORの活性化が細胞内$Ca^{2+}$濃度によって結び付けられていることを発見した（図4）[14]．また，持久性運動は骨格筋線維タイプを遅筋化するだけでなく，抗酸化防御機能の改善につながることも知られており，これら生体応答に対しROS/RNSを介する遺伝子発現制御機構にはNF-κB（nuclear factor-kappa B）および，PGC1αが関与する[15]．抗酸化剤による活動筋のROS活性抑制はNF-

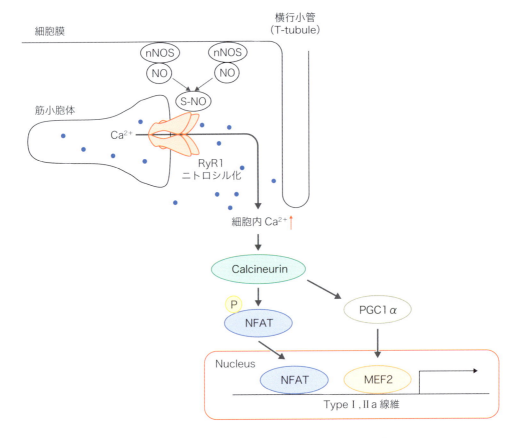

**図3 筋ジストロフィー病態における細胞内$Ca^{2+}$濃度上昇を介した筋線維タイプの変化**
nNOS由来のNOが筋小胞体ryanodin受容体の機能不全を惹起し、細胞内$Ca^{2+}$濃度が上昇すると、calcineurinの活性化を介して、筋線維の遅筋化を誘導する.

κBの応答を低下させること、PGC1αはCREB (cAMP response element-binding protein) やMEF2といった複数の上流因子を介して、筋細胞の酸化還元状態に感受性を示すことも明らかとなっている. ROSはAMPKを介して間接的にPGC1αの転写を誘導することも示されている. さらに、ヒトPGC1αプロモーターはNF-κBの結合部位を有している. すなわち、ROS/RNSは細胞抗酸化物質を促進することにより自身の防御機構を調節するうえで重要な役割を担っている.

### 5) 持久性トレーニングにかかわる長鎖脂肪酸とPPARファミリー

細胞内遊離長鎖脂肪酸 (LCFA) は転写因子PPARの核受容体ファミリーに対するリガンドとして作用することにより、エネルギー代謝を調節する[16]. PPAR αは主に肝臓で発現し、絶食への適応に寄与し、肝臓ミトコンドリアでケトン体生成とβ酸化を誘導する. PPAR γは主に脂肪細胞で活性があり、非エステル化LCFAを感知し、それを貯蔵する. PPAR δはあらゆる組織で発現するが、特に骨格筋組織において高レベルで発現する. PPAR δは速筋線維よりも遅筋線維で多く発現し、その活性化は空腹時および長期運動時のLCFAへの骨格筋の依存性を高めるためにきわめて重要である. 絶食は骨格筋におけるPPAR δの発現を増加させ、その標的遺伝子FOXO1およびPDK4 (pyruvate dehydrogenase lipoamine kinase isoenzyme 4) を誘導し、PDK4はpyruvate dehydrogenaseを不活性化することによりグリコーゲン利用を抑制する. FOXO1はインスリンによって阻害される細胞代謝の調節因子であり、PGC1αを誘導することができる. 持

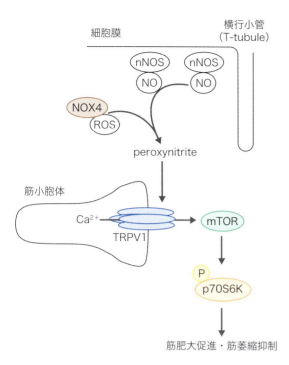

**図4　nNOSの活性化およびその後のTRPV1を介した細胞内Ca²⁺濃度の上昇が誘導する筋肥大シグナル経路**

活性化されたnNOSおよび産生されたNOは，NOX4により産生されたROSと反応してperoxynitriteとなり，NOおよびperoxynitriteはTRPV1を活性化し細胞内Ca²⁺濃度を上昇させる．この細胞内Ca²⁺濃度の上昇によりmTORが活性化し筋肥大は促進される．

久性運動とそれに伴うLCFAの増加は，活動骨格筋線維のPPARδの発現を増加させる[17]．このことは，PPARδが持久性運動の特徴である脂質代謝とミトコンドリア生合成の増加に関与していることを示唆している．骨格筋細胞膜に局在するTLR（Toll-like receptor）-2およびTLR-4は，持久性運動により高濃度で生体内を循環するLCFAによって活性化される．LCFAを増加させるために持久性運動を行った動物実験では，TLR2/4を介したシグナル経路はp38 MAPK（p38 mitogen-activated protein kinase）やJNK（c-Jun N-terminal kinase）を特異的に活性化することができるが，NF-κBには関与しなかった[18]．したがって，TLR2/4も持久性運動への生体適応に寄与する可能性がある．

### 6）骨格筋内血管新生に関与するストレッサー

筋組織のミトコンドリア含量と毛細血管新生の間には非常に密接な関係があると考えられている[19]．血管新生には筋組織の能動的および受動的伸展による因子だけでなく血流の増加によっても誘導される内皮細胞に対するせん断応力（shear stress）が血管新生の鍵であると長い間考えられてきた[20]．これらせん断応力および伸展が誘導する血管新生には内皮細胞，周皮細胞，筋細胞で発現するVEGFが中心的な役割を担っている．筋細胞ではVEGFを貯蔵している小胞が収縮中に筋細胞膜に移動しVEGFを細胞外間質へ放出する[21]．能動的もしくは受動的運動は間質のVEGFレベルを数倍増加させ，eNOS（endothelial nitric oxide synthase）がせん断応力誘導性の血管新生において主要な役割を担っている．運動に伴うβ-アドレナリン作動性シグナルはPGC1αを介して筋組織においてVEGF発現を誘導することも示されている[22]．このことは，運動が惹起させる筋の可塑性においてPGC1αが重要な働きを有することを特に強調している．

## おわりに

超高齢社会を迎えた本邦において，サルコペニアやフレイルなどの概念が確立されつつあり，骨格筋の量的可塑性に関する研究はこれまで以上に注目されてきている．一方，骨格筋は運動器としての機能に加え，代謝器官としても注目されている．臨床的にもインスリン感受性と骨格筋の筋線維タイプ，毛細血管密度，ミトコンドリア量との関連も報告されており，インスリン抵抗性を伴うメタボリックシンドロームや2型糖尿病の改善には筋量の増加だけではなく，筋線維の質的な変化が重要であるというコンセンサスが得られつつある．この筋線維の質的な可塑性を考えるうえで最も根幹をなす転写関連因子PGC1αの発現を誘導することは重要であり，本稿で記載したあらゆる生体内応答の多くが最終的にはPGC1αの発現を調節していることはたいへん興味深い．今後PGC1αに着目し，この分子の発現を効果的に誘導する運動処方や医薬品，機能性食品が開発されることが期待される．

## 文献

1) Sandri M, et al : Cell, 117 : 399-412, 2004
2) Rowe GC, et al : Circ Res, 115 : 504-517, 2014
3) Mortensen OH, et al : J Appl Physiol (1985), 103 : 1536-1542, 2007
4) Rowe GC, et al : PLoS One, 7 : e41817, 2012
5) Villena JA : FEBS J, 282 : 647-672, 2015
6) Ruas JL, et al : Cell, 151 : 1319-1331, 2012
7) Mounier R, et al : Trends Endocrinol Metab, 26 : 275-286, 2015
8) Tavi P & Westerblad H : J Physiol, 589 : 5021-5031, 2011
9) Norrbom J, et al : J Appl Physiol (1985), 96 : 189-194, 2004
10) Tanihata J, et al : Biochem Biophys Res Commun, 505 : 51-59, 2018
11) Balon TW & Nadler JL : J Appl Physiol (1985), 77 : 2519-2521, 1994
12) Powers SK, et al : Compr Physiol, 1 : 941-969, 2011
13) Suzuki N, et al : J Clin Invest, 117 : 2468-2476, 2007
14) Ito N, et al : Nat Med, 19 : 101-106, 2013
15) Gomez-Cabrera MC, et al : J Physiol, 567 : 113-120, 2005
16) Nakamura MT, et al : Prog Lipid Res, 53 : 124-144, 2014
17) Kannisto K, et al : Int J Mol Med, 17 : 45-52, 2006
18) Zbinden-Foncea H, et al : Med Sci Sports Exerc, 44 : 1463-1472, 2012
19) Hoppeler H & Kayar SR : News Physiol Sci, 3 : 113-116, 1988
20) Hellsten Y & Hoier B : Biochem Soc Trans, 42 : 1616-1622, 2014
21) Hoier B, et al : FASEB J, 27 : 3496-3504, 2013
22) Chan MC & Arany Z : Metabolism, 63 : 441-451, 2014

### ＜筆頭著者プロフィール＞

谷端　淳：2008年，早稲田大学大学院人間科学研究科修了（今泉和彦教授）．'08〜'10年早稲田大学人間科学学術院，'11〜'16年国立精神・神経医療研究センター神経研究所遺伝子疾患治療研究部（武田伸一部長，現センター理事），'17年より現所属助教．武田伸一博士のもとで行っていた細胞内$Ca^{2+}$動態に着目した筋ジストロフィー病態ならびに治療法開発を継続しつつ，現在は心筋の筋原線維の$Ca^{2+}$感受性の低下により発症する拡張型心筋症に対する治療法開発にも従事している．

第2章 組織・臓器，個体における動的恒常性とその破綻

Ⅱ．個体における動的恒常性とその破綻

# 9. 腸内細菌叢と宿主の健康維持・疾患発症とのかかわり

前田悠一，竹田　潔

腸内細菌叢は，ビタミンの合成，食物繊維の分解，免疫系の構築など宿主の健康維持において重要な役割を担っていることが知られている．近年では，腸内細菌叢の解析方法の進歩に伴い，健康維持だけではなく疾患発症における重要性も明らかになりつつある．無菌マウスに特定の菌を定着させたノトバイオート動物を用いることによって，特定の細菌と宿主の病態や生理に与える影響を詳細に評価することが可能となった．本稿では，炎症性腸疾患のみならず，腸管外で異常をきたすさまざまな疾患と腸内細菌叢との連環について紹介する．

## はじめに

　腸内細菌叢と宿主の健康維持や疾患発症における役割が近年注目されている．この領域の研究が進歩したのは，培養のみでは把握が困難であった腸内細菌叢の実態解明が，16S rDNAをターゲットとした網羅的DNAシークエンス解析法により可能となったことが大きく寄与している．さらに，腸内細菌叢は腸管のTh17細胞や制御性T細胞（Treg）などの分化・活性化に関与し，腸内環境の恒常性を維持している．この腸内細菌叢の組成が異常をきたすと（dysbiosis），宿主の腸管の免疫異常などを介して，全身の免疫異常に発展すると考えられる．

　本稿では，腸内細菌の宿主の健康維持における役割について説明し，腸内細菌叢とさまざまな疾患（肥満，動脈硬化症，関節リウマチ，脊椎関節炎，アレルギー）との関与について説明する．なかでも関節リウマチに関しては，われわれの実験結果を含め概説する．

## 1 腸内細菌叢と宿主の健康維持との関係

　ヒトの腸内には約1,000種類の細菌が生息し，総数30兆個に及ぶ細菌が共生していることが知られている．宿主は腸内細菌に住処を与えるとともに，腸内細菌は宿主へのエネルギー源の供給，免疫細胞の成熟，腸内環境の恒常性維持，病原菌に対する感染防御などにおいて重要な役割を果たしている．腸内細菌の存在しない無菌マウスでは，腸管のTh17細胞数は著明に減少しており，特定の腸内細菌を定着させることによっ

[略語]
**TMA**：trimethylamine
**TMAO**：TMA N-oxide

Intestinal microbiota in health and disease
Yuichi Maeda[1) 2)]/Kiyoshi Takeda[2)]：Department of Respiratory Medicine and Clinical Immunology, Graduate School of Medicine, Osaka University[1)]/Laboratory of Immune Regulation, Department of Microbiology and Immunology, Graduate School of Medicine, Osaka University[2)]（大阪大学大学院医学系研究科呼吸器・免疫内科学[1)]／大阪大学大学院医学系研究科免疫制御学[2)]）

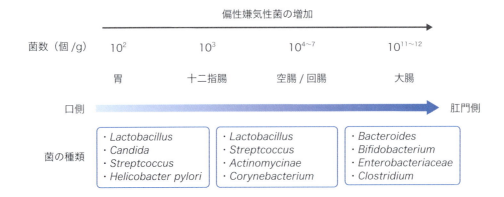

**図1 ヒト消化管における構成菌の変化**

てTh17細胞が誘導されることが証明されている[1].また,腸内細菌の代謝産物がFoxp3⁺Treg細胞の分化に重要であることが示されている[2].このように,腸内細菌は正常な免疫系の構築に必須であることがマウスの研究より明らかになっている.

ヒトの消化管は胃,十二指腸,小腸(空腸,回腸),大腸と続くが,部位により細菌の種類や菌数が異なることが知られている(**図1**).胃では,胃酸の影響もあり細菌数は少ないが,十二指腸では約$10^3$程度,小腸では$10^4 \sim 10^7$,大腸では$10^{11 \sim 12}$個/gの細菌が存在し,下部に行くにしたがって,酸素に弱い偏性嫌気性菌の数が増加する.腸内細菌叢はおおむね個人の間では同じ菌叢が保たれることが知られているが[3],年齢や環境因子(食事や抗生物質の使用)により影響されることが報告されている.また,疲労,不安などのストレスも腸内細菌叢のパターンを変化させることが知られている.

## 2 腸内細菌叢と疾患との関係

腸内細菌の菌種構成や菌数の異常(dysbiosis)が起こると,さまざまな疾患に関与することが明らかとなっている.炎症性腸疾患患者においてdysbiosisがみられるという多くの報告があるが[4],dysbiosisが炎症の原因であるか,結果であるかについては議論がある.本稿では,腸管外で異常をきたすいくつかの疾患(肥満,動脈硬化症,関節リウマチ,脊椎関節炎,アレルギー)におけるdysbiosisとその細菌叢の異常が病態にどのようにかかわるかについて,無菌マウスを用いた実験を含め最新の知見を説明する.

### 1) 肥満

腸内細菌叢と肥満に関する興味深い報告を紹介する.Turnbaughらは遺伝性の肥満マウス(ob/obマウス)の腸内細菌と,コントロールのマウスの腸内細菌を調べた[5].その結果,肥満マウスの腸内細菌叢は*Firmicutes*門細菌の増加と*Bacteroidetes*門細菌の低下により特徴づけられた.肥満マウスの腸内細菌叢とやせ型のマウスの腸内細菌叢をそれぞれ無菌マウスに移植したところ,肥満マウスの菌叢を移植した無菌マウスは体重増加を認めた.肥満マウスの腸内細菌叢を移入した無菌マウスは,便中のエネルギー喪失が少ないために肥満を発症することが明らかとなった.Ridauraらによる実験では,一方が肥満でもう一方がやせ型の双子の腸内細菌叢を無菌マウスに移入すると,肥満のヒトの腸内細菌を移入したマウスでは体重増加を認め肥満となった(**図2**).この結果より,ヒト腸内細菌においても,腸内細菌そのものが肥満を誘導することが明らかとなった[6].さらに,肥満のマウスとやせ型のマウスを一緒に飼育すると,肥満マウスの体重増加は軽減し,*Bacteroides*属の細菌が脂肪蓄積に対して抑制的に働いているということが判明した.

### 2) 動脈硬化症

腸内細菌叢と動脈硬化症に関しては,ホスファジルコリンの代謝産物が心血管疾患を惹起するという報

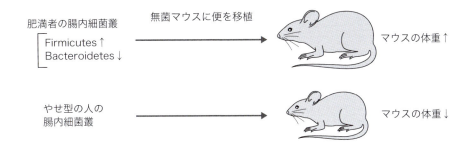

**図2 肥満と腸内細菌叢**

告がされている[7]．食事に含まれるホスファチジルコリンは，牛肉，卵などに含まれていて，腸内細菌の代謝によりTMA（trimethylamine）となる．TMAは腸管で吸収され，肝臓で代謝されることによりTMAO（trimethylamine N-oxide）となる．apoE-KOマウスという動脈硬化症のモデルマウスにホスファチジルコリンを多く含有した食事を摂取させると，血中のTMAOの濃度上昇を伴って，動脈硬化病変のサイズが増大した．抗生剤により腸内細菌の影響をなくすと，血中TMAOの濃度は低下し，動脈硬化病変のサイズは増大しなくなった．その後のTangらの臨床研究では，食事中のホスファチジルコリンの影響をヒトに介入する方法を用いて確認し，抗生剤により血中のTMAOが低下することを確認し，腸内細菌がTMAO産生に関与することを証明した．また，血中のTMAOの濃度とその後の心血管イベントの発症率を調べたところ，TMAOの濃度と新血管イベントとの有意な正の相関関係を認めた[8]．

### 3）関節リウマチ

発症早期の関節リウマチ（RA）患者の腸内細菌叢が，健常者と異なることが報告されている[9)10]．また，関節炎モデルマウスを用いた実験ではセグメント細菌などの腸内細菌がTh17細胞を誘導し関節炎発症に寄与することが示唆されている[11]．またIL-1レセプターアンタゴニストノックアウトマウスでは，無菌の環境では発症しないが，特定の細菌を定着させることによって関節炎が誘導されることが報告されている[12]．このように，ヒト関節リウマチの腸内細菌叢の異常と，関節炎モデルマウスでの腸内細菌叢の重要性はこれまでに報告があったが，ヒト腸内細菌叢の異常が関節炎にどのようにかかわるかは不明であった．

われわれは，日本人の発症早期のRA患者と健常者の腸内細菌叢を16S rRNA遺伝子を標的とした次世代シークエンス法にて比較した[13]．一部の早期RA患者に*Prevotella*という偏性嫌気性菌の増加を認めた．そのなかでも，*Prevotella copri*菌が優勢であった．次に，この腸内細菌が関節炎発症にかかわるかどうかを調べるために，T細胞に異常のある関節炎モデルマウス（SKGマウス）を無菌化し，*Prevotella copri*の多いRA患者と，健常者の腸内細菌叢を，それぞれ定着させた．ヒトの腸内細菌叢が無菌のSKGマウスに定着し，ヒト腸内細菌叢がマウスに再現することができた．そして，ヒト腸内細菌叢を定着させたマウスにザイモサン（βグルカン）を注射したところ，RA患者の腸内細菌叢をもったマウスは，大腸でのTh17細胞の増加とともに重篤な関節炎を認めた（**図3**）．*Prevotella copri*は腸管での自然免疫の活性化を介して自己抗原との反応性を増加させることによりTh17細胞の分化を誘導し，関節炎に寄与することが示唆された．これらの実験により，関節リウマチにおける腸内細菌叢の重要性が，ヒトの腸内細菌叢をマウスに再現することにより証明された．今後は，ヒトの関節リウマチの病態にどのように*Prevotella copri*菌が関与しているのか詳細な検討が必要である．

### 4）脊椎関節炎

脊椎関節炎（spondyloarthritis：SpA）は，脊椎などの体軸関節炎に末梢の関節炎および関節外症状（指趾炎，ぶどう膜炎，乾癬）などを合併するIL-23/Th17

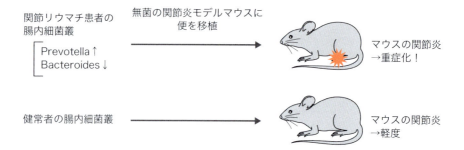

図3 関節リウマチと腸内細菌叢

表 アレルギー疾患と腸内細菌叢

| 環境の違い | 増加した細菌 | 減少した細菌 |
|---|---|---|
| 動物曝露が少ない | Clostridiae | Bacteroides, Bifidobacteria, Enterococci |
| 帝王切開 | Klebsiella, Enterobacter, Clostridiae | Bacteroides, Bifidobacteria, Escherichia coli |
| 兄弟の数が少ない | Clostridiae | Bacteroides, Lactobacillus |
| 周産期抗生剤使用 | Proteobacteria, Enterobacteriaceae | Bifidobacteria, Lactobacillus |

が病態に関与すると考えられている疾患である．SpAはHLA-B27などの遺伝素因をもつ個体が何らかの環境要因（外傷，感染，ストレス，肥満など）を伴って発症すると考えられる．SpAのなかで，関節炎発症前に自己免疫学的異常が先行する疾患としては関節症性乾癬があげられる．乾癬という皮膚疾患を発症してから30年の罹病期間内に約30％の患者が関節症性乾癬に移行すると考えられている[14]．関節症性乾癬と皮膚の細菌叢に関する報告は数多く認められるが[15]，腸内細菌叢との関連については，報告が少ない．アメリカ合衆国の報告では，関節症性乾癬患者において，腸内細菌の多様性の低下，*Akkermansia*の低下を認めた[16]．この細菌叢の変化は炎症性腸疾患患者の腸内細菌叢の変化と類似していた．一方，強直性脊椎炎患者では，約7割が無症候性の腸炎を呈していて，腸炎の病勢が脊椎炎の病勢と関連することが報告されている[17]．また，一部の強直性脊椎炎患者では炎症性腸疾患に類似した腸炎を合併することが知られている．RAとSpAと健常者の腸内細菌叢を調べたフランスの研究では，SpA患者で*Ruminococcus gnavus*が他の群と比較し2〜3倍に増加していた[18]．*Ruminococcus gnavus*の比率は，SpAの疾患活動性や炎症性腸疾患の罹患率と正の相関関係を認めた．以上の結果より，SpAの病態には，腸炎もしくは腸内細菌叢の変化が深くかかわっていることが考えられた．

### 5）アレルギー疾患

次にアレルギー疾患と腸内細菌叢との関連について説明する．出生直後の腸内細菌叢の変化が，その後の獲得免疫系や疾患の発症に関与することが明らかになりつつある．乳児の腸内細菌叢の構築には，母親の腸内細菌叢，経腟分娩か帝王切開か，母乳栄養か人工栄養か，抗生剤の使用の有無などの因子が関与するとされている（表）．

オランダの生後1カ月の1,032人の乳児を対象としたコホート研究では，帝王切開で生まれた児は，経腟分娩で生まれた児と比較して有意に腸内の*Bifidobacteria, Bacteroides*が減少し，*Clostridium difficile*が増加していた．人工乳で育てられた児は，母乳栄養の児と比較して，*Escherichia coli, C. difficile, Bacteroides, Lactobacilli*が増加していた．また，スウェーデンの研究者らは，帝王切開で生まれた児と経腟分娩で生まれた児の腸内細菌叢をメタゲノムショットガンシークエンス法にて調べた．生直後において，経腟分娩で生まれた児は母親の細菌叢と類似していたが，帝王切開で生まれた児は母親の細菌叢の影響を受けにく

く, *Bacteroides*が減少していることが明らかとなった[19].

乳幼児のアトピーや喘息の患者で, dysbiosisが認められることを示す報告がある. 北ヨーロッパの2歳のアレルギー児と健常児の腸内細菌叢を比較したところ, アレルギー児では, 健常児に比較して, *Lactobacillus*, *Bacteroides*の検出率が低いことが示された[20]. さらに, アレルギー児は, 生後1カ月および3カ月においての*Bifidobacterium*の検出率が低いことを前向き調査で確認した. これらの結果より, 腸内細菌叢の変化はアレルギー発症に先行して起こっている可能性が示唆された.

## おわりに

本稿ではさまざまな疾患における腸内細菌叢の異常や, 疾患発症のメカニズムについてわれわれの知見を含め概説した. 無菌マウスを用いた研究により, 特定の腸内細菌が病態にどのようにかかわるのかについて理解が進んでいる. これらの研究が進めば, 腸内細菌叢をターゲットとした新たな疾患予防や治療戦略が可能になると考えられる.

## 文献

1) Ivanov II, et al：Cell, 139：485-498, 2009
2) Furusawa Y, et al：Nature, 504：446-450, 2013
3) Ley RE, et al：Nature, 444：1022-1023, 2006
4) Andoh A, et al：J Gastroenterol, 47：1298-1307, 2012
5) Turnbaugh PJ, et al：Nature, 444：1027-1031, 2006
6) Ridaura VK, et al：Science, 341：1241214, 2013
7) Wang Z, et al：Nature, 472：57-63, 2011
8) Tang WH, et al：N Engl J Med, 368：1575-1584, 2013
9) Scher JU, et al：Elife, 2：e01202, 2013
10) Zhang X, et al：Nat Med, 21：895-905, 2015
11) Wu HJ, et al：Immunity, 32：815-827, 2010
12) Abdollahi-Roodsaz S, et al：J Clin Invest, 118：205-216, 2008
13) Maeda Y, et al：Arthritis Rheumatol, 68：2646-2661, 2016
14) Christophers E, et al：J Eur Acad Dermatol Venereol, 24：548-554, 2010
15) Castelino M, et al：Lancet, 385 Suppl 1：S27, 2015
16) Scher JU, et al：Arthritis Rheumatol, 67：128-139, 2015
17) Mielants H, et al：J Rheumatol, 12：294-298, 1985
18) Breban M, et al：Ann Rheum Dis, 76：1614-1622, 2017
19) Bäckhed F, et al：Cell Host Microbe, 17：852, 2015
20) Björkstén B, et al：Clin Exp Allergy, 29：342-346, 1999

＜筆頭著者プロフィール＞
前田悠一：2007年大阪医科大学医学部卒業. '12年より大阪大学大学院医学系研究科免疫制御学の竹田潔教授の元, 研究を開始. '16年大阪大学大学院医学系研究科・博士課程修了. '17年より大阪大学大学院医学系研究科呼吸器・免疫内科学助教. 関節リウマチ患者の腸内細菌叢に関する研究を継続して行っている. 関節リウマチの病態の解明を進めるとともに, 腸内細菌叢を是正することによる新たな発症予防, 治療戦略を模索したい.

第2章 組織・臓器，個体における動的恒常性とその破綻

Ⅱ．個体における動的恒常性とその破綻

# 10. 組織恒常性の維持にかかわる自然リンパ球の多様な制御機構

吉澤彰宏，茂呂和世

自然免疫系において，ヘルパーT細胞サブセットのサイトカイン産生パターンを示す自然リンパ球（innate lymphoid cell：ILC）が次々と報告されてきた．ILCは，その多くが組織常在型細胞（tissue-resident cell）であり，組織の構成成分の一角をなす細胞集団と考えられ，組織の恒常性維持に深く関与することがわかってきた．この10年間ほどで蓄積されたILCに関連する新知見は，感染排除・炎症などの古典的な免疫機構にとどまらず，代謝，組織リモデリング・修復，神経内分泌系やサーカディアンリズムによる制御など多岐にわたる．本稿では，それらの新しい知見について概説したい．

## はじめに

ILC（含NK細胞）は，エフェクターT細胞に対する，自然免疫系のカウンターパートである．つまり，ILC1，ILC2，ILC3は，CD4$^+$ヘルパーT細胞（Th）1，Th2，Th17に対応し，NKは細胞傷害性CD8$^+$T細

[略語]
- **β2AR**：beta-2 adrenergic receptor（ベータ2アドレナリン受容体）
- **AREG**：amphiregulin（アンフィレグリン）
- **Chrm**：cholinergic receptor muscarinic（ムスカリン性アセチルコリン受容体）
- **CSF2**：colony stimulating factor 2
- **E. Coli**：*Escherichia coli*（大腸菌）
- **GC**：glucocorticoids
- **GVHD**：graft versus host disease（移植片対宿主病）
- **IFNγ**：interferon gamma
- **ILC**：innate lymphoid cell（自然リンパ球）
- **ILC1**：group 1 ILC
- **ILC2**：group 2 ILC
- **ILC3**：group 3 ILC
- **LT**：leukotriene（ロイコトリエン）
- **LXA$_4$**：lipoxin A$_4$
- **LX**：lipoxin（リポキシン）
- **NFIL3**：nuclear factor interleukin 3
- **NK**：natural killer（ナチュラルキラー）
- **NMU**：neuromedin U
- **Pcsk1**：proprotein convertase subtilisin/kenxin 1
- **PCTR1**：protectin conjugates in tissue regeneration 1
- **PG**：prostaglandin（プロスタグランジン）
- **Reg3β**：Regenerating family member 3 beta
- **Reg3γ**：Regenerating family member 3 gamma
- **STAT**：signal transducer and activator of transcription
- **UCP1**：uncoupling protein 1
- **VIP**：vasoactive intestinal peptide（血管作動性腸管ペプチド）

胞に相当する．各ILCはウイルス，細菌，寄生虫等，病原微生物の初期の排除に最前線でかかわり，またアレルギー反応を含めた炎症の惹起に寄与することは今や周知の事実である．ILCの多くはtissue-resident cellとして健常組織に常在すると考えられている[1]．胎児期の肝臓でIL-7，Notchシグナル依存的に運命づけられたILC前駆細胞は，血流によって非リンパ組織にリクルートされた後，さらにIL-7等の局所生存シグナルを受けとることで，組織に常在するようになる．組織やその微小環境の相違により，表面マーカーや機能の違いはあるが，組織の「常勤構成員」として，微小環境の変化に迅速に対応することができる．その特質ゆえに，形態形成・代謝・組織リモデリングや修復・再生・成長等，組織の恒常性維持にも深くかかわっていることが明らかとなってきた．特に腸管，肺，脂肪組織においてその重要性が唱えられている．

## 1 食餌栄養素によるILCの制御

宿主の栄養状態がILCの反応性を調節したり，病原微生物への感受性を変化させたりするとの報告が近年相次いでいる．ILCの割合や活性化の度合いは，常在環境での微量な栄養素や食餌由来代謝物に大きく影響される．

例えば，ビタミンAの欠乏マウスは，腸管におけるILC3の細胞数低下をきたし，ILC3からのIL-22の産生減少による*Citrobacter rodentium*に対する易感染性を示すようになる[2]．反対に，その代謝産物であるレチノイン酸（RA）を投与した場合，ILC3とγδT細胞からのIL-22産生が亢進し，*C. rodentium*に対する防御能が回復する[3]．IL-22は主にILC3から産生され，腸管上皮細胞上のIL-22受容体を介して，抗菌ペプチド産生を誘導するため，腸管細菌叢と腸管免疫の平衡が保たれる．また樹状細胞から産生されるRAは，ILC1とILC3上の腸管ホーミングレセプター（CCR9，α4β7）の発現を促し[4]，ILC3の分化や機能に重要な転写因子RORγtの発現を亢進させることが報告されている[2]．トリプトファンの代謝産物（野菜ならキャベツ，ブロッコリーやカリフラワーに含まれる）はAhR（aryl hydrocarbon receptor）への結合を介して，直接ILC3の機能に影響を与え，IL-22の産生維持を介して，腸管免疫の恒常性を保つ[5]．

2型免疫応答の中心をなすILC2も，栄養素による制御機構をもち合わせる．RAはIL-7受容体の発現低下を介して，ILC2の増殖を抑制する．逆にRA欠乏時は，脂肪酸を利用しILC2が増殖し，IL-13分泌量が増加することにより，寄生虫排除効率が高まると報告されている[6]．食餌栄養素によるRA受容体，AhRへのリガンド結合が，ILC2，ILC3を介した粘膜免疫を制御することや，栄養失調時にも宿主の感染防御能が維持される機構があることは，非常に興味深い．

プロスタグランジン（PGs），ロイコトリエン（LTs），リポキシン（LXs）などの，脂質メディエーターは長鎖不飽和脂肪酸から合成されるアラキドン酸に由来するが，これらも多面的に自然免疫を制御することがわかっている．$PGD_2$は強力な化学誘引物質（chemoattractant）でありPGD2受容体（もしくはCRTH2；ヒトILC2のマーカーの1つに頻用される）を介して，ILC2を強く活性化する．同様に$LTD_4$もILC2由来のIL-4産生を促進し，2型免疫応答を強く誘導する．しかしながら，同じ脂質メディエーターでも逆の作用をもつものも存在し，$PGI_2$や$LXA_4$はILC2の活性化を抑制するように働く[7]．

## 2 ILCと脂肪代謝

内臓脂肪組織中にはさまざまな免疫細胞が存在しているが，ILC2もそのうちの1つである．ILC2は脂肪組織中で2型免疫応答の環境を維持することで，その代謝恒常性の維持に寄与し，"やせ型"に保っていることが知られている．ILC2は，IL-13を産生することでM2マクロファージへの偏向を誘導し脂肪組織の環境を制御している．しかしながら，その恒常性が破綻すると，軽度の1型炎症が持続することで"肥満"へと向かってしまう[8]．

IL-33によって維持され，内臓脂肪に常在するILC2は，いくつかの異なるメカニズムによって，カロリー消費を行い脂肪代謝を維持し，肥満化とそれに伴う1型炎症を抑制している．ILC2由来のIL-4は直接に脂肪前駆細胞の増殖とベージュ脂肪細胞へと分化を促進させる[9]．ベージュ脂肪細胞は多量のミトコンドリアとUCP1（uncoupling protein 1）の発現で特徴づけ

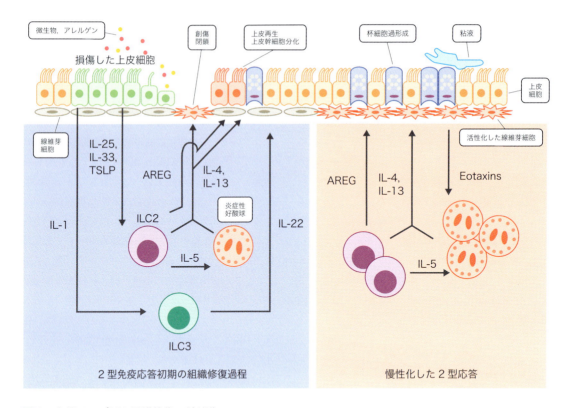

**図1　自然リンパ球と組織修復，線維化**
損傷を受けた上皮細胞から放出されるアラーミンであるIL-25, IL-33, TSLPを介して，ILC2はIL-4, IL-5やIL-13など2型サイトカインを産生する．ILC2が直接産生するIL-4やIL-13，もしくはIL-5により誘導された好酸球が産生するIL-4やIL-13に反応して，線維芽細胞は増殖し，膠原線維の増生を介して，創傷を治癒に向かわせる．それらのサイトカインは，同時に上皮幹細胞の分化を誘導することで，タフト細胞や杯細胞が形成される．さらに，上皮増殖因子の1つであるアンフィレグリン（AREG）は創傷面の再上皮化を促す．また，同じくアラーミンの1つであるIL-1に反応したILC3は，IL-22分泌を介して，損傷治癒に寄与する．IL-13シグナルに反応した上皮細胞や線維芽細胞は，Eotaxinを分泌し，さらに炎症性好酸球をリクルートし，創傷治癒を促進する．文献30より引用．

られるが[10]，ILC2はPcsk1 (proprotein convertase subtilisin/kenxin 1) の発現を介して，proenkephalin AからMetEnk (methionine-enkephalin A) を産生しUCP1を誘導することで，熱産生と白色脂肪細胞のベージュ化をもたらす[8]．

微小環境が1型炎症へシフトした，肥満体の内臓脂肪組織では，細胞傷害性からIFN-γ産生性へと機能的に変化したILC1や，IFN-γによって機能的に抑制されたIL-33誘導性ILC2の集積が認められる．また，炎症性M1マクロファージへの偏向は，インスリン抵抗性を促進させる[11]．

## 3　2型免疫応答と組織リモデリング・組織修復

ILC2は腸管における寄生虫排除に大きな役割を果たす．そもそも，外界との境界臓器におけるそれらの駆除は，2型免疫応答の基礎的な特質の1つであるが，その過程は広範囲の組織リモデリングを起こす．腸管上皮層に存在するタフト細胞は，寄生虫感染時に多量のIL-25を分泌し，ILC2を活性化する．ILC2から放出されるIL-13は上皮腺窩（epithelial crypt）に存在する上皮前駆細胞をタフト細胞や杯細胞へ分化させ，それらの増殖を促進する．タフト細胞，ILC2がかかわる2型免疫応答による腸管上皮のリモデリングには，上皮前駆細胞の

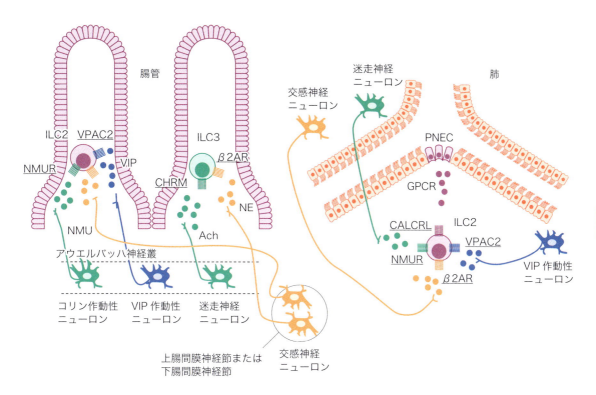

**図2　神経内分泌系により調節される自然リンパ球**
A）腸管における，ILC2, ILC3の制御．コリン作動性ニューロンから産生されるNMU（ニューロメジンU）は腸管ILC2をNMU受容体を介して活性化し，IL-5, IL-13を分泌させ寄生虫感染に防御的に働く．またILC2はβ2受容体やVIP受容体（VPAC2）も発現し，交感神経線維やVIP作動性ニューロンからも調節を受ける．ILC3は，β2受容体やムスカリン性アセチルコリン受容体（CHRM）を発現し，それぞれを介し交感神経系と副交感神経系からの調節を受ける．B）肺におけるILC2の制御．肺実質内のILC2は，交感神経ニューロン，迷走神経ニューロン，VIP作動性ニューロンだけではなく，CALCRL（calcitonin receptor-like）を介して，肺神経内分泌細胞（pulmonary neuroendocrine cells：PNECs）から産生されCGPR（calcistonine gene related peptide）からも調節を受ける．

Notchシグナルの関与が想定されている[15]．

免疫系の活性化は，その代償として組織破壊を伴うこともある．ILC2は，上皮増殖因子受容体のリガンドであるAREG（amphiregulin）を産生することで，免疫反応に伴う組織破壊を軽減することが知られている．AREGは上皮細胞の増殖・分化を制御し，インフルエンザ感染後の上皮組織修復に役割を果たす[16]．しかしながら，IL-13やAREGなど組織修復を促すサイトカインが，慢性的な炎症下において無調節に働くと，一転して線維化を引き起こすことがあり，筋芽細胞の分化・増殖，細胞外マトリクスの沈着を誘導してしまう．2型免疫応答における組織修復と，病的な線維化は表裏一体の関係にあると言えよう（図1）．

また，好酸球から産生されるIL-4も創傷治癒に働くことが報告されている．肝障害モデルにおいて，好酸球由来IL-4は，肝細胞上のIL-4受容体シグナルを介して，傷害された肝臓における肝細胞の増殖に促す[17]，骨格筋傷害/再生モデルにおいても，IL-4産生好酸球が筋損傷部位にリクルートされ，それらが筋組織に常在するfibro-adipocyte前駆細胞を筋細胞へと分化させるという研究がある[18]．

## 4 組織修復におけるILC1，ILC3の役割

2型免疫応答だけでなく，1型応答，3型応答も間接的に組織修復にかかわっている．2型応答による組織修復を行い，恒常性を取り戻す前に，傷害された組織から外来微生物，死細胞やその破片は除去されなくて

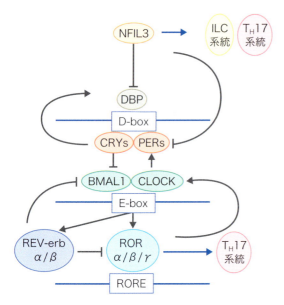

**図3　サーカディアンリズムと自然リンパ球**
サーカディアンリズムは3つの連結した転写因子フィードバックループによって制御されている．サーカディアン振動を示すNFIL3とRORαはILCと$T_H$17系統への分化を制御している．文献27より引用．

はならない．そのプロセスに，細胞傷害性を発揮するILC1/NK細胞やマクロファージ等の食細胞が関与し，病原体や感染細胞は死滅させられ，死細胞や細胞外マトリクスは細胞内に取り込まれ消化される．健常組織に影響が及ばぬよう，2型応答による修復機転が働いているときに，この働きは限定されている．

境界組織である腸管上皮においては，3型免疫応答により，外来微生物感染から保護されている．例えば，ILC3から主に分泌されるIL-22は，上皮細胞に抗菌ペプチドであるReg3γ，Reg3βの誘導を促し，防御作用を発揮する．また，IL-22は，STAT3の活性化を通じて，上皮組織を放射線，抗がん剤，GVHDによるアポトーシスから保護することも報告されている[19]．

## 5　神経内分泌系によるILC反応の制御

微小環境の変化を検知した神経内分泌系が，免疫反応の強度と時間を制御することで，個体の恒常性を制御しているということは，最近のトピックスの1つである（図2）．

視床下部-下垂体-副腎（HPA：hypothalamic-pituitary-adrenal）系は，通常，サーカディアンリズムに従って，血中への糖質コルチコイド（GC）を放出する．一方，感染時にはLPSに誘導されたIL-6，IL-1β，TNF-αがHPA系を刺激し，GCの産生を促進させる．血中GCはGC受容体を介して，ILC1やNK細胞のIFN-γ産生を阻害し，エンドトキシンショック※から個体を保護する．この経路の破綻は多量のIFN-γ分泌を許し，最終的には宿主を死に追いこむことになる[20]．

一般的に，主に免疫系以外の恒常性維持のために働いていると考えられていた，神経伝達物質・神経ペプチドが，免疫細胞を直接的に制御し，組織損傷や感染に対する免疫反応を精密に制御している事実がしだいに明らかとなってきた．例えば，心拍数や血圧，血管トーヌス（血管壁の収縮力）の調節に作用するエピネフリン・ノルエピネフリンの受容体であるβ2アドレナリン受容体（β2AR）はILC2に発現し，それを負に制御している．つまり，β2ARを不活性化することで，ILC2や好酸球を増殖させ，2型サイトカイン応答を増幅し，結果的に寄生虫排除効率を高められることがマウス実験で示されている[21]．

また，コリン作動性ニューロンの伝達物質であるアセチルコリン（Ach）の受容体（Chrm）は，ILC3に発現しているとの報告がある[22]．それによると，マウスの（コリン作動性ニューロンである）迷走神経を切断すると，保護分子である脂質メディエーターPCTR1の減少を介してILC3数が減少し，E. Coli 感染が遷延する．AchはILC3におけるPCTR1経路を活性化し，迷走神経切断モデルマウスに，AchとILC3を移入するとE. Coli 排除能が回復した．

"Neuro-Immune circuit"が，粘膜免疫の恒常性を保つ例は数多く報告されている．ニューロメジンU

> ※　**エンドトキシンショック**
> グラム陰性桿菌の死滅や破壊にともない，細胞壁構成成分であるリポ多糖類（エンドトキシンと総称）が体内に放出されると，単球・マクロファージは，細胞膜レセプターであるCD14およびTLR-4を介してそれらを認識し，TNF-α，IL-1，IL-6やIL-8などのサイトカインや，プロスタグランジンなどの炎症性メディエーターを産生する．これらのメディエーターの相互作用により血管内皮障害，血管透過性亢進や好中球・凝固系の活性化が惹起され，急性の全身性の循環不全が起こることをさす．

（NMU）産生ニューロンは，腸管と肺においてILC2の近傍に存在し，NMU受容体（NMUR1）がILC2に選択的に発現している[23]．この神経ペプチドはILC2にIL-5，IL-13，AREG，CSF2の分泌を促し，感染寄生虫からの防御作用を発揮し，腸管恒常性維持に寄与する．腸管マクロファージが腸内細菌に応答し分泌するBMP2（bone morphogenetic peptide2）は，コリン作動性ニューロンに作用しCSF1（corony-stimulating factor1）を産生させる．さらにそれがマクロファージに作用し，常在細菌と腸管免疫との平衡維持をもたらす[24]．

血管作動性腸管ペプチドVIPの受容体（Vipr2）は，腸管ILC3の表面に発現しており，VIP作動性ニューロンの活性化がIL-22等のILC3のサイトカイン産生を抑制するとの研究がある．VIP作動性ニューロンの調節は腸管微生物に対する宿主防御を変化させうる[25]．その一方でILC2はVipr2を介してVIPにより活性化され，IL-13の産生亢進をもたらし，気管支喘息が増悪することがマウスモデルで示唆されている[26]．

## 6 サーカディアンリズムと自然免疫

アレルギー性疾患を含め多くの疾患は，経験的に，明らかな時間特異性があることが知られてきたが，自然免疫にせよ獲得免疫にせよ，ほとんどの免疫反応はサーカディアンリズム（概日リズム）に支配されていると言われている[27]．少なくとも，サーカディアン時計により制御される転写因子NFIL3（nuclear factor interleukin 3）は，ILCの共通前駆細胞からILC3への分化に必要であるとの報告がある[28]．腸管上皮細胞内での*Nfil3*の転写は，日周性リズムをもち，その振幅は腸内細菌によって制御される．そのリズムはILC3を介して，腸管上皮の脂質貯蔵に影響を与える[29]．これらの事実は，腸内で複雑に制御されるサーカディアンリズムに影響を受けたILCが，宿主の代謝や恒常性維持に密接にかかわることを示している（図3）．

## おわりに

自然リンパ球の分化機構や機能解析が進み，個体の動的恒常性における自然リンパ球の重要性が明らかになってきた．しかも，知見が蓄積されるにつれ，今までは思いも寄らなかった実に多様な機構で，自然免疫系が制御されていることに驚かされるばかりである．今後，多角的アプローチから，炎症性疾患への新規治療法が開発されることを期待する．

## 文献

1) Gasteiger G, et al：Science, 350：981-985, 2015
2) van de Pavert SA, et al：Nature, 508：123-127, 2014
3) Mielke LA, et al：J Exp Med, 210：1117-1124, 2013
4) Kim MH, et al：Immunity, 43：107-119, 2015
5) Qiu J, et al：Immunity, 36：92-104, 2012
6) Wilhelm C, et al：J Exp Med, 213：1409-1418, 2016
7) Wilhelm C, et al：Front Immunol, 8：1742, 2017
8) Brestoff JR, et al：Nature, 519：242-246, 2015
9) Lee MW, et al：Cell, 160：74-87, 2015
10) Pfeifer A & Hoffmann LS：Annu Rev Pharmacol Toxicol, 55：207-227, 2015
11) Lee BC, et al：Cell Metab, 23：685-698, 2016
12) O'Sullivan TE, et al：Immunity, 45：428-441, 2016
13) Wensveen FM, et al：Nat Immunol, 16：376-385, 2015
14) Molofsky AB, et al：Immunity, 43：161-174, 2015
15) von Moltke J, et al：Nature, 529：221-225, 2016
16) Zaiss DMW, et al：Immunity, 42：216-226, 2015
17) Goh YP, et al：Proc Natl Acad Sci U S A, 110：9914-9919, 2013
18) Heredia JE, et al：Cell, 153：376-388, 2013
19) Lindemans CA, et al：Nature, 528：560-564, 2015
20) Quatrini L, et al：J Exp Med, 214：3531-3541, 2017
21) Moriyama S, et al：Science, 359：1056-1061, 2018
22) Dalli J, et al：Immunity, 46：92-105, 2017
23) Klose CSN, et al：Nature, 549：282-286, 2017
24) Veiga-Fernandes H & Artis D：Science, 359：1465-1466, 2018
25) Talbot J：ILC2018 The 3rd International Conference on Innate Lymphoid Cells
26) Talbot S, et al：Neuron, 87：341-354, 2015
27) Man K, et al：Science, 354：999-1003, 2016
28) Seillet C, et al：J Exp Med, 211：1733-1740, 2014
29) Wang Y, et al：Science, 357：912-916, 2017
30) Gieseck RL 3rd, et al：Nat Rev Immunol, 18：62-76, 2018

### ＜筆頭著者プロフィール＞

吉澤彰宏：2001年慶應義塾大学医学部卒業．同医学部内科系大学院にて自己免疫性心筋炎モデルマウスの研究で学位を取得（医学博士）．慶應義塾大学病院循環器内科，東京歯科大学市川総合病院循環器内科助教を経て，'13年ハーバード大学ダナ・ファーバーがん研究所Ellis Reinherz研究室にてリサーチフェロー．4年間tissue-resident memory T cellの研究に従事し，帰国後より現職．ILC2にステロイド抵抗性をもたらす機構の解明をテーマに研究を続けている．

第2章 組織・臓器，個体における動的恒常性とその破綻

Ⅱ．個体における動的恒常性とその破綻

# 11. CBM複合体シグナリングの異常によるリンパ球恒常性の破綻と疾患の発症

原　博満

CBM（CARD11-BCL10-MALT1）複合体は，リンパ球抗原受容体を介したNF-κB，JNK，mTORC1シグナルの活性化を制御し，リンパ球の活性化，増殖，生存，分化に必須の役割を演じる．先天性のCBM遺伝子の機能喪失型変異は複合型免疫不全症やアトピー性疾患をきたし，機能獲得型変異はBリンパ球増殖性疾患（BENTA症候群）や自己免疫疾患を発症させる．また，さまざまな悪性リンパ腫において，高頻度に*CARD11*およびその上流のシグナル分子の機能獲得型体細胞変異が発見されている．本稿では，CBMシグナルの制御機構とその異常によって引き起こされる各種疾患について解説する．

## はじめに

転写因子NF-κBは免疫応答にかかわるさまざまな受容体からのシグナルで活性化され，その異常は炎症性疾患，がん，自己免疫疾患，免疫不全症などの発症原因となる．CARD11-BCL10-MALT1（各頭文字をとってCBM）複合体はリンパ球抗原受容体を介したNF-κB活性化に必須の役割を演じる[1]．ここ数年の研究により，CBM複合体あるいはその制御シグナル分子の遺伝子異常が，免疫不全，アトピー性疾患，自己免疫疾患，リンパ球増殖性疾患，悪性リンパ腫の発症原因となることが次々と明らかになってきている．本稿では，急速に増えつつあるこれら"CBM症"ともいうべき疾患群についての最新の知見を紹介し，その発症機構や治療展望について議論する．

## 1 CBM複合体とリンパ球抗原受容体シグナル

CBM複合体は，リンパ球抗原受容体（TCR，BCR）を介したNF-κB，JNK，mTORC1活性化に必須の役割を果たす[1]（図1）．また，TCRの共刺激分子であるCD28を介したNF-κBシグナルの増強にも必要とされる．CARD11は，N末端側にBCL10との会合に必要なCARDドメイン，自己重合にかかわるCC（coiled-coil）ドメインを有し，C末端側にMAGUKファミリーの特徴であるPDZ，SH3，GUKドメインを有する．CCとPDZドメインの間のリンカー領域には複数のPKCリン酸化標的部位が存在する（図1A）．CARDとCCドメインの間にはLATCHとよばれる制御領域があり，通常状態ではLATCHとリンカー領域の分子内会合によってCARD11分子が折り畳まれ，シグナルの活性化が抑

---

Breakdown of lymphocyte homeostasis and disease development caused by CBM signaling abnormalities
Hiromitsu Hara：Department of Immunology, Graduate School of Medicine and Dental Sciences, Kagoshima University
（鹿児島大学大学院医歯学総合研究科感染防御学講座免疫学分野）

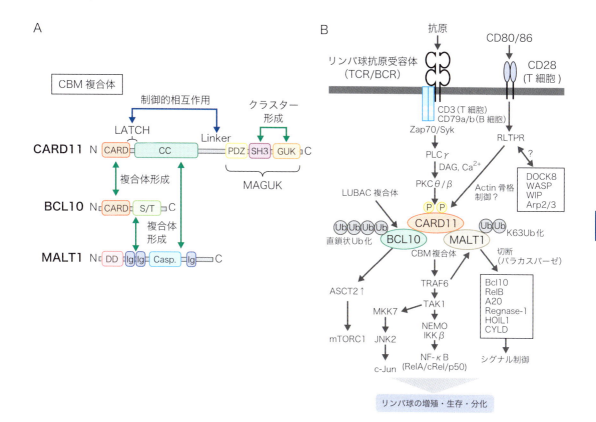

### 図1　CBM複合体と抗原受容体シグナリングにおける役割

**A)** CBM (CARD11-BCL10-MALT1) 複合体の構造．緑矢印は複合体の形成およびシグナル活性化にかかわる分子間／分子内相互作用，青矢印はシグナルの抑制にかかわる分子内相互作用を示す．CARD11のC末端に存在するPDZ，SH3，GUKドメインはMAGUKファミリーの特徴となる．CARD：caspase recruitment domain, CC：coiled-coil domain, PDZ：PSD95, DLGA and ZO1 homology domain, SH3：Src-homology 3 domain, GUK：guanylate kinase domain, MAGUK：membrane-associated guanylate kinase, S/T：serine/threonine-rich domain, DD：death domain, Ig：immunoglobulin-like domaim, Casp：paracaspase domain. **B)** CBM複合体が制御するリンパ球抗原受容体シグナル．CBM複合体は抗原受容体（TCR，BCR）や共刺激分子CD28の下流でNF-κB，JNK，mTORC1の活性化にかかわり，リンパ球の増殖，生存，分化を制御する．

制されている[2]．抗原受容体から刺激が入ると，PKCθ（T細胞）やPKCβ（B細胞）によるリンカー領域のリン酸化が生じることでLATCHとの会合が解除され，CARDやCCドメインが開放されてBCL10，MALT1との会合やCBMの多量体化が可能となり，下流シグナルの活性化が生じる（**図1B**）．多量体化したMALT1は，TRAF6によるNEMOのK63ユビキチン化，およびLUBAC複合体によるNEMO（IKKの制御サブユニット）とBCL10の直鎖状ユビキチン化を誘導することでTAK1とIKKβを活性化し，古典的NF-κB（RelA/cRel/p50）が活性化される．またTAK1はMKK7を介してJNK2を活性化する．さらに，NF-κB非依存的にmTORC1経路も活性化される[3]．MALT1はパラカスペース活性を有し，BCL10，RelB，A20，Regnase-1，HOIL1，CYLDなど，NF-κBやmTOR経路にかかわる基質を切断することでシグナルを制御する[4]．

CARD11，BCL10，MALT1の欠損マウスはおおむね類似の形質を示す[1]．末梢の総T，B細胞数は野生型マウスと同等であるが，制御性T細胞（Treg）の減少，脾臓の成熟濾胞B細胞（IgM^low IgD^hi）および辺縁帯B細胞（CD21^hi CD23^-）の減少，腹腔B-1B細胞の消失などが観察される．TCRおよびBCRを介したリンパ球活性化が著しく不全となり，全クラスの血清Igが顕著

に減少し，胸腺依存性および非依存性抗原に対する抗体産生応答が著しく障害される．抗原受容体シグナルは，NF-κB，JNKの活性化が顕著に低下する一方，p38やERKの活性化は正常に誘導される．

## 2 CARD11遺伝子の異常による疾患の発症

### 1) CBM欠損による複合型免疫不全症の発症

CARD11の生殖系列ホモ接合機能喪失（loss-of-function：LOF）変異は複合型免疫不全症（combined immunodeficiency：CID）を発症する［OMIM 617638］[5]．これまで3例のCARD11欠損の報告がなされており（p.F902_Q946del，p.Q945*，p.C150*），CCドメインかGUKドメインのいずれかに変異が存在する（図2）．p.C150*変異を有する2人の兄弟の1人には，p.C150L体細胞復帰変異（somatic reversion）が重ねて生じており，この患者はオーメン（Omenn）症候群を発症する[6]．この1例を除き，全患者はニューモシスチス肺炎（PJP）や低ガンマグロブリン血症を呈し，骨髄移植治療を受けない場合，呼吸不全により生後2年以内に死に至っている．CARD11欠損マウスの形質に類似して，患者のT/Bリンパ球数はおおむね正常である一方，未成熟B細胞（transitional B）やナイーブT細胞の増加，Tregの減少が見られ，TCR刺激後のNF-κB活性化やIL-2産生の低下／喪失を示す．

BCL10についてもホモ接合LOF変異（スプライシング異常によるmRNA発現の消失）によりCIDの症例がこれまで一例報告されている［OMIM 616098］[5]（図2）．T，Bリンパ球は活性化不全を反映してナイーブ形質を示し，肺ウイルス感染症，重症胃腸炎や中耳炎，口腔カンジダ症などを示す．MALT1においてもCIDを呈する6例のホモ接合LOF変異が報告されている［OMIM 615468］[5]（図2）．変異部位はDD，Igドメインとさまざまだが，総じてMALT1タンパク質の発現が消失している．肺，皮膚，腸管の細菌，真菌，ウイルス反復感染に加え，歯周病，胃腸炎，皮膚炎等の症状を示す．発育不全もみられ，一例では骨量低下による易骨折性を示す．総B細胞数は正常か微減し，

**［略語］**

- **ABC**：activated B-cell like
- **AD**：atopic dermatitis
- **ARP2/3**：actin-related protein 2/3
- **ATL**：adult T-cell leukemia
- **BCL10**：B-cell CLL/lymphoma 10
- **BCR**：B-cell receptor
- **BENTA**：B-cell expansion with NF-κB and T cell anergy
- **CARD**：caspase recruitment domain
- **CARD11**：caspase recruit domain family member 11
- **CC**：doiled-coil domain
- **CID**：combined immunodeficiency
- **CTCL**：cutaneous T-cell lymphoma
- **CTLA-4**：cytotoxic T-lymphocyte associated protein 4
- **DLBCL**：diffuse large B-cell lymphoma
- **DN**：dominant-negative
- **DOCK8**：dedicator of cytokinesis 8
- **GCB**：germinal center B cell like
- **GOF**：gain-of function
- **GUK**：guanylate kinase domain
- **GWAS**：genome-wide association study
- **HTLV-1**：human T-cell lymphoma virus-1
- **ICOS**：inducible T cell co-stimulator
- **JNK**：c-Jun N-terminal kinase
- **LOF**：loss-of-function
- **LUBAC**：linear ubiquitin chain assembly complex
- **MALT1**：mucosa-associated lymphoid tissue-1 para-caspase
- **MKK7**：MAP kinase kinase 7
- **mTORC**：mammalian target of rapamycin complex
- **NF-κB**：nuclear factor kappa-B
- **PDZ**：PSD95, DLGA and ZO1 homology domain
- **PI3KR3**：phosphoinositide-3-kinase regulatory subunit 3
- **PKC**：protein kinase C
- **PLCγ**：phosphor lipase C γ
- **SH3**：Src-homology 3 domain
- **Tak1**：Transforming growth factor beta-activated kinase 1
- **TCR**：T-cell receptor
- **Treg**：regulatory T cell
- **WASP**：Wiskott-Aldrich syndrome（WAS）protein
- **WIP**：WASP-interacting protein

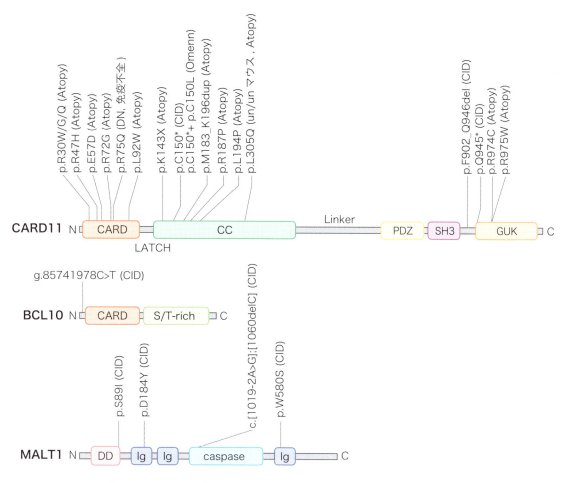

**図2 免疫不全症やアトピー性疾患の原因となる機能喪失型CBM遺伝子変異の部位**

ナイーブB細胞の比率が増える．また，半数の患者で血清IgM値の低下とIgE値の上昇がみられる．多くの患者でCD4⁺およびCD8⁺T細胞の増加がみられるが，Tregは減少する．抗CD3/28抗体やPHA刺激に対するT細胞の増殖応答は低下し，NF-κBシグナルやIL-2産生不全を示す．

このようにCBM複合体欠損症の患者はある程度共通の症状を示すが，BCL10やMALT1欠損患者では，CARD11欠損患者の特徴である低ガンマグロブリン血症やPJPの兆候は報告されていない．逆に，炎症性の胃腸疾患はCARD11欠損患者ではみられない．これは抗原受容体シグナルにおける役割や組織発現分布の違いによるものであると考えられるが，詳細は不明である．

### 2）機能喪失型CARD11変異によるアトピー性疾患の発症

弱いTCRアゴニストでナイーブT細胞を刺激すると，Th2分化が誘導されることが古くから知られている[7]．実際，TCRシグナル分子であるZAP70やLATの点変異マウスがTh2関連疾患を自然発症することや，さまざまなTCRシグナル分子の単一遺伝子変異がアトピー性皮膚炎（atopic dermatitis：AD）発症の原因となることも知られている．

近年，CBMシグナル異常とアトピー性疾患発症との強い関連が明らかになってきた[5]．MALT1欠損患者の約半数で血清IgE値の上昇やアトピー性炎症（皮膚炎，胃腸炎）が認められ[5]，CARD11欠損（p.C150*）+体細胞復帰変異（p.C150L）をもつ患者は，紅皮症や血清高IgEを主徴とするオーメン症候群を発症する[6]．

**表　CARD11 DN変異を有する患者の主な臨床症状**

| 臨床症状 | 発症数/患者数 | 発症率（%） |
| --- | --- | --- |
| アトピー性疾患 | 39/44 | 89 |
| 　アトピー性皮膚炎 | 32/44 | 73 |
| 　喘息 | 24/44 | 55 |
| 　食物アレルギー | 14/44 | 32 |
| 血清高IgE | 31/42 | 72 |
| 好酸球増加 | 26/40 | 65 |
| 皮膚ウイルス感染 | 30/44 | 68 |
| 呼吸器反復感染 | 30/44 | 68 |

　また，CARD11のLOF点変異（p.L305Q）マウス（CARD11$^{unn/unn}$マウス）はADを自然発症する[8]．日本のAD患者3,328名を対象にした大規模遺伝子関連解析（GWAS）では，ADのリスク遺伝子としてCARD11遺伝子座が同定されている[9]．2017年，米国のグループによる，重症性ADを呈する4家系8例の患者の全エキソーム解析によって，ヘテロ接合のCARD11機能喪失型変異（E57D，M183_K196dup，L194P，R975W）が発見された［OMIM 617638］[10]（図2）．これらの変異CARD11分子はドミナントネガティブ（DN）として働くことで野生型CARD11によるシグナル活性化を阻害する．したがって，常染色体優性遺伝の形をとる．患者は総じて若年期にAD，血清IgE上昇，好酸球増多症を発症するが，加齢に伴い寛解を示す（表）．免疫不全の兆候を示し，肺の反復感染による呼吸窮迫症，皮膚ウイルス感染による軟属腫，ヘルペス湿疹等を示す．翌年，カナダのグループから別のヘテロ接合CARD11変異（p.R30W）を有し（図2），CIDとアトピー症状を呈する4例の患者が報告され[11]，さらにごく最近，免疫不全あるいはさまざまなアトピー性疾患症状を示す27家系48例の患者の解析により，新たに9個のDN変異が報告された（図2）[12]．これら患者の約9割が，アレルギー性慢性炎症（AD，好酸球性食道炎）あるいは即時型過敏症（アレルギー性鼻炎，食物アレルギー）などのアトピー症状を呈する（表）．遺伝子変異部位はCARD，CC，GUKドメインのいずれかに存在し，過去の報告に照らすと，MALT1やBCL10との会合や，CARD11の重合化に影響を与えるものと推測される．患者のT細胞はTCRを介したNF-$\kappa$B活性化が総じて不全である．また，mTORC1の活性化不全も約半数の患者でみられ，これはCARD11シグナルの欠損によりグルタミン輸送タンパク質ASCT2（図1）の発現が低下し，mTORC1活性化に必要なグルタミン取り込み量が低下することに一部起因する[13]．興味深いことに，CARD11 DN変異の患者では，CARD11欠損患者で観察される顕著なTreg数の低下はごく一部しか認められない．すなわち，患者のアトピー性炎症の原因はTregの減少によるものではなく，T／B細胞の内在的な異常が原因である可能性が高い．ASCT2-mTORC1経路はTh1／17分化に重要であり，欠損マウスはTh2型の形質を示すことから[13)14]，mTORC1活性化不全がThバランスに影響し，Th2偏向とアトピー素因を生じさせている可能性がある．

### 3）機能獲得型CARD11変異によるBENTA症候群および自己免疫の発症

　CARD11の生殖系列ヘテロ接合機能獲得（gain-of-function：GOF）変異は，BENTA（B-cell expansion with NF-$\kappa$B and T cell anergy）とよばれるリンパ球増殖疾患を引き起こす［OMIM 616452］[5)15]（図3）．BENTA症候群は幼少期に発症し，ポリクローナルなB細胞増殖，脾腫，リンパ節腫脹，免疫不全，リンパ腫発症リスクの増加などの症状を示す．ヘテロ接合で発症に至るため，常染色体優性遺伝となる．2012年の最初の報告を皮切りに，現在まで25例を超える患者が報告されている．患者では未成熟なTransitional B細胞（CD10$^+$CD24$^{hi}$CD38$^{hi}$）やポリクローナルなナイーブB細胞の蓄積がみられ，メモリーやクラススイッチずみB細胞数は減少する．一方，T細胞数は概して正常レベルである．すべての患者は免疫不全の兆候を示し，耳，副鼻腔の反復感染や日和見ウイルス感染を頻発する．変異部位はCARDドメイン内（p.C49Y），LATCHドメイン内（p.G123S，p.G123D，p.F130I），CCドメインのN末端（p.E134G）に存在し，これらの変異は後述するリンパ腫でのCARD11体細胞変異にも認められる（図3）．多くがLATCH周辺に変異が限局しており，LATCHを介して形成されるCARD11の抑制構造が点変異によって解除されることでGOFに至ると推測される．

　また，多臓器自己免疫疾患の兆候を示す3例の患者からCARD11のGOF変異（p.P495S，p.R848C）が

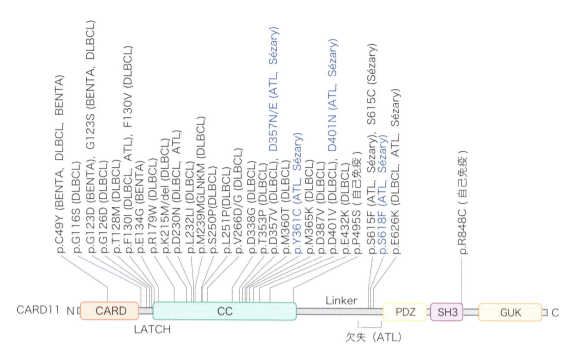

**図3　セザリー症候群やリンパ腫で見出される機能獲得型CARD11体細胞変異の部位**
黒字はGOF機能が解析ずみの変異部位を示す．青字は，機能解析はされていないが，ATLとセザリー（Sézary）症候群で共通にみられる変異部位を示す．

見つかっている[12]（**図3**）．これらの変異ではCBMシグナルの恒常的活性化はみられないが，TCR刺激後のNF-κB活性化が増強することが報告されている．

### 4) CBMシグナル活性化と悪性リンパ腫の発症

BCL10やMALT1はもともと，B細胞リンパ腫であるMALTリンパ腫で高頻度にみられる染色体転座〔t（11;18）（q21;q21），t（1;14）（p22;q32），t（14;18）（q32;q21）〕に関連した分子として見出された[16]．t（11;18）（q21;q21）はAPI2-MALT1キメラ分子を産生してMALT1の重合化を促進する．t（1;14）（p22;q32），t（14;18）（q32;q21）はそれぞれBcl10，MALT1を高発現させることで恒常的にNF-κBを活性化する．ここ数年，さまざまな非ホジキンリンパ腫においてCBMシグナル関連分子のGOF体細胞変異や遺伝子増幅が次々と報告されてきている[17]．

DLBCL（diffuse large B-cell lymphoma）は非ホジキンリンパ腫のなかで最も多く，胚中心B細胞様（Germinal center B cell like：GCB）DLBCLと，より予後の悪い活性化B細胞様（activated B-cell like：ABC）DLBCLの2型に分類される．ABC DLBCLではBCRシグナル経路の活性化による恒常的NF-κB活性化が生じており，その増殖と生存はCBMシグナルに依存し，CARD11のノックダウンやMALT1（パラカスペース）阻害剤はABC DLBCLの増殖を抑制する[18,19]．ABC DLBCLでは，CARD11のCCドメインあるいはその近傍に高頻度（～10％）にGOF体細胞変異が生じており[17]，これらの変異CARD11分子は細胞内で異常な凝集体を形成し，MALT1のタンパク質分解活性を増強する[20]．ABC DLBCLでは，BCRに会合するシグナル分子であるCD79a/b鎖（**図1**）にも高頻度にGOF変異が観察される[17]．これらの変異はBCRの細胞表面発現を増加させ，これに自己抗原による慢性的BCR刺激が加わることでCBMシグナルの恒常的活性化が生じている．

成人T細胞白血病（adult T-cell leukemia：ATL）は，がんウイルスであるヒトT細胞白血病ウイルス（HTLV-1）の感染によって引き起こされる悪性リンパ腫であり，長期にわたるHTLV-1の潜伏感染によって遺伝子変異が蓄積した結果，がん化に至ると考えられている．最近，ATL患者においても，CARD11やその

上流のTCRシグナル分子であるPLCγ1，PKCβ，CD28遺伝子にGOFと思われる高頻度体細胞変異が生じていることが明らかにされた[17) 21)]（図3）．*PLCγ1*，*PKCβ*の変異がそれぞれ36％，33％もの患者にみられ，*CARD11*は24％に変異，12％に遺伝子増幅がみられる．ABC DLBCLと同様にCCドメイン内の変異が多いが，リンカー領域にも変異や欠失がみられる．PKCβはBCRシグナル経路においてCARD11の制御分子として働くが，意外にもT細胞リンパ腫であるATLで*CARD11*と*PKCβ*の共変異が高頻度に認められる．また，CD28とCTLA-4をコードする遺伝子のin-frame融合も高頻度に生じており，これによって産生されるCTLA-4–CD28分子はCD28シグナルを増強する．CBM複合体はCD28を介したNF-κB活性化にも必要であることから，この融合タンパク質によりCBMシグナルの活性化が生じていると考えられる．

皮膚T細胞リンパ腫（cutaneous T-cell lymphoma：CTCL）の悪性型であるセザリー症候群（Sézary syndrome）においても，高頻度に*CARD11*のGOF体細胞変異やmRNAの過剰発現，PIK3R3との融合などが生じている（図3）[17)]．変異部位は，ATLでみられるそれと同一のものが多く，CCドメインとリンカー領域内に集中している．さらにATLと同様に，*PLCγ1*のGOF変異や，CTLA-4–CD28またはICOS-CD28融合タンパク質の発現も高頻度に認められる．したがって，これらのリンパ腫では同様なシグナル経路の活性化が悪性化に関与していると考えられる．

T細胞が抗原認識を行う際，抗原提示細胞との接着面に形成される免疫シナプスにおいてCD28，PKCθ，CARD11からなるシグナル分子凝集体（シグナリングクラスター）が形成される．われわれは，CARD11が自身のSH3ドメインとGUKドメインを介して自己会合することを見出し（図1），この会合が免疫シナプスでのCARD11クラスターの形成とNF-κB活性化に必須であることを見出した[22)]．さらに，ABC DLBCLで観察される，GOF CARD11変異体が形成する異常な細胞内CARD11凝集体の形成もSH3-GUK会合に依存することをわれわれは見出し，この会合を阻害することでNF-κB活性化がほぼ完全に遮断できることを突き止めた（図4）．したがって，この会合機構を標的とすることで，さまざまな悪性リンパ腫の沈静化に働く治療薬を開発しうる．

## 5）他のTCRシグナル分子とのCBMシグナルとの関連

TCRからの抗原刺激によりアクチン細胞骨格の再構成と重合化が誘導される．このアクチン再構成は免疫シナプスの形成とTCRシグナル伝達に不可欠であるが，この機構にかかわる分子の不全がアトピー性疾患を発症することが報告されている[7)]．TCR刺激が入ると，WASP（Wiskott-Aldrich syndrome protein）はその安定化分子であるWIP（WASP-interacting protein）と解離し，ARP（actin-related protein）2/3と結合することでアクチン重合のプロセスが開始される．また，グアニンヌクレオチド変換因子DOCK8はWASP-ARP 2/3を介したアクチンの活性化に重要な役割を演じる．WASP欠損が原因となるWiskott-Aldrich症候群はCIDを示すとともに，重症AD，食物アレルギー，血小板減少症などの兆候を示す．同様な形質が，WIPをコードする*WIPF1*や，ARP2/3のサブユニットをコードする*ARPC1B*の欠損症患者でも生じる．*DOCK8*の機能喪失型変異（常染色体劣性）も，CID，血清高IgE，アトピー性皮膚炎など，*CARD11*の機能喪失型DN変異と類似の症状を発症させる．アクチン骨格制御とCBMシグナルの直接的な関係性は不明であるが，免疫シナプスでのCD28-CARD11シグナリングクラスターの形成にかかわると推測される．

RLTPR（LRRC16c／CARML2）は，アクチン重合を促すactin-uncapping proteinであるLRRC16ファミリーに属するタンパク質であり，CD28シグナルに関与する（図1）．RLTPR機能不全型変異マウス（*RLTPR*$^{bas}$）は，末梢のリンパ球数は正常であるが，Tregの分化不全がみられる．*RLTPR*$^{bas}$マウスのT細胞はTCR＋CD28刺激に対する応答に不全を示し，アクチン重合自体に異常はみられないが，免疫シナプスのPKCθ／CARD11クラスターの形成が消失する[23)]．*RLTPR*のLOF（ホモ接合）変異によるCID症例が報告されており[24)]，患者はさまざまな肺，皮膚感染症に感受性を示すとともに，重症AD，血清高IgE，喘息，食物アレルギーなどのアトピー性疾患症状も示す．これとは逆に，CTCL患者の約3％において*RLTPR*のGOF体細胞変異（p.Gln575Glu）が生じていることが報告されている[25)]．この変異RLTPR分子は恒常的に

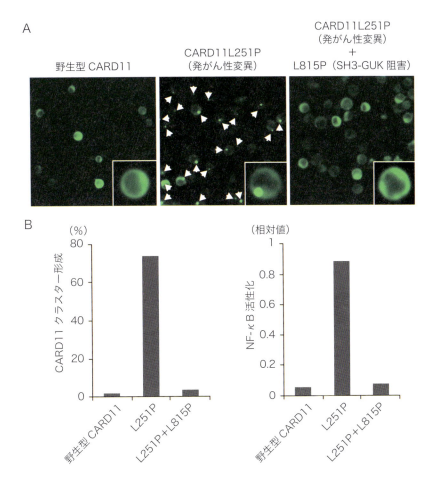

**図4 SH3-GUK会合の阻害によるCARD11クラスター形成とシグナルの抑制**
ABC DLBCLで同定された発がん性CARD11変異体（L251P）は細胞質内に異常なクラスター（白矢頭）を形成し（**A**中，**B**左），これに伴い恒常的にNF-κBの活性化を誘導する（**B**右）．SH3-GUK会合を阻害する点変異（L815P）の導入により，CARD11クラスター形成およびNF-κB活性化がほぼ完全に抑制される（**A**右，**B**右）．文献22より引用

強くCARD11と会合し，CD28刺激に対する感受性が増強されている．したがってこれらの報告は，T細胞の恒常性維持におけるCD28-RLTPR-CBMシグナルの重要性を示唆している．

## おわりに

CBM複合体はリンパ球の活性化，増殖，分化，維持，代謝を制御する重要な分子であり，したがってその遺伝子異常がさまざまな疾患発症の原因となることがここ数年の臨床研究で次々と明らかになってきた．本邦においては，ATLやDLBCLにおけるCARD11体細胞変異の報告はあるものの，原発性のCIDやAD患者におけるCBM遺伝子異常の報告は未だなされていない．しかし，特にCARD11 DN変異の遺伝形式と高い浸透度を考えると，今後，多くのAD素因を有する小児から同様な変異が発見される可能性が高いと考える．本稿をお読みになった臨床医の皆様には，疑わしき症例を発見した場合，ぜひその解析をお勧めする．新規変異体の機能解析などに関する相談は筆者が喜んでお引き受けする．また，治療戦略を模索するうえで，動物モデルを用いた詳細な発症メカニズムの解明も今後重要となってくるであろう．今後の基礎および臨床研究の発展に期待したい．

## 文献

1) Hara H & Saito T : Trends Immunol, 30 : 234-242, 2009
2) Chan W, et al : Mol Cell Biol, 33 : 429-443, 2013
3) Shi JH & Sun SC : Mol Immunol, 68 : 546-557, 2015
4) Demeyer A, et al : Trends Mol Med, 22 : 135-150, 2016
5) Lu HY, et al : Front Immunol, 9 : 2078, 2018
6) Fuchs S, et al : Blood, 126 : 1658-1669, 2015
7) Milner JD : Front Immunol, 9 : 719, 2018
8) Jun JE, et al : Immunity, 18 : 751-762, 2003
9) Hirota T, et al : Nat Genet, 44 : 1222-1226, 2012
10) Ma CA, et al : Nat Genet, 49 : 1192-1201, 2017
11) Dadi H, et al : J Allergy Clin Immunol, 141 : 1818-1830.e2, 2018
12) Dorjbal B, et al : J Allergy Clin Immunol, 2019 (in press)
13) Nakaya M, et al : Immunity, 40 : 692-705, 2014
14) Delgoffe GM, et al : Nat Immunol, 12 : 295-303, 2011
15) Snow AL, et al : J Exp Med, 209 : 2247-2261, 2012
16) Du MQ : J Clin Exp Hematop, 47 : 31-42, 2007
17) Juilland M & Thome M : Curr Opin Hematol, 23 : 402-409, 2016
18) Ngo VN, et al : Nature, 441 : 106-110, 2006
19) Lenz G, et al : Science, 319 : 1676-1679, 2008
20) Scudiero I, et al : J Cell Physiol, 229 : 990-997, 2014
21) Kataoka K, et al : Nat Genet, 47 : 1304-1315, 2015
22) Hara H, et al : Nat Commun, 6 : 5555, 2015
23) Liang Y, et al : Nat Immunol, 14 : 858-866, 2013
24) Wang Y, et al : J Exp Med, 213 : 2413-2435, 2016
25) Park J, et al : Blood, 130 : 1430-1440, 2017

<著者プロフィール>
原　博満：2001年九州大学大学院医学系研究科修了（PhD取得），同年〜カナダオンタリオ癌研究所博士研究員，'04年〜理化学研究所RCAI研究員，'06年〜佐賀大学医学部分子生命科学講座講師，翌年〜同准教授，'14年〜現職．雄大なる桜島のお膝元で，免疫細胞の異物認識受容体およびそのシグナル伝達制御（CARD9やCARD11）と各種疾患（感染症，リンパ腫，アレルギー，神経変性疾患）発症との関連について研究中．大学院生（修士，博士）募集中．

# 第3章 臓器連環による生体の動的恒常性

## Ⅰ．生理活性物質が繋ぐ臓器連環

## 1. 脂肪細胞産生分子がつなぐ臓器連環と動的恒常性

岩部真人，岩部美紀，山内敏正，門脇　孝

肥満（脂肪細胞の肥大化）に伴う全身での慢性炎症は，メタボリックシンドロームを引き起こし，その結果，心血管疾患や悪性腫瘍の発症頻度が高くなる．本稿では，脂肪細胞における過栄養に対する恒常性維持機構の破綻について，脂肪細胞から分泌されるアディポカインの1つであるアディポネクチンとその受容体であるアディポネクチン受容体を中心に最新の立体構造解析を含めて概説する．さらに生活習慣病に対するアディポネクチン受容体活性化低分子化合物の臨床応用への可能性について述べたい．

## はじめに

地球上のすべての生物の進化は，飢餓や低栄養に対する適応の歴史であり，人類も含め，生物の寿命はこれら環境因子によって規定されてきた．実際，飢餓や低栄養，それに伴う免疫力の低下による感染症がヒトの死亡原因となり世界的な問題になっている．一方で，これら外界からのストレスを何とかして克服し，生命を紡ぐために，生物は長い年月をかけて飢餓や低栄養に対するさまざまな恒常性維持機構を勝ちとってきた．ところが，人類史上経験のない過栄養の時代を迎え，社会全般のオートメーション化に伴う身体活動量の低下も相まって，肥満患者数は世界的に増加している[1,2]．皮肉にも肥満に伴う全身での長期にわたる免疫反応（慢性炎症）は，糖尿病，脂質異常症，高血圧といったいわゆるメタボリックシンドロームを引き起こし，その結果，心血管疾患の発症頻度が高くなることが明らかになっている[3]．さらに加えて，肥満は悪性腫瘍[4]

### ［略語］
**ACO**：acyl-CoA oxidase
**AMPK**：AMP-activated protein kinase
**AMPKK**：AMP-activated protein kinase kinase
**CaMKKβ**：$Ca^{2+}$/calmodulin-dependent protein kinase kinase β
**LKB1**：liver kinase B1
**MCP-1**：monocyte chemotactic protein-1
**mTOR**：mechanistic target of rapamycin
**NAD**：nicotinamide adenine dinucleotide
**PGC-1α**：PPARγ coactivator-1α
**PPAR**：peroxisome proliferator-activated receptor
**SIRT1**：sirtuin 1
**SOD**：superoxide dismutase
**TNF-α**：tumor necrosis factor-α
**UCP**：uncoupling protein

---

Dynamic organ crosstalk mediated by adipokine
Masato Iwabu/Miki Okada-Iwabu/Toshimasa Yamauchi/Takashi Kadowaki：Department of Diabetes and Metabolic Diseases, Graduate School of Medicine, The University of Tokyo（東京大学大学院医学系研究科糖尿病・代謝内科）

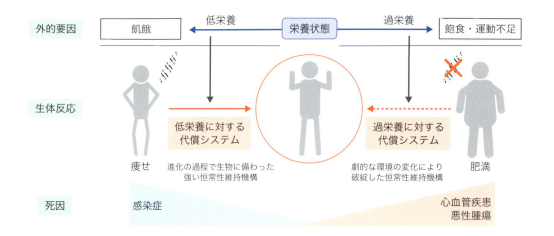

**図1　栄養状態に応じた生体内における恒常性維持機構**
栄養摂取バランスの崩れにより，現代人の恒常性維持機構は破綻してしまう．

やアルツハイマー病[5]にも関連することが報告されており，これら疾患が現代人の健康寿命を大幅に短縮している．これまでの進化の過程上，未経験であるがゆえに，生物にはこの過栄養に対する代償システムはほとんど備わっておらず，栄養摂取バランスの破綻に対し，現代人の恒常性維持機構は容易に崩壊してしまう（図1）．

## 1 脂肪細胞における恒常性維持機構の破綻

1990年台前半より，脂肪細胞は余剰のエネルギーを中性脂肪の形で貯蔵するという従来から知られている機能に加えて，多くの生理活性物質"アディポカイン"を分泌する内分泌器官としての機能も有することが明らかになった．肥満がインスリン抵抗性を惹起するメカニズムは不明であったが，脂肪細胞の肥大化によって恒常性は破綻し，脂肪細胞からはTNF-$\alpha$，MCP-1，などの炎症性サイトカインが大量に分泌され，肝臓や骨格筋でのインスリンシグナル伝達を障害し，全身でのインスリン抵抗性を惹起することが明らかになった．一方で，善玉のアディポカインとして知られているアディポネクチンの産生・分泌は肥満の状態で低下することがわかった[6]．

## 2 アディポネクチンの同定とその機能解明

アディポネクチンは，独立に世界で4つのグループにより異なった手法を用いて同定された脂肪組織特異的に高発現する分泌タンパク質である[7〜10]．肥満・2型糖尿病モデルマウスでは，アディポネクチンの血中レベルは低下し，これに伴いインスリン抵抗性，脂質異常症が惹起されるが，このマウスに生理的な濃度のアディポネクチンの補充を行うとインスリン抵抗性，脂質異常症が改善することがわかった[11]．さらに，Lodishらのグループにより，球状アディポネクチンが骨格筋で脂肪酸燃焼を促進すること[12]，またSchererらのグループによりアディポネクチンが肝臓においてインスリン感受性を増加させ，糖新生を抑制して血糖を低下させうることが報告された[13]．これらの実験結果より，肥満ではアディポネクチンの分泌が低下し，インスリン抵抗性や2型糖尿病の原因となっていること，一方でアディポネクチンの補充は肥満に伴うインスリン抵抗性や糖尿病の効果的な治療手段となることが明らかになった．

## 3 AdipoRの同定とその機能解明

その後，特異的結合を指標にし，アディポネクチン

受容体（AdipoR）1とAdipoR2を同定することに成功した[14]．AdipoR1とAdipoR2は高い相同性を示し（アミノ酸レベルで66.7％），酵母からヒトまで保たれている．興味深いことに酵母ホモログYOL002cは脂肪酸酸化に重要な役割を果たすことが報告されている．AdipoR1は比較的ユビキタスに発現しており，そのなかでも骨格筋に多く発現しているのに対し，AdipoR2は特に肝臓に多く発現している．最も重要なポイントの1つとして，AdipoRはN末端側が細胞内，C末端側が細胞外となるトポロジーを示す新規の7回膜貫通型受容体であり，過去にトポロジーが報告されているすべてのGPCRと反対のトポロジーを示す．siRNAを用いた実験によりAdipoR1とAdipoR2はアディポネクチンの細胞膜表面の結合に必要であることを培養細胞レベルで確認し[14]，その後，AdipoR1，AdipoR2の欠損マウスを作製し，AdipoR1・AdipoR2ダブル欠損マウスではアディポネクチンの結合と作用が消失すること，すなわち，AdipoRがアディポネクチンの生体内における主要な受容体であることが明らかになった[15]．

また，AdipoR1・AdipoR2ダブル欠損マウスはインスリン抵抗性，耐糖能障害を示し，そのメカニズムとしてダブル欠損マウスでは，肝臓，骨格筋，脂肪組織など代謝に重要な組織において炎症，酸化ストレスが増加し，糖新生の増加と糖取り込みの低下が認められた[15]．さらに，肥満・2型糖尿病モデルマウスにおいては，AdipoR1およびAdipoR2の発現量が低下し糖尿病の原因の一部になっていること，一方で，肝臓においてアデノウイルスを用いてAdipoR1の発現を回復させることはAMPKを活性化すること，AdipoR2を回復させることはPPARαの活性化，脂肪酸燃焼促進，抗酸化ストレス作用を介して，実際に生体内において耐糖能障害を改善させることを示した[15]．

## 4 AdipoRと健康長寿シグナル

アディポネクチンによるAdipoR1を介したインスリン抵抗性改善メカニズムの1つとして，アディポネクチンは肝臓，骨格筋においてAdipoR1を介してAMPKを活性化することを明らかにした[14]〜[17]．このAMPKが肥満・糖尿病分野においてとりわけ注目されるようになったのは，筋肉運動によって引き起こされる骨格筋でのグルコース利用や脂肪酸酸化促進作用に，AMPKが調節作用を営むと考えられるようになったことが大きい．その後，糖尿病治療薬であるメトホルミンがAMPKを活性化すること，さらにはレプチンやアディポネクチンがAMPKを活性化することが示されたことによって，AMPKは，肥満・糖尿病分野において大きくとり上げられるようになった．このAMPKは細胞内のAMP濃度が増加する筋肉運動や絶食によって強く活性化されるが，その活性化メカニズムとして2つのパスウェイが知られている．一つはAMPによるアロステリックな活性化であり，もう一つはAMPKKによる活性化で，AMPKKとしてCaMKKβやLKB1が同定されている．アディポネクチン／AdipoR1経路が①AMP濃度上昇を介したLKB1依存的なパスウェイと②$Ca^{2+}$濃度上昇を介したCaMKKβ依存的なパスウェイによりAMPKを活性化することが明らかになり，この経路が運動を模倣するシグナルであることがわかった[17]．

さらに，活性化したAMPKがSIRT1を介してPGC-1αを活性化することを明らかにした[17]．PGC-1αは，PPARγが脂肪細胞分化の主調節因子であることを見出したSpiegelmanらのグループによってクローニングされた分子で，当初は褐色脂肪細胞特異的に発現していると報告されたが，後に同グループにより，骨格筋，肝臓にも多く発現していることが報告された．PGC-1αは運動で発現が増加することが知られており，ミトコンドリア生合成に深く関与し，PGC1-αトランスジェニックマウスは肥満や糖尿病になりにくく，寿命が延長することが報告されている．アディポネクチン／AdipoR1シグナルにより活性化したAMPKがPGC-1αの177番目のスレオニン（Thr 177）と538番目のセリン（Ser538）をリン酸化し，さらにSIRT1を介してPGC-1αを脱アセチル化することによりPGC-1αの活性化を制御していることが明らかになった[17]．

2000年にSir2がNAD依存性の脱アセチル化酵素で出芽酵母の寿命制御に必須であることが発見され，その後Sir2のオルソログが線虫，ショウジョウバエにおいても寿命制御に重要な役割を果たしていることが報告されて以降，近年の研究により，老化・寿命制御と代謝制御の間には密接な関係があることが示唆されて

いる．SIRT1は，まず肝臓においてNAD依存的にPGC-1αを脱アセチル化することが報告された．肝臓は絶食（飢餓）時に血糖値を維持するうえで重要な糖新生を担っており，個体の代謝環境を整えている点においても非常に重要な臓器である．この肝臓において，絶食時にSIRT1の発現量が増加し，それに伴いSIRT1がPGC-1αと結合しNAD依存的に，主にはPGC-1αの13カ所のリジン残基を脱アセチル化することによって，糖新生に関与する遺伝子群の発現を促進していることが報告された．その後，骨格筋において，SIRT1がPGC-1αを脱アセチル化し，脂肪酸酸化を制御していることが明らかになった．前述のようにPGC-1αはAMPKから直接リン酸化されることにより活性化され，骨格筋においてインスリン抵抗性を改善することが明らかになり，さらにアディポネクチン/AdipoR1は骨格筋においてNAD$^+$/NADH比を上昇させることによりSIRT1を活性化し，PGC-1αを脱アセチル化することにより，PGC-1αを活性化していることがわかった[17]．たいへん興味深いことに，AMPKおよびSIRT1が活性化される運動刺激によっても，PGC-1αの脱アセチル化が認められている．

また，アディポネクチンはAdipoR2を介して脂肪酸燃焼にかかわるACOやエネルギー浪費にかかわるUCPの発現を増加させることが明らかになった[14)15)]．さらにその発現増加メカニズムを明らかにするために，ACOとUCPはそのプロモーター領域にPPRE配列をもつことから，内因性のPPARαのリガンド活性を検証したところ，その活性は上昇しており，またPPARαの発現量そのものも増加していることがわかった[14]．また，興味深いことに，アディポネクチン/AdipoR2経路がカタラーゼやSODの発現量を増加させ，臓器での酸化ストレスを軽減していることも明らかになった[15]．

カロリー制限が寿命を延長し，そのメカニズムの一部として，AMPK，mTOR，SIRTが関与していることがわかっている．AMPKαサブユニットを過剰発現させた線虫では寿命が延長することが明らかになっている．またAMPKはmTORシグナルを阻害してタンパク質合成を抑制し，がん細胞の増殖や血管新生を阻害することが知られている．これまでに，mTORシグナルの阻害が酵母・線虫・ショウジョウバエで寿命を延長させることが数多く報告されており，mTORの阻害剤であるラパマイシンを投与するとマウスの寿命が延長することも明らかになっている．

また肥満の状態では組織における酸化ストレスが増加し，このことが老化や寿命に影響があることがわかっているが，実際に酸化ストレス消去系遺伝子であるカタラーゼやSODを過剰発現させると寿命が延長することが明らかになっている．

そこで，アディポネクチン/AdipoRシグナルは，AMPK-SIRT1経路を活性化すること，またカタラーゼやSODなど酸化ストレス消去系遺伝子を正に制御し各組織での酸化ストレスを軽減することが明らかになっていることから，AdipoR欠損マウスの寿命は短くなることが想定され，その検討をした．きわめて興味深いことに，高脂肪食を食べたAdipoR1欠損マウスおよびAdipoR2欠損マウスの寿命は短くなり，さらにAdipoR1R2ダブル欠損マウスの寿命が最も短くなることがわかった[18]．

## 5 AdipoRアゴニストの開発

アディポネクチン/AdipoRシグナルを増強させることによって代謝能の質を変化させることは，個体の恒常性を維持するうえでも貢献をもたらす．アディポネクチンやAdipoRの増加薬，アディポネクチン受容体活性化薬は運動をしたときと同じような効果をもたらす「運動模倣薬」となる可能性があり，メタボリックシンドローム・2型糖尿病・動脈硬化の根本的な治療法開発の道を切り開くだけではなく，内科的疾患や運動器疾患等によって，運動ができない場合でもそれら病態の効果的な治療薬となることが強く期待され，その開発が待たれていた．われわれは，東京大学の創薬オープンイノベーションセンター等の化合物ライブラリーをもとにスクリーニングし，アディポネクチン受容体活性化低分子化合物（Adiponectin Receptor Agonist：AdipoRon）の取得に成功した[18]．AdipoRonは，肝臓，骨格筋や脂肪組織において，代謝作用を改善させ，さらに個体レベルで，抗糖尿病作用を発揮する．さらに肥満によって寿命は短縮するが，AdipoRonの投与により，その短くなった寿命が回復することが明らかとなった[18]（図2）．

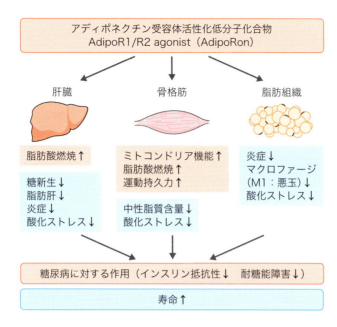

**図2　アディポネクチン受容体活性化低分子化合物の作用メカニズム**
アディポネクチン受容体の活性化により，肥満で短くなった寿命が改善する．

## 6 AdipoRの立体構造の解明

　AdipoRは，膜を7回貫通すると予想されていたが，N末端が細胞外，C末端が細胞内である7回膜貫通タンパク質として広く知られているGタンパク質共役受容体（GPCR）とは，膜への配向性が逆だと推測されていた．GPCRは，その下流の因子である三量体型Gタンパク質との複合体の構造解析により，その活性化機構が明らかになりつつある．一方で，AdipoRの構造は未知であった．そのため，X線結晶構造解析により，AdipoRの立体構造を明らかにし，その構造から，機能解明を行うことをめざしてきた．

　AdipoRの構造を認識する抗体を作製し，脂質メソフェーズ法によって，受容体と抗体（Fvフラグメント）との複合体の結晶化に成功した[19]．得られた結晶から，AdipoR1およびAdipoR2の結晶構造を，それぞれ分解能2.9 Åおよび2.4 Åで決定した[20]（**図3**）．AdipoR1およびAdipoR2の構造は，非常によく似ており，N末端細胞内領域，一つの短い細胞内ヘリックス，7本の膜貫通ヘリックス，C末端細胞外領域で構成されていた．結晶化に用いた抗体は，N末端細胞内領域を認識していた．

　AdipoRと立体構造の類似性の高いタンパク質を検索したが，タンパク質立体構造データベースにはそのようなタンパク質は登録されていなかった．また，AdipoRの7回膜貫通ドメインは，細菌型ロドプシンやGPCRのようなN末端が細胞外にある従来型の7回膜貫通ドメインとは細胞膜に対し，逆の配向性を持っていたことに加え，AdipoRには，GPCRの特徴的な構造である，プロリンに誘引されたヘリックスの折れ曲がりは存在していなかった．以上のことから，AdipoR1とAdipoR2の構造は全く新規であると結論づけた．

　さらに，AdipoR1とAdipoR2の7回膜貫通ドメインのなかに，一つの$Zn^{2+}$の存在を見出した．$Zn^{2+}$結合部位は，細胞の内側の細胞膜からおよそ4Åの距離に位置していた．$Zn^{2+}$は，3つのHis残基により2.1〜2.6 Åの距離で配位していた．さらに，AdipoR2においては，一つの水分子を$Zn^{2+}$とAspの側鎖のカルボキシル基との間に見出した．これら3つのHisとAspは，AdipoRのホモログに保存されていた．AdipoR1の$Zn^{2+}$の配位に関係するアミノ酸をAlaに変異し，活性との相関を解析したところ，AdipoR1において$Zn^{2+}$の結合はAMPKの活性化に直接的には必要ではなく，構造維持に効果があることが示唆された．対照的に，

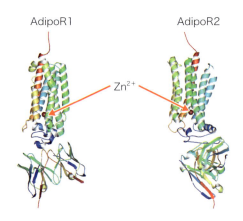

**図3 アディポネクチン受容体の立体構造**

AdipoR2では，$Zn^{2+}$の結合が，構造維持に加えて，AdipoR2のシグナル伝達経路に直接的に影響を与えていることが示唆された．さらに，AdipoR1およびAdipoR2の膜貫通ドメインに$Zn^{2+}$結合部位を含む空洞を見出した．また，空洞中には，未同定分子の電子密度が存在していることが判明し，これら立体構造情報を手がかりとして，AdipoRシグナルの伝達機構が明らかになろうとしている．

## おわりに

2007年にヒトのGPCRの立体構造がはじめて解けたことをきっかけとし，GPCR研究はさらに加速しているのみならず，その構造解明は創薬の観点からも非常に重要なものと考えられている．AdipoRの立体構造の解明は，新規7回膜貫通型受容体であるAdipoRのシグナル伝達機構を明らかにするだけではなく，現在のAdipoRon（proof of concept）のヒトへの最適化（best-in-class）にも重要な意味をもつと考えられる．アディポネクチン受容体活性化薬は，過栄養に対する恒常性維持機構が破綻した生活習慣病の効果的な予防法・治療法となり，健康長寿の実現に貢献する可能性があると期待される．

## 文献

1) Ng M, et al：Lancet, 384：766-781, 2014
2) Friedman JM：Nature, 404：632-634, 2000
3) Matsuzawa Y：Diabetes Metab Rev, 13：3-13, 1997
4) Calle EE, et al：N Engl J Med, 348：1625-1638, 2003
5) Kiliaan AJ, et al：Lancet Neurol, 13：913-923, 2014
6) Arita Y, et al：Biochem Biophys Res Commun, 257：79-83, 1999
7) Scherer PE, et al：J Biol Chem, 270：26746-26749, 1995
8) Hu E, et al：J Biol Chem, 271：10697-10703, 1996
9) Maeda K, et al：Biochem Biophys Res Commun, 221：286-289, 1996
10) Nakano Y, et al：J Biochem (Tokyo), 120：802-812, 1996
11) Yamauchi T, et al：Nat Med, 7：941-946, 2001
12) Fruebis J, et al：Proc Natl Acad Sci U S A, 98：2005-2010, 2001
13) Berg AH, et al：Nat Med, 7：947-953, 2001
14) Yamauchi T, et al：Nature, 423：762-769, 2003
15) Yamauchi T, et al：Nat Med, 13：332-339, 2007
16) Yamauchi T, et al：Nat Med, 8：1288-1295, 2002
17) Iwabu M, et al：Nature, 464：1313-1319, 2010
18) Okada-Iwabu M, et al：Nature, 503：493-499, 2013
19) Tanabe H, et al：J Struct Funct Genomics, 16：11-23, 2015
20) Tanabe H, et al：Nature, 520：312-316, 2015

&lt;筆頭著者プロフィール&gt;

岩部真人：2003年香川医科大学（現：香川大学）医学部卒業後，2009年東京大学大学院にて博士（医学）取得，'09年より東京大学大学院医学系研究科 糖尿病・代謝内科 特任助教，助教を経て，'13年よりさきがけ研究者兼任，'15年より東京大学大学院医学系研究科 糖尿病・代謝内科 特任准教授，現在に至る．肥満・2型糖尿病発症の分子機構の解明とこれら病態に対する根本的予防法の確立，治療薬の創製，さらに臨床応用に向けた橋渡し研究に従事している．

第3章 臓器連環による生体の動的恒常性

Ⅰ. 生理活性物質が繋ぐ臓器連環

## 2. 消化管関連ペプチドが拓く恒常性フロンティア

佐藤貴弘, 井田隆徳, 関口俊男, 中町智哉, 児島将康

> 消化管は, 下等な生物から高等な生物にまで存在する最も基本的な器官である. 消化機能だけでなく内分泌機能や免疫機能も営むことができるこの器官は, 全身の恒常性を協調的に維持する役割をもつ. その主軸は消化管に含まれる数多の生理活性ペプチドによって担われており, これまでにも新規生理活性ペプチドの発見に続く新たな生物学の展開が疾患発症メカニズムの解明をもたらしてきた. 本稿では, われわれが進めている戦略的な生理活性ペプチド探索と機能解析について概説するとともに, 創薬への展望について考察する.

## はじめに

消化管は線虫のような下等生物からヒトのような高等生物まで広く備えている, 進化的に最も古い器官である. 消化だけではなく, 内分泌や免疫など多彩な機能を営むことができるこの器官は, 生体内外の情報を的確に把握して, 全身の恒常性を維持する. その主軸を担っている物質は生理活性ペプチドであり, セクレチンの発見以降, 多くのペプチドホルモンやペプチド神経伝達物質が同定されてきた[1,2].

[略語]
- **ANP**:atrial natriuretic peptide(心房性ナトリウム利尿ペプチド)
- **AQP**:aquaporin(アクアポリン)
- **BNP**:brain natriuretic peptide(脳性ナトリウム利尿ペプチド)
- **CT**:calcitonin(カルシトニン)
- **EGF**:epidermal growth factor(上皮成長因子)
- **GIP**:gastric inhibitory polypeptide
- **GLP**:glucagon-like peptide
- **GPCR**:G-protein coupled receptor(Gタンパク質共役型受容体)
- **LURY**:Luqin-like RY amide peptide lury
- **NPY**:neuropeptide Y(ニューロペプチドY)
- **NT**:nuerotensin(ニューロテンシン)
- **PACAP**:pituitary adenylate cyclase activating polypeptides(下垂体アデニル酸シクラーゼ活性化ポリペプチド)
- **VIP**:vasoactive intestinal peptide(血管作動性腸管ポリペプチド)

A new area of homeostasis developed by peptides
Takahiro Sato[1]/Takanori Ida[2]/Toshio Sekiguchi[3]/Tomoya Nakamachi[4]/Masayasu Kojima[1]:Molecular Genetics, Institute of Life Science, Kurume University[1]/Division of Searching and Identification of Bioactive Peptides, Department of Bioactive Peptides, Frontier Science Research Center, University of Miyazaki[2]/Noto Marine Laboratory, Division of Marine Environmental Studies, Institute of Nature and Environmental Technology, Kanazawa University[3]/Laboratory of Regulatory Biology, Graduate School of Science and Engineering, University of Toyama[4]〔久留米大学分子生命科学研究所遺伝情報研究部門[1]/宮崎大学フロンティア科学実験総合センター生理活性物質研究部門生理活性ペプチド探索分野[2]/金沢大学環日本海域環境研究センター臨海実験施設[3]/富山大学大学院理工学研究部(理学)生体制御学[4]〕

消化管における新規生理活性ペプチドの発見と機能解析は，新しい生物学を展開すると同時に疾患発症のメカニズム解明や創薬につながる．最近では，小腸から分泌されるGIPやGLP-1がインクレチンであることが判明し，インクレチン作用を応用した糖尿病治療薬も市販された．インクレチンとは，食事の摂取によって膵臓からのインスリン分泌を促進する消化管ホルモンの総称であるが，その概念自体は1932年にLa Barreによって提唱されており，永い年月を経て創薬化されたことになる．このことは，生理活性ペプチドの潜在的な能力を示すとともに，生理活性ペプチドがアンメット・メディカル・ニーズ[※1]を満たす医薬品開発の有用な候補物質となりうることを期待させる．

生体にはリガンド不明なオーファン受容体が数多く残されているため，未同定の生理活性ペプチドも相当数存在していると考えられる．しかしながら，この十数年，哺乳類における新規生理活性ペプチドの発見は難航しており，新たな戦略の下で探索と機能解析を進めることが必要だろう．そこでわれわれは，データベースが充実し，哺乳類のオーファン受容体に類似したGPCRを多くもつモデル生物に着目して探索を進めてきた．また，消化管に関連する既知の生理活性ペプチドについても，その破綻によって生じる病態についての解析を試みている．

本稿では，われわれの進める戦略的ペプチド探索と機能解析について概説するとともに，アンメット・メディカル・ニーズに応える創薬への展望について考察したい．

# 1 線虫における新規生理活性ペプチド，LURY-1の発見とその機能

## 1) ショウジョウバエから線虫へ

モデル生物であるショウジョウバエはきわめて充実したデータベースをもち，多彩な実験操作が可能な生物である．われわれは，ショウジョウバエを用いてCCHamide，dRYamide，trissinなどの生理活性ペプチドを発見し，哺乳類への応用をめざし機能を解析してきた[3)4)]．しかし無脊椎動物の進化の頂点とも考えられる昆虫でのペプチド研究がどこまで哺乳類に応用できるか未知であった．そこでより原始的な生物である線虫に注目した．線虫（C. elegans）はわずか959個の体細胞からなるシンプルな構造を有し，縦横な遺伝学の適用が可能である．われわれは最近，この戦略を用いて新規生理活性ペプチドLURY-1を発見した[5)]．この節では，LURY-1の発見過程とその生理機能について概説する．

## 2) LURY-1の発見

線虫で生理活性ペプチドの探索を開始した直後は，全くと言っていいほど活性を検出できなかった．後にわかったことだが，線虫のGPCRは通常のアッセイ系で用いるCHO細胞などとあまり相性がよくない．そこでショウジョウバエdRYamide受容体，CG5811を用いた．CG5811は，C末端がRY-NH$_2$（アミド）やRF-NH$_2$のペプチドに種を問わず反応するという特徴をもつ．実際にCHO-CG5811系で線虫ペプチド抽出物によるアッセイを行うと，既知のRFアミドペプチドとともに，未知のRYアミドペプチドを単離・同定することができた．このペプチドは，軟体動物などのLuqinと進化的起源が同一であると予測されLURY-1と名付けた．

次に，LURY-1に対する受容体は，CG5811に類縁のNPR-22であることを明らかにした．しかしNPR-22発現CHO細胞のLURY-1に対する感度は，CG5811に比べてかなり悪かった．これが線虫でオーファンGPCRに対する新規生理活性ペプチドの発見を妨げている大きな理由であろうと考えられた．NPR-22とCG5811は哺乳類NPY受容体ファミリーと遠縁であること，さらにLURY-1とNPYはいずれもRY-NH$_2$であることから，LURY-1 – NPR-22系が線虫において重要な生理機能に関与していると思われた．

## 3) LURY-1 – NPR22系の機能

LURY-1 – NPR-22系の機能解析は，大野速雄先生，飯野雄一先生（東京大学）との共同研究により実施した．まず，LURY-1は，咽頭の神経に限局して発現していた．一方，受容体であるNPR-22は全身に広く発現していた．LURY-1は，餌が多く咽頭が活発に活動しているときに全身に向けて分泌される．分泌された

---

※1 **アンメット・メディカル・ニーズ**
unmet medical needs. いまだに有効な治療法が見つかっていない疾患に対する医療ニーズのこと．

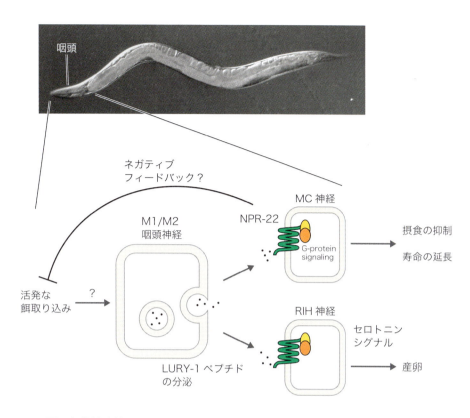

**図1　LURY-1の司る恒常性維持システム**
LURY-1は摂食の活発なときに咽頭のM1/M2神経から放出され，咽頭のMC神経に働いてフィードバック的に餌取り込みを抑制するとともに寿命を延長する．一方RIH神経に働き，セロトニンシグナルを介して産卵を促進する．
（写真：東京大学　飯野雄一先生提供．図は東京大学大学院理学系研究科プレスリリース2017年8月29日より引用）

LURY-1は①摂食行動の抑制，②産卵の促進，③動き回る行動の抑制，④寿命の延長など，多彩な生理作用を示すことがわかった．この時LURY-1は，咽頭の動きを司るMCという咽頭の神経細胞にあるNPR-22に作用することが，遺伝学を駆使した綿密な実験結果から明らかになった．つまり咽頭の活動を負のフィードバックにより抑制し，餌の過剰摂取を抑制していた．また，LURY-1がRIHという頭部の神経に作用すると，セロトニンシグナルを介して産卵が促進された．これらの事実は，LURY-1が咽頭の動きによって餌の有無を感知し，神経を介して産卵を促進させることを意味している．すなわち，餌がないところに卵を産むと生まれてきた子どもは生存できないため，餌が多いときに集中して卵を産むしくみを備えたのであろう（**図1**）．

このように，線虫のLURY-1 – NPR-22系は非常に合理的な恒常性維持システムであり，生理活性ペプチドが臓器連環の一翼を担っていることを端的に示している．同様のシステムが哺乳類に存在するのかは不明であるが，消化管から分泌される生理活性ペプチドの破綻は，生命や世代の維持を困難にすることが示唆された．

## 2　原索動物の比較解析から読み解くCTの可能性

### 1）モデル生物としての原索動物

われわれは，これまで見過ごされていた生理活性ペプチドの機能を明らかにするため，原索動物をモデルとし，脊椎動物との比較から共通性や特殊性を見出す研究を進めている．

ヒトを含む脊椎動物は脊索動物門に属する．脊索動物には，この節で紹介する無脊椎動物のホヤやナメク

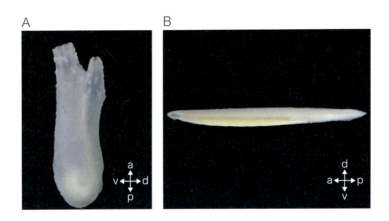

**図2　原索動物**
A）カタユウレイボヤ（*Ciona intestinalis*），B）フロリダナメクジウオ（*Branchiostoma floridae*）
（基礎生物学研究所 高橋弘樹先生 提供）の写真．aは前方，pは後方，vは腹側，dは背側を示す．

ジウオが属する原索動物も含まれる．世界に約3,000種類ほど存在しているホヤのうち，ゲノム情報が充実しており，トランスジェニック技術やゲノム編集技術が利用できるカタユウレイボヤが研究に利用されている（**図2A**）．一方，ナメクジウオは35種類ほど生息しているが，研究にはゲノム解読されたフロリダナメクジウオなどが用いられている（**図2B**）．原索動物は，海水中のプランクトンを鰓で濾過し，消化管で消化・吸収する．

### 2）ホヤとナメクジウオに存在する消化管機能関連ペプチド

カタユウレイボヤの脊椎動物ペプチド相同遺伝子のなかで，消化管の機能にかかわるものとして，脊椎動物サブスタンスPの同族体，コレシストキニン/ガストリンの同族体，NT相同ペプチド，ガラニンの同族体が報告されている．また，インスリンの相同遺伝子が胃や腸で，CTの同族体が消化管でそれぞれ発現している．一方，ナメクジウオでは，インスリン様の遺伝子やCT様遺伝子の消化管での発現に加え，PACAPの存在も示されている．

### 3）CTの比較生物学

われわれはホヤとナメクジウオのCTファミリーを対象として研究を進めてきた[6)7)]．ここでは，この研究の一端を紹介する．

哺乳類のCTは，血中カルシウム濃度の上昇を感知すると甲状腺のC細胞（傍濾胞細胞）から分泌される．分泌されたCTは，骨を壊す破骨細胞に作用してその活性を抑えることにより，血中カルシウム濃度を低下させる．脊椎動物においてCTは，CT遺伝子関連ペプチド，アドレノメデュリン，アミリンなどとともにCTファミリーを形成しており，それらは共通祖先遺伝子に由来すると考えられているが，その起源は不明であった．

一方，われわれは，カタユウレイボヤとフロリダナメクジウオにおいてCTファミリーの相同遺伝子を同定した[6)7)]．脊椎動物のCTファミリーのペプチドには，共通の構造が存在する．成熟ペプチドN末端側のシステインのS–S結合による環状構造と，中央領域に存在するαヘリックス構造，C末端アミノ酸におけるアミド化修飾であり，ホヤとナメクジウオのCT様ペプチドは，これらの特徴が保存されていた（**図3A**）[6)8)]．またホヤとナメクジウオのCT様ペプチドは，破骨細胞をもつキンギョ鱗の培養系で，破骨細胞の活性を抑制した[6)8)]．さらにナメクジウオCT様ペプチドが脊椎動物CT受容体のナメクジウオホモログに作用することも明らかにした[7)]．このことは，原索動物CTの分子機能が脊椎動物と類似していることを示している．興味深いことに，これらのペプチドは，消化管にも発現が認められ，消化管ホルモンとして作用すると推測される（**図3B, C**）[6)7)]．原索動物には骨はなく破骨細胞も存在しないので，骨が獲得される以前に脊索動物の祖先が有していたCT機能を反映しているのだろう．こ

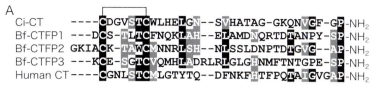

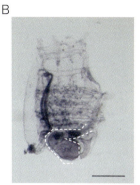
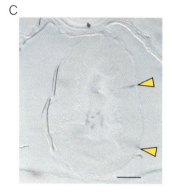

**図3　原索動物CT様ペプチドの消化管における発現**
A）カタユウレイボヤCT（*C. intestinalis* CT：Ci-CT），フロリダナメクジウオCT（*B. floridae* CT family peptide：Bf-CTFP1, 2, 3），ヒトCT（human CT）のアミノ酸配列比較．半数以上のアミノ酸が同一の場合は黒に，類似の場合は灰色に塗りつぶされている．システインを結ぶ線はジスルフィド結合を，「-NH₂」は，アミド化を示す．B）カタユウレイボヤCT様遺伝子の発現局在．胃と腸においても発現が認められた（点線で囲まれた部分）．C）フロリダナメクジウオCT様遺伝子の発現局在．中腸の上皮に発現が認められた（矢頭）．スケールバー＝500μm（A），100μm（B）．

の機能は脊椎動物の進化過程で失われたかもしれないが，一方で，血中カルシウム調節作用という主要な機能とは異なる新しい機能の存在を示しているのかもしれない．今後は，ゲノム編集などの技術を用いた原索動物の解析からCTをはじめとする生理活性ペプチドの機能に関する知見が蓄積され，哺乳類の生理活性ペプチドがもつ未知の機能を解明する際の足がかりを提示していくものと思われる．

## 3　哺乳類における脳腸ホルモンPACAPの外分泌促進作用

### 1）PACAPの基礎

この節では最近，哺乳類で新たな機能が見出されたPACAPについて紹介する．PACAPは1988年にヒツジの視床下部から発見された27または38アミノ酸残基からなる生理活性ペプチドである[9]．PACAPはVIPと3つのGPCRを共有しており，PACAPに対して特異性の高いPAC1受容体（PAC1-R）と，PACAPとVIPに同程度の親和性を示す2種のVPAC受容体（VPAC1-R，VPAC2-R）が存在する[10]．PACAPやVIPは視床下部を中心とした中枢神経系に広く存在しているが，一方で消化管の神経細胞にも発現していることから，PACAPとVIPは脳腸ホルモンの一種であると考えられている[11]．

### 2）PACAPとVIPの消化管における作用

PACAPやVIPの消化管における生理作用としてVPAC-Rを介した平滑筋弛緩作用が報告されている[12]．一方で，VIPには消化管における外分泌促進因子としての一面も示唆されてきた．VIPomaは膵島細胞から発生する膵内分泌腫瘍の一種であり，VIP分泌性の腫瘍であることから血中のVIP濃度上昇が診断の基準となっている．VIPomaの患者では大量の水様性下痢（1日1～3L）がみられることから，VIPが腸からの水の分泌に関与していると考えられてきた．実際にVIPは腸の外分泌腺であるブルンネル腺に作用してEGFや重炭酸イオンの分泌を増加させることが知られており[13]，さらに水チャネルであるAQP5（アクアポリン※2）の細胞膜への移動を促進すること[14]が報告されていることから，VIPはブルンネル腺からの水やイオン，成長

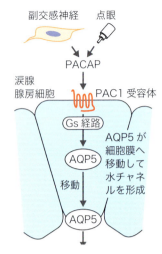

**図4　PACAPによる涙液分泌促進機構**
PACAPは副交感神経または点眼投与により腺房細胞基底側に発現するPAC1-Rに結合し，Gs経路を介してAQP5の細胞質から頂端側細胞膜へのトランスロケーションを誘導することにより涙液分泌を促進すると考えられる．

因子の分泌制御にかかわっていると考えられる．しかし，VIPやPACAPが生体内の水輸送をどのように制御しているのかは不明であった．

### 3）PACAPによる外分泌促進機構

われわれはPACAP遺伝子欠損マウスの高齢の雌マウスが角膜傷害を自然発症し，涙液分泌量が有意に低下するドライアイ様の症状を示すことを偶然発見した．PACAPはマウスの涙腺組織内の神経細胞に発現しており，一方でPAC1-Rは涙液を合成する腺房細胞に発現していた．マウスにPACAPを点眼すると涙液分泌量が約2倍に増加したのに対し，同濃度のVIPを点眼しても涙液分泌促進作用は認められなかった．PACAPによる涙液分泌促進作用がPAC1-R拮抗薬やアデニルシクラーゼ阻害剤の前処理により抑制されることから，PACAPは涙腺においてPAC1-Rを介してGs経路を活性化させて涙液分泌を促進することがわかった．さらに，Gsシグナル伝達経路[※3]が活性化されると細胞質中のAQP5のリン酸化が誘導され，頂端側細胞膜へのトランスロケーションが促進されることによって涙液分泌が促進されることも明らかにした[15]（図4）．AQP5は涙腺以外にも汗や唾液腺などの幅広い外分泌腺に発現し，外分泌制御にかかわることが明らかになっている．われわれはPACAPが汗の分泌を促進することも報告し[16]，さらにPACAPがVPAC1-Rを介して唾液の分泌を促進することを確認している（データ未発表）．おそらくPACAPとVIPはそれぞれの外分泌腺によって役割を分担することにより，幅広い外分泌を制御しているのだろうと考えられる．

### 4）創薬をめざして

さまざまな外分泌腺におけるPACAPとVIPの役割やメカニズムについてはまだ不明な点が多く残されているが，自律神経系を介した多臓器間の外分泌制御ネットワークにおける恒常性維持機構に重要な役割をもつことは間違いないものと思われる．ドライアイやドライマウスなどの乾燥性症候群の患者数が増加しているなか，PACAPやVIPによるAQP5をターゲットとした外分泌促進作用はその有効な治療薬の候補となるものと考えている．

## おわりに

近年，アンメット・メディカル・ニーズを満たす医薬品開発に注目が集まっているが，人間の体内で分泌される生理活性ペプチドは副作用の少ない理想的な医薬品の候補であろう．しかしながら生理活性ペプチドは，体内に微量しか存在していないため抽出が困難であり，また，胃や腸の酵素で分解されてしまうため経口投与しにくいなどの短所ももつ．一方で，中分子量のペプチド医薬品は抗体製剤などのタンパク質医薬品と比べて抗原性が少なく，標的のタンパク質に特異的に作用することができ，組織浸透性が高いうえに開発コストも抑えられるというさまざまなメリットがある．これまでも生理活性ペプチドは創薬に結びついており，1984年にヒトの心房から発見されたANPは心不全治

---

**※2　アクアポリン**

膜6回貫通型タンパク質であり，細胞膜内で四量体を形成して水チャネルを形成する．幅広い生物の細胞で発現しており，哺乳類では13種類のアクアポリンが存在する．涙腺ではAQP4とAQP5の発現が認められている．

**※3　Gsシグナル伝達経路**

Gタンパク質共役型受容体の下流シグナルの一つであり，Gαsサブユニットを介してアデニル酸シクラーゼを活性化してcAMP合成を増加させる．

療薬カルペリチド（商品名：ハンプ）として繁用されているし[17]，ブタの脳から精製されたBNPも心不全の診断薬として利用されている．このように，新規生理活性ペプチドの発見は，新たな研究領域を構築するとともに続く機能解析によって予想外の機能が示され，創薬開発に応用されてきた．

しかしながら，これまでの手法による新規生理活性ペプチドの探索には限界も見えはじめている．未同定の新規生理活性ペプチドのもつ，例えば特異な修飾構造など，何らかの生化学的な性質によるのではないかと推察されるが，生体にはまだリガンド不明のオーファン受容体が数多く残されていることから，未知の生理活性ペプチドが存在することは確かであろう．下等生物から高等生物まで存在する消化管は，生物にとってより根源的なペプチドを含有している器官だと考えられる．したがって，本稿で示したように新しい視点で種々のモデル生物を捉え直し，これら生物を利用した生理活性ペプチドの探索と機能の追求から哺乳類の未知の機能を見出していくことが，複雑かつ巧妙な恒常性の維持機構の理解，延いてはアンメット・メディカル・ニーズを満たす医薬品開発に道筋をつけることにつながると考えられる．

## 文献

1) Kojima M, et al：Nature, 402：656-660, 1999
2) 現代の神経内分泌学（吉田　尚／監），メディカル・サイエンス・インターナショナル，1996
3) Ohno H, et al：Elife, 6：doi:10.7554/eLife.28877, 2017
4) Sano H, et al：PLoS Genet, 11：e1005209, 2015
5) Ida T, et al：Biochem Biophys Res Commun, 410：872-877, 2011
6) Sekiguchi T, et al：FEBS J, 276：4437-4447, 2009
7) Sekiguchi T, et al：J Biol Chem, 291：2345-2356, 2016
8) Sekiguchi T, et al：Gen Comp Endocrinol, 246：294-300, 2017
9) Hirabayashi T, et al：J Headache Pain, 19：28, 2018
10) Harmar AJ, et al：Br J Pharmacol, 166：4-17, 2012
11) Vaudry D, et al：Pharmacol Rev, 61：283-357, 2009
12) Olsson C & Holmgren S：Comp Biochem Physiol A Mol Integr Physiol, 128：481-503, 2001
13) Kirkegaard P, et al：Gut, 25：1225-1229, 1984
14) Parvin MN, et al：Am J Physiol Gastrointest Liver Physiol, 288：G1283-G1291, 2005
15) Nakamachi T, et al：Nat Commun, 7：12034, 2016
16) Sasaki S, et al：Br J Dermatol, 176：413-422, 2017
17) Kangawa K, et al：Nature, 312：152-155, 1984

<著者プロフィール>

佐藤貴弘：2002年東北大学大学院農学研究科にて博士（農学）号を取得．同年，久留米大学分子生命科学研究所遺伝情報研究部門にてポスドク，'03年より助教，'07年より講師，'10年より准教授．

児島将康：1988年宮崎医科大学大学院博士課程にて博士（医学）号を取得．日本学術振興会特別研究員を経て，'93年より国立循環器病センター研究所生化学部室員，'95年より同室長，'01年より久留米大学分子生命科学研究所遺伝情報研究部門教授．

第3章 臓器連環による生体の動的恒常性

Ⅰ．生理活性物質が繋ぐ臓器連環

# 3. ヘパトカイン分泌異常と糖尿病

御簾博文

> 肝臓由来の液性因子ヘパトカインが全身の糖の恒常性維持に重要な役割をもつこと，ならびにヘパトカインの分泌異常が全身にさまざまな病態を起こすことが広く知られるようになってきた．ヒト肝臓での網羅的遺伝子解析を用いて，インスリン抵抗性誘導ヘパトカインとしてセレノプロテインPとLECT2が同定された．特に，セレノプロテインP過剰は血管新生障害，膵インスリン合成障害，運動抵抗性などのさまざまな全身病態を発現させる．今後，ヘパトカインを標的とした多面的な作用を有する糖尿病治療薬が開発されることが期待される．

## はじめに

　肝臓は，糖放出・糖取り込みおよびグリコーゲン蓄積を介して全身の糖の恒常性維持に大きな役割を担っている．加えて，肝臓は膨大な種類の液性因子を産生し，血中に放出する産生工場としての役割を有している．実際に筆者は，ヒト肝臓に発現する遺伝子をSAGE法・DNA chip法を用いて網羅的に解析し，膨大な種類の細胞外分泌タンパク質コード遺伝子がヒト肝臓に発現していることを見出した[1]．最近になって，このような肝臓由来の液性因子"ヘパトカイン[※1]"が全身の糖の恒常性維持に重要な役割をもつことが知られるようになってきた．ヘパトカインと糖代謝に関してはいくつかの優れた英文総説が発行されているが[2)3)]，本稿ではわれわれが同定したセレノプロテインP[※2]，LECT2の多面的な作用について概説する．

## 1 インスリン抵抗性誘導ヘパトカイン セレノプロテインPの同定

　2005年頃，われわれはヒト肝臓が膨大な種類の分泌タンパク質コード遺伝子を発現していることから，そのなかに全身の糖代謝に大きな作用を有する"ヘパト

[略語]
BMI：body mass index
LECT2：leukocyte cell-derived chemotaxin 2
LRP1：low-density lipoprotein receptor-related protein 1
SeP：selenoprotein P

> ※1　ヘパトカイン
> 肝臓由来液性因子のうちで，最近になって新たな機能が判明したものをヘパトカインと総称している．特に，糖代謝に関連した作用が解明されたヘパトカインが多く報告されている．
>
> ※2　セレノプロテインP
> 必須微量元素セレンを豊富に含有する分泌タンパク質である．セレンを肝臓から全身へ輸送するタンパク質として考えられていたが，最近になって，糖尿病でセレノプロテインPの肝での産生が過剰になることが明らかとなった．

Dysregulation of hepatokine secretion and diabetes mellitus
Hirofumi Misu：Department of Endocrinology and Metabolism, Kanazawa University Graduate School of Medical Science（金沢大学大学院医学系内分泌代謝内科学）

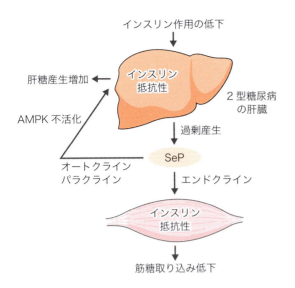

**図1** SeP過剰によるインスリン抵抗性の発症
文献4より引用.

カイン"があるものと考えた.その当時,ヘパトカインのキーワードでPubMed上の文献を検索してもヒットする論文はなかった.DNA chip法を用いてヒト肝臓での遺伝子発現量と全身のインスリン抵抗性の重症度が正相関する分泌タンパク質を探索した結果,セレノプロテインP(SeP)を同定した.SePは細胞にとって必須の微量元素であるセレンを肝臓から全身に輸送する分泌タンパク質であること,セレンの供給ならびに直接作用を介してSePは標的細胞で抗酸化的に作用することが報告されていたが,糖代謝におけるその役割は不明であった.当初筆者は,SePが抗酸化能を有することから糖代謝改善因子であると想定して研究を開始した.しかしながら予想に反して,精製SePを処置したマウスは負荷後高血糖ならびに肝・筋でのインスリンシグナル低下を呈した.一方で,siRNAを用いた肝臓でのSeP遺伝子の発現抑制ならびにSeP遺伝子の先天的なノックアウトは糖尿病モデルマウスの耐糖能・インスリン抵抗性を軽減させた.これらの実験結果は,SePが骨格筋および肝臓にインスリン抵抗性を誘導することで高血糖を発症させる肝由来液性因子であることを明らかにした(**図1**)[4].

## 2 肥満関連ヘパトカインLECT2の同定

次に筆者は,同様にDNA chip法を用いて,ヒト肝臓での遺伝子発現量と肥満度(body mass index:BMI)が正相関する分泌タンパク質を探索した結果,leukocyte cell-derived chemotaxin 2(LECT2)を同定した.LECT2は好中球走化因子の一つとして報告されていた分泌タンパク質であり,ヒトにおけるその遺伝子発現はほぼ肝臓に選択的である.LECT2はマウスで欠損させると肝臓でのナチュラルキラーT細胞数が変化することや,βカテニン誘導性の肝発がんを抑制することが報告されていたが,肥満やインスリン抵抗性発現における役割は不明であった.

人間ドック受診者の血液サンプルを用いて検討した結果,血中LECT2濃度はBMI,腹囲,インスリン抵抗性指数と正相関することを見出した.過栄養状態は肝でのLECT2発現を亢進させることが示唆された.そこで培養肝細胞を用いてこの分子機序を検討した結果,細胞内飢餓センサータンパク質として知られるAMPキナーゼがLECT2遺伝子発現の負の制御因子であることが判明した.過栄養はAMPキナーゼを抑制することで肝細胞でのLECT2遺伝子発現を増加させることが示唆された.

次に,LECT2の全身の糖代謝に対する作用を検討した.LECT2ホモ欠損マウスにおいては,耐糖能は良好でありかつ骨格筋でのインスリンシグナルが亢進していた.そこで培養細胞系を用いて検討を進めたところ,組換えLECT2タンパク質処置がC2C12筋管細胞でインスリンシグナル伝達を障害することを見出した.ストレスキナーゼの1つであるc-jun N-terminal kinase(JNK)をノックダウンするとLECT2の作用が消失することから,LECT2の筋細胞インスリン抵抗性惹起はJNKを介することが明らかとなった.これらの結果は,肥満で産生が上昇したヘパトカインLECT2が骨格筋にインスリン抵抗性を誘導することで耐糖能悪化に寄与することを明らかにした[5].

## 3 ヘパトカインSePによる血管新生障害

ヘパトカインは耐糖能やインスリン感受性のみなら

ず，血管組織に直接的な作用を有する可能性がある．そこでわれわれは，SePの血管新生に対する作用を検討した．精製ヒトSePタンパク質を2型糖尿病患者の血中濃度に相当する濃度でヒト臍帯静脈血管内皮細胞HUVECに処置した．その結果，SePは血管内皮細胞増殖因子VEGF（vascular endothelial growth factor）依存的に生じる血管内皮細胞の増殖，遊走，管腔形成を抑制した．さらに，SeP処置がVEGF依存性の活性酸素バーストならびにVEGF受容体およびERK1のリン酸化を抑制することを見出した．一方，SePヘテロノックアウトマウスでは下肢虚血術からの血流回復が正常マウスに比し有意に早期であり，その虚血肢ではCD31陽性の血管内皮細胞数が有意に増加していた．これらの結果は，ヘパトカインSePが血管内皮細胞におけるVEGFシグナル伝達を低下させ，VEGF抵抗性を誘導することで血管新生を障害することを示している[6]．ヘパトカインSePは糖尿病性の血管新生障害に対する治療標的となる可能性がある．

## 4 ヘパトカインSePによる心筋梗塞増悪

次にわれわれは，ヘパトカインSePの心筋虚血に対する作用をマウスを用いて検討した．マウスの冠動脈を30分間結紮・その後再灌流とし，虚血再灌流モデルを作成した．驚いたことに，SePホモ欠損マウスでは，虚血再灌流後の心筋梗塞面積が有意に低値であった．TUNEL染色で評価した心筋アポトーシス細胞数は，SeP欠損マウスで有意に少なかった．SeP欠損が虚血再灌流後の心筋細胞を保護する分子機序を検討した結果，われわれはSeP欠損マウスの虚血後心筋でインスリン様成長因子IGF-1（insulin-like growth factor 1）およびその下流のAktのリン酸化が有意に亢進していることを見出した．SePホモ欠損マウスの肝臓に遺伝子発現プラスミドを用いてSeP遺伝子を過剰発現させると，心筋でのIGF-1ならびにAktのリン酸化は減弱し，虚血再灌流後の心筋梗塞面積は有意に増加した．これらの結果は，2型糖尿病状態では肝臓でのSeP過剰産生が心筋でIGF-1抵抗性を惹起することで心筋梗塞を増悪させることを示唆している[7]．ヘパトカインSePは糖尿病性の虚血性心筋障害に対する治療標的となる可能性がある．

## 5 SePの筋受容体の同定とSePによる運動抵抗性の発症

その後われわれは，RNAiを用いたスクリーニングによってSePの骨格筋細胞での受容体を探索した．マウス精巣ではApoER2（apolipoprotein E receptor 2）が，マウス腎臓尿細管ではmegalinがSePの取り込み受容体として機能することが既報によって報告されていた．これら2つの膜タンパク質はLDLR（low density lipoprotein receptor）ファミリーに属していたことから，われわれはLDLRファミリータンパク質をRNAi法を用いてノックダウンすることで，骨格筋細胞におけるSeP受容体を探索した．その結果，LRP1（low-density lipoprotein receptor-related protein 1）をノックダウンしたC2C12筋管細胞では，SeP投与によるAMPK抑制作用，細胞とSePとの結合，細胞へのSeP取り込みのいずれもが減弱することを見出した．筋特異的LRP1欠損マウスにおいては，投与SePの筋への取り込みが減弱していた．注目すべきことに，抗酸化タンパク質であるSePが，LRP1を介してC2C12筋管細胞で活性酸素/AMPK/PGC-1α経路を強く阻害することを見出した．活性酸素/AMPK/PGC-1α経路は運動時に骨格筋において活性化されることがよく知られており，SePが運動時に骨格筋に起こる適応反応を障害することが示唆された．実際に，臨床研究において，血中SeP濃度が高値の被験者は運動トレーニングを行なっても有酸素運動能（最大酸素摂取量）が上昇しないことを見出した．これらの結果は，2型糖尿病患者において，過剰なSePは骨格筋での活性酸素/AMPK/PGC-1α経路を阻害することで運動を行ってもその健康増進効果が減弱する"運動抵抗性"という病態を惹起していることを明らかにした（**図2**）[8]．運動療法は，2型糖尿病のみならず，高血圧・脂質異常・脂肪肝など多くの疾患の治療法として多くの患者に推奨されている．SeP-LRP1経路の阻害薬の同定は，この運動療法の感受性を増強する夢の創薬につながる可能性がある．

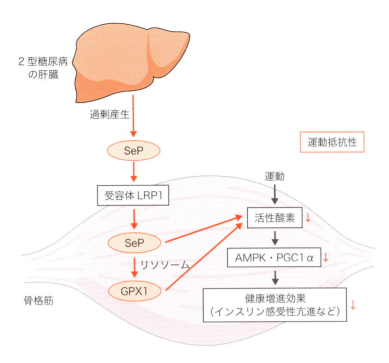

**図2　SeP過剰による運動抵抗性の発症**
文献8をもとに作成.

## 6　SeP中和抗体の発見とSePによる膵インスリン産生障害の発症

　最近になってわれわれは，標的細胞へのSePの取り込みを阻害できる中和抗体を作成した[9]．SeP中和抗体投与は，正常マウスにおいて精製SeP投与による高血糖を有意に改善した．さらにこのとき興味深いことに，精製SeP投与は膵β細胞のインスリン量を減少させること，ならびにSeP中和抗体の投与がSePによるβ細胞減少を回復させることを見出した．単離マウス膵島においても，精製SeP処置は時間依存性にインスリンのタンパク質合成を阻害し，さらに72時間の長期SeP処置はβ細胞にアポトーシスを誘導した．SePが膵β細胞でインスリン産生低下やアポトーシスを誘導する分子機序はこれから詳細に検討する必要があるが，SeP中和抗体はインスリン抵抗性とインスリン分泌低下の両者を改善させる治療法になる可能性があり，今後の創薬に向けたさらなる研究が期待される．

## 7　血中SeP濃度測定による将来の耐糖能障害発症予知

　最近われわれは，血中SeP濃度が他の臨床因子とは独立して将来の糖代謝異常発病を予知することを見出した．人間ドック受診者76例を対象に血中SeP濃度を測定し，SeP濃度が4年後の耐糖能と関連するか75g経口糖負荷試験を用いて前向きに観察した．ベースラインにおいて血中SeP濃度はインスリン抵抗性指数とは関連せず，insulinogenic indexと負に相関していた．興味深いことに，ベースラインのSeP濃度は4年後の空腹血糖および負荷後血糖いずれとも正に相関していた．多変量解析ではSePは年齢やBMIといった他の臨床パラメーターとは独立して4年後の空腹血糖値を予知した．今回の検討では4年間で76例中9例が耐糖能障害あるいは2型糖尿病を発病したが，ROC解析では血中SePはこの糖代謝異常の発病を有意に予知した．これらの結果は，日本人一般住民において血中SeP濃度上昇が将来の耐糖能異常の発病と有意に関連することを示している[10]．ヘパトカインの血中濃度測定は

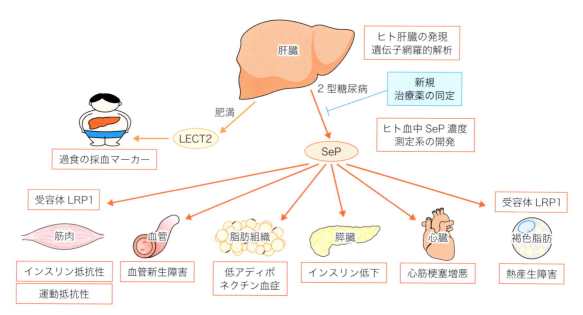

**図3 ヘパトカイン分泌異常による種々の全身病態の発現**

予防医学の分野においても有効なツールとなる可能性がある．もう1つ特筆すべきことに，ベースラインにおいてSeP濃度と年齢が正相関すること，4年間の経過で血中SeP濃度は有意に上昇することを見出した．このことは加齢が血中SeP濃度を上昇させることを示している．SePの過剰は加齢関連疾患の病態発現にも原因的に作用している可能性があり，今後の検討を要する．

## おわりに

われわれが2010年にインスリン抵抗性誘導ヘパトカインとしてSePを同定してから，多くの糖代謝関連ヘパトカインが報告された．その後，ヘパトカイン分泌異常が全身の糖代謝異常のみならず，心筋梗塞増悪，血管新生障害，膵インスリン合成低下，運動抵抗性などのさまざまな全身病態を惹起することも明らかとなってきた（**図3**）．さらなる研究によって，ヘパトカインを標的とした多面的な作用を有する糖尿病治療薬が開発されることを強く期待する．

## 文献

1) Misu H, et al：Diabetologia, 50：268-277, 2007
2) Meex RCR & Watt MJ：Nat Rev Endocrinol, 13：509-520, 2017
3) Stefan N & Häring HU：Nat Rev Endocrinol, 9：144-152, 2013
4) Misu H, et al：Cell Metab, 12：483-495, 2010
5) Lan F, et al：Diabetes, 63：1649-1664, 2014
6) Ishikura K, et al：Diabetologia, 57：1968-1976, 2014
7) Chadani H, et al：Int J Mol Sci, 19：doi:10.3390/ijms19030878, 2018
8) Misu H, et al：Nat Med, 23：508-516, 2017
9) Mita Y, et al：Nat Commun, 8：1658, 2017
10) Oo SM, et al：Sci Rep, 8：16727, 2018

### ＜著者プロフィール＞

**御簾博文**：1991年大阪星光学院高校卒業．'98年金沢大学医学部医学科卒業，金沢大学旧第一内科入局．2007年金沢大学医学博士（金子周一教授）．'14年より金沢大学医薬保健研究域包括的代謝学准教授，'14年10月から'18年3月までJSTさきがけ研究者（兼任）．研究テーマ：学位取得時から一貫して，新たな機能が発見された肝由来液性因子"ヘパトカイン"の探索と機能解析に従事してきた．ヘパトカインを標的とした2型糖尿病に対する新たな診断・治療法の開発に向けて研究に邁進している．また，今後の目標として老化や加齢に関連した機能を有するヘパトカインを見つけたいと思っている．

第3章 臓器連環による生体の動的恒常性

Ⅰ. 生理活性物質が繋ぐ臓器連環

## 4. 運動器産生分子がつなぐ臓器連環と動的恒常性

中島友紀, 小野岳人, 林 幹人

骨と筋肉は, 生体の大部分の組織重量を占める運動器の主な構成要素であり, 動的な恒常性を維持しながら統合的な運動機能を実現している. 双方の組織が連携して運動機能を担う基軸であるにもかかわらず, これまで長い間, 個々が独立した基礎・臨床医学分野を形成し, 発展してきた. しかしながら, 近年, 骨と筋肉の連環クロストークの存在が徐々に明らかになり, 統合的な運動器科学の理解の深化へと繋がっている. さらに興味深いことに, 骨や筋肉が産生する分子が, 運動器の枠組みを超えて, 全身性の生命システムを制御していることが解明されつつある.

## はじめに

運動器の主な構成要素である骨と筋肉は, ヒト生体組織重量の約70％を占める臓器であり, 動的な恒常性を維持しながら直立歩行と運動を可能とし, 健康的な日常生活を営むことに貢献している. 超高齢社会を迎

[略語]
**AMPK**: AMP-activated protein kinase
**BAIBA**: β-aminoisobutyric acid（β-アミノイソ酪酸）
**BDNF**: brain-derived neurotrophic factor（神経栄養因子）
**CA**: cornu ammonis
**FGF**: fibroblast growth factor（線維芽細胞増殖因子）
**FNDC**: fibronectin type Ⅲ domain-containing protein
**GalNAc-T3**: N-acetylgalactosaminyltransferase3
**IGF**: insulin-like growth factor（インスリン様成長因子）
**IL**: interleukin（インターロイキン）
**KAT**: kynurenine aminotransferase（キヌレニンアミノトランスフェラーゼ）
**LCN**: lipocalin
**MRGPRD**: Mas-related G-protein coupled receptor member D（Mas関連Gタンパク質共役受容体D型）
**OCN**: osteocalcin（オステオカルシン）
**PGC**: PPAR coactivator
**PPAR**: peroxisome proliferator-activated receptor
**TNF**: tumor necrosis factor（腫瘍壊死因子）

Organ crosstalk and whole-body homeostasis by bone- and muscle-derived factors
Tomoki Nakashima[1) 2)] / Takehito Ono[1) 2)] /Mikihito Hayashi[1) 2)]: Department of Cell Signaling, Graduate School of Medical and Dental Sciences, Tokyo Medical and Dental University[1)] /Japan Agency for Medical Research and Development, Core Research for Evolutional Science and Technology (AMED-CREST)[2)]（東京医科歯科大学大学院医歯学総合研究科分子情報伝達学[1)] / 日本医療研究開発機構AMED-CREST[2)]）

えたわが国では，骨粗鬆症に伴う骨折，関節疾患やサルコペニアなど運動能力の低下や破綻状態が自立した生活を障害し，その後の生命予後を決定するため，大きな社会問題となっている．そして，統合的な運動機能を実現する骨と筋肉は，動物としての身体的な自立運動を実現するに留まらず，全身性の生命システムを制御し，その破綻はさまざまな疾患へ関与することが，現在，解明されつつある．

## 1 運動機能を司る骨と筋肉

骨は特殊な硬組織であり，運動機能を筋肉が実行するための基軸である．そして，生命活動に必須なミネラル代謝や造血・免疫系の源として重要な役割を担っている．その構成は豊富なサイトカインや成長因子を含む細胞外骨基質と骨構成細胞からなり，"骨リモデリング"とよばれる再構築によって動的恒常性が保たれている．骨リモデリングのプロセスは，骨表面の破骨細胞が古い骨を壊すことではじまり，骨芽細胞が産生する骨基質やミネラルによって新たな骨が充填され，その強靭さを保っている[1]．骨細胞は骨構成細胞の約90％の数を占め，骨基質に埋め込まれた状態で存在し細胞突起によって骨内の骨細胞同士，また，骨表面の破骨細胞や骨芽細胞とも密接にコンタクトしている．この骨細胞の細胞間ネットワークが，力学的刺激やホルモンなど生理活性物質の感知・応答を可能とし，骨の恒常性を制御していると考えられている[1]．

筋肉は，筋芽細胞が分化・融合した多核の細胞である筋線維の筋束集合体で構成され，生体組織量の50％を占め，身体能力を規定する重要な臓器である．中枢からの運動指令が遠心性の運動神経を介して筋収縮と弛緩を制御し運動機能を駆動する一方で，さまざまなサイトカインやホルモンなどを分泌することで，エネルギー代謝をはじめ，多彩な生命システムを制御する役割も担っている[2]．筋衛星細胞は，筋肉の肥大や再生において中心的な役割を担っており，筋幹細胞として静止状態で筋線維の基底膜や毛細血管などをニッチとして存在し，自己複製能を有する．そして，筋幹細胞を源とし，さまざまな転写因子がシーケンシャルに発現することで，筋線維への分化・成熟，筋肉の再構築が制御されている[3]．

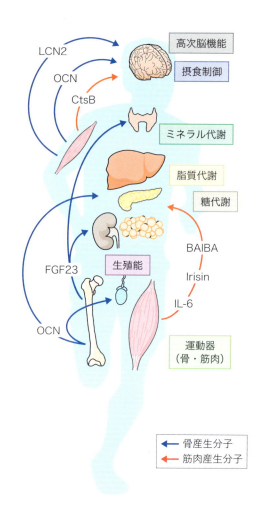

**図1　運動器産生分子による臓器連環**
運動器の基軸である骨と筋肉は，動的な恒常性を維持しながら，統合的な運動機能を制御している．そして，近年，運動器産生分子が，また，身体の運動活動が，多臓器にわたる生体システムを能動的に制御していることが明らかにされつつある（著者作成）．

## 2 骨と筋肉の産生分子による全身性制御システム

骨と筋肉は，これまで身体を支え駆動させる臓器として捉えられ，他の臓器や生体システムから制御される受動的な臓器として位置づけられてきた．実際，力学的負荷などの環境変化に加え，性ホルモン，グルココルチコイド，ビタミンD，成長因子やサイトカインなどの分子は，産生臓器から遠隔的に骨と筋肉へ作用

し，その運動機能や再構築，そして，破綻に関与している．しかし，近年，骨や筋肉の産生分子が，また，身体の運動活動が，多臓器にわたる生体システムを能動的に制御していることが明らかにされ注目されている．

### 1）骨産生分子による全身性制御

骨からの産生させる全身性の制御分子"オステオカイン"という概念の先駆けとなったのが，骨細胞が産生する分子FGF（fibroblast growth factor）23の発見にある（図1）[4)5)]．FGF23は腎臓や副甲状腺を標的とし骨から遠隔的に作用することで全身性のリン代謝を制御しており，骨石灰化障害をきたすさまざまな遺伝性骨軟化症において，その異常な上昇が見出されている．そして，この中和抗体が骨軟化症患者の血清リン濃度を改善できることも明らかにされている[5)6)]．FGF23はスブチリジン様プロテアーゼの認識配列を有しており，この部位で切断されるとその活性を失う．GalNAc-T3（N-acetylgalactosaminyltransferase3）は，FGF23へのO型糖鎖修飾を促進することで，この切断を抑制する一方，FAM20Cはこの糖鎖修飾を阻害することで切断を促進する[5)]．FGF23は腎臓や副甲状腺において受容体であるKlotho-FGFR1と複合体を形成し，細胞内シグナルを伝達する．組織特異的な発現が乏しいFGF受容体に対し，腎臓や副甲状腺に限局発現するKlothoが，FGF23の組織特異性的な作用を規定していると考えられている[5)]．

一方，FGF23が，心臓に作用し心肥大に関連することも見出されており，この遠隔的な作用は共受容体であるKlothoに非依存的で，FGFR4受容体を通じた作用と考えられている[5)]．また，受容体を標的とした阻害薬によって心肥大抑制の有効性も示唆されている．肝臓においてもFGFR4を介してカルシニューリン-NFATシグナルを活性化によって炎症性サイトカイン産生を促進したりすることが見出されている．さらに，免疫細胞である好中球に対して，FGF23がFGFR2を介してβ2インテグリンを不活性化する報告もなされている[5)]．このようにFGF23が，骨から遠隔的に多様な生体システムを制御することが続々と見出されてきており，今後の研究発展にますます期待がかかる．

オステオカルシン（OCN）は，骨形成を担う骨芽細胞が発現する骨基質タンパク質であり，そのグルタミン酸残基がγ-カルボキシルグルタミン酸（Gla）残基へと変換され，細胞外へ分泌される．この翻訳後修飾はカルシウムやハイドロキシアパタイトに対するOCNの親和性を高め，分泌されたGla化OCN（Gla-OCN）の大部分が骨組織の細胞外マトリクスに取り込まれる．さらに，破骨細胞による骨吸収に伴う酸性環境下では，脱Gla化が引き起こされて非Gla-OCN（低カルボキシル化OCN：ucOCN）が生成され，骨マトリクスへの親和性が低いことから血流へと放出される．血中にはGla-OCNとucOCNのどちらも検出されるが，ucOCNのみがホルモンとしての機能を有すると考えられている（図1）[4)]．

全身性のホルモンとして，OCNが注目されたきっかけは，インスリン分泌や膵β細胞の増殖，さらに脂肪細胞からのアディポネクチン産生を促進し，インスリン感受性を高めることが見出されたことによる[4)7)]．OCNはβ酸化や電子伝達系にかかわる遺伝子発現を上昇させることで体脂肪量を減少させ，エネルギー消費を増加させる．一方，インスリンは骨芽細胞上のインスリン受容体に作用し，OPG発現を抑制することで破骨細胞分化を促進し，結果的にオステオカルシンの脱Gla化が誘導されて血中への動員を促進する．OCNは膵β細胞で発現するGタンパク質共役受容体Gprc6aと結合し，インスリン分泌や発現，β細胞の増殖の制御に関与することが示唆されている（図1）．

また，OCN欠損マウスではライディッヒ細胞からのテストステロン分泌低下に加え，精巣や精巣上体，精囊や精子数の異常が観察されており，OCNがライディッヒ細胞上のGprc6aを介して，テストステロン生合成を促進することが見出されている．この知見から，骨と生殖器系の関係が性ホルモンによる骨リモデリングの制御という一方的ではなく，骨由来ホルモンによる生殖能力の制御というポジティブフィードバックの存在が推測されている[4)7)]．

興味深いことに，OCN欠損マウスは空間学習や記憶などに異常を示し，モノアミン神経伝達物質の合成が低下している[7)]．OCN欠損マウス脳室内へOCNを投与すると，これらの異常や神経伝達物質合成が正常化する．OCNは実際に血液脳関門を通過し，中脳の腹側被蓋野のドーパミン作動性ニューロンや，脳幹の縫線核のセロトニン作動性ニューロン，海馬CA（cornu ammonis）3領域のニューロンに特異的に作用することによって神経伝達物質の合成に影響することが見出された．また，OCN欠損マウスでは，神経伝達物質の生合成の異常に加え脳の形成不全を示し，OCNがニューロンのアポトーシスを抑制することで海馬の発生を制御することも明らかにされた[7]．

また，若齢マウスの血清を老齢マウスに投与することで認知機能が改善することが知られている[8]．OCNの血清濃度は加齢に伴い低下し，OCN欠損マウスの血清を老齢マウスに投与しても，記憶機能は改善されない．そして，OCNを老齢マウスに投与した場合，記憶機能の向上や抗不安作用が見出されている．さらに，海馬CA3領域をはじめとした脳組織で高発現するGタンパク質共役受容体Gpr158にOCNが結合し認知機能を制御していることが，海馬特異的なGpr158欠損マウスの作出から実証された．また，BDNF（brain-derived neurotrophic factor, 神経栄養因子）は神経細胞の生存，増殖，機能に重要なサイトカインであるが，OCN刺激が海馬の神経細胞のGpr158を介してBDNFを発現制御し記憶機能と不安に関与する可能性が示唆された（図1）[7]．

LCN2（lipocalin2）は，これまで主に脂肪組織が分泌すると考えられていた．しかし，骨におけるLCN2の発現が，白色脂肪組織のそれより顕著に高いことが，最近，明らかになった[9]．また，脂肪細胞特異的なLCN2欠損マウスは，正常な挙動を示す一方で，骨芽細胞特異的なLCN2欠損マウスでは食欲が増進し，耐糖能やインスリン感受性が悪化していた．さらに，食欲に影響を及ぼす視床下部でのシグナル伝達分子のうち，MC4Rシグナルの下流分子だけが，骨芽細胞特異的LCN2欠損マウスやLCN2を投与した野生型マウスで変化していた．そして，LCN2が血液脳関門を通過し，視床下部のMC4Rと結合してMC4R依存的な食欲抑制経路を活性化することも実証された（図1）[9]．今後，ヒトでの解析を含めたさらなる詳細な検討が必要であるが，LCN2-MC4Rシグナルを標的とすることで肥満など代謝性疾患の新たな創薬開発につながるかもしれない．

### 2）筋肉産生分子による全身性制御

近年，筋肉が産生するさまざまな生理活性物質をマイオカインと総称されるが，その先駆けとなるのが，IL（interleukin）-6である（図1）[2) 10) 11]．もともと免疫細胞が産生する炎症性サイトカインの一つとして知られていたIL-6は，脂肪細胞からも産生され肥満によりその血清濃度が上昇することが見出され，2型糖尿病の予測因子としての可能性も示唆されている．一方，運動に伴う血中IL-6濃度の上昇が見出されており，この発現上昇は，骨格筋間質に存在する免疫細胞だけでなく，筋線維そのものが運動に伴いIL-6を産生していると考えられている．また，運動に伴うIL-6産生は筋損傷により誘導されるものではないことや，その産生が骨格筋自身に作用し筋分化を促進すると考えられている．さらに運動により発現上昇したIL-6が，AMPK（AMP-activated protein kinase）の活性化を介することで，糖の取り込みや脂肪酸酸化を促進することも見出されている[2) 10) 11]．

peroxisome proliferator-activated receptor γ（PPARγ）coactivator 1α（PGC1α）は核内受容体PPARγによる転写を活性化する転写共役因子として同定され，寒冷刺激に応答し褐色脂肪と骨格筋で発現増加することで体熱産生を担う．運動によっても骨格筋でPGC1αの発現が増加し，体熱産生だけではなく，ミトコンドリア生合成やエネルギー代謝の関連遺伝子を制御している．PGC1α制御遺伝子の探索から，FNDC5（fibronectin type III domain-containing protein 5）が同定され，この膜タンパク質の細胞外ドメインが切断され血中に分泌された分子がIrisinである．Irisinは運動によって筋肉から誘導され白色脂肪の褐色化を促進することから，生体のエネルギー代謝に関与すると考えられている（図1）[2) 11]．また，運動で筋肉から誘導されるマイオカインとして，β-アミノイソ酪酸（BAIBA）も同定されている[12]．BAIBAは，白色脂肪細胞のUcp1を発現亢進し褐色脂肪細胞に変換する作用があり，インスリン抵抗性において重要な役割を果たす可能性が示唆されている．運動させたマウスでは，BAIBAの血中レベルが上昇し，摂食には変化がないが体脂肪率は低下する（図1）．

サルコペニアや骨粗鬆症など運動機能の低下やさまざまな疾患によって寝たきり状態になると認知症や他の高次脳機能障害が発症しやすい．そして，老化や歯周病に伴う歯の喪失により咀嚼機能が低下した場合も記憶や学習能力の低下がみられることから，運動機能

の破綻が全身性の生体制御機構に深く関与することが以前から想定されている．実際，運動療法やレジスタンストレーニングによって，筋量や筋力のほか，体脂肪率，骨密度，インスリン抵抗性，心機能，脳機能の改善効果[13)14)]が報告される．一方，全身運動だけでなく，ガムなどを咀嚼し顎口腔機能を活性化させるだけでも集中力の増加やリラックスなど，精神・神経機能の向上効果が得られることが経験的に知られている．最近，われわれは，咀嚼機能が低下したマウスでは，BDNFの発現低下，海馬の神経細胞数の減少や機能低下が起こり，記憶・学習機能が低下することを見出した[15)]．この結果は，全身運動が困難な患者に対する咀嚼トレーニングが，脳機能を維持・向上させる療法としての可能性を秘めている．

運動に伴い，脳や他の身体部位でさまざまな分子の発現が変動し，脳機能を制御しているが，運動によりBDNFやIGF（insulin-like growth factor）-1の血清濃度が上昇すること，運動した際に脳で発現が上昇する遺伝子のほとんどがBDNFまたはIGF-1に関連するものであることから，これら分子が運動と高次脳機能を結ぶ制御因子として重要であると考えられる[16)17)]．BDNFは神経栄養因子として最初に脳で見出され，神経細胞の増殖や分化，生存を促進すること，骨や筋を含むさまざまな組織でもその発現が確認されている．筋組織においては，筋衛星細胞がBDNFを強く発現し筋細胞分化を抑制することや，筋細胞におけるAMPK活性化を介して脂肪酸酸化を促進することが知られている．BDNFは血液脳関門を通過することから，脳以外で産生されたBDNFが脳に移行し，神経細胞の維持にかかわっている可能性も示唆されている．肝臓，筋肉，骨から産生される成長因子であるIGF-1もまた，血液脳関門を通過できることが知られており，脳組織においてBDNF産生や記憶機能を，IGF-1が向上させることが示唆されている[16)17)]．

これらの分子は運動によって脳内でも発現が確認されるが，最近，遠隔臓器である運動器の発現分子との連環が注目されている．運動に伴う筋収縮によりATPが消費されるとAMPKが活性化され，糖の取り込みと脂肪酸酸化が促進される[18)]．この制御機構からAMPKは糖尿病の治療標的として期待されている一方で，最近，筋肉におけるAMPKの活性化が，空間記憶を向上させることも見出された[19)]．AMPK活性化に伴い筋肉細胞で産生される分子のプロテオーム解析から同定された新規マイオカイン，カテプシンB（CtsB）は，マウスやヒトにおいて運動に伴いその発現上昇が血清中に見出され，脳内でBDNF産生を誘導することで神経新生や空間記憶を向上させることが明らかにされた（**図1**）[19)]．

また，トリプトファンは，セロトニン経路やキヌレニン経路などさまざまな経路で代謝されるが，大部分はキヌレニン経路で代謝される．この経路で生じる代謝産物の多くは神経細胞や脳機能に影響を及ぼすことが知られている．筋肉に含まれるキヌレニンアミノトランスフェラーゼ（KAT）は，神経毒性を有するキヌレニンをキヌレン酸に代謝する酵素であり，最近，運動に伴い筋肉で発現するPGC1αがKATを誘導し，キヌレニンを減少させることで抗鬱作用を示すことも見出されている[20)]．

運動器の基軸である骨と筋肉の研究から，近年，紡ぎだされてきたこれらの知見は，全身性の制御システムに運動器および運動活動が深く関与している証拠であり，今後，運動器科学を基盤としたさらなる生命活動の解明に大きな期待がもたれる．

## 3 骨と筋肉による連環制御システム

力学的負荷が増えると骨と筋肉は丈夫になり，力学的負荷が減ると骨と筋肉が弱くなることを，人類は経験的に理解している．実際，微小重力下の宇宙滞在やさまざまな疾患に伴う寝たきり状態では，骨量減少と筋萎縮は顕著となる．そして，さまざまな大規模コホート研究から，サルコペニアを有する集団で骨粗鬆症の有病率が高く，転倒と骨折のリスクも上昇すること[21)]や，サルコペニアと骨粗鬆症のどちらかの疾患が存在した場合，その後，両方の発症リスクが有意に相関することも報告されている[22)]．さらに閉経に伴うエストロゲン欠乏に留まらず，さまざまなホルモンやサイトカインの産生異常，悪性腫瘍やその転移などに伴い，骨と筋肉の双方に影響が表れる．これらの知見を鑑みると，骨と筋肉は力学的負荷やさまざまな生理活性物質に対応し，個別の臓器として再構築の実現や破綻に至るだけでなく，臓器間で連環したクロストークによ

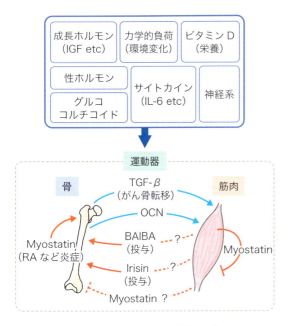

図2 運動器の恒常性を司る骨と筋肉の連環
力学的負荷や環境変化に加え，生理活性物質である性ホルモン，成長因子やビタミンDなどの分子は，骨と筋肉，双方の組織に作用点を有し，その形成・再構築に重要な役割を担っている．また，筋肉から骨へ，骨から筋肉へ作用することで運動器の恒常性を制御する連環分子も，近年，続々と見出されている（著者作成）．

り協調的な運動器システムとして，その再構築や破綻を導いていると考えられる[23)24)]．

### 1）骨から筋肉の連環制御

OCNが，有酸素運動によりマウスやヒトにおいて血中濃度が上昇すること，また，加齢に伴い，その血中濃度が低下することが報告されている[25)]．さらに，加齢に伴う運動能力と血中OCN濃度が相関することも見出され，注目すべきことに，OCNの投与が，加齢に伴う運動能力の低下を改善することが明らかとなった[25)]．骨芽細胞特異的なOCN欠損マウスやその受容体Gprc6aの筋特異的な欠損マウスでは運動能力の低下が確認される．重要なことに，この受容体欠損マウスでは，筋線維のグリコーゲン量と運動に伴う分解量が低下し，OCNの投与によって誘導される運動能力の改善や筋線維へのグルコースの取り込み，解糖系の亢進も抑制されていた．運動に伴うIL-6の発現上昇とその重要性が以前から知られているが，筋肉特異的なGprc6a欠損マウスでは，IL-6の発現が抑制されてい

る（図2）[25)]．この知見により，運動器の基軸である骨と筋肉の連環機構の一端が解明され，サルコペニアなど運動機能低下に対する新たな創薬ターゲットとなる可能性が示された．

悪性腫瘍患者では筋力低下を合併するが，その発症メカニズムにはいまだ不明な点が多いのが現状である．乳がんなどのある種のがんが，特異的に骨に転移し骨構成細胞を操ることで，骨破壊をもたらすことが以前から知られている[26)]．最近，骨転移モデルと患者の解析から，骨に転移したがんにより破骨細胞が活性化され骨基質から大量に放出されるTGF-βが，筋組織に作用していることが明らかになった（図2）[27)]．筋組織のTGF-β受容体を介したSmad経路の活性化は，電子伝達系酵素誘導分子Nox4を誘導し，筋小胞体のライアノジン受容体1（RyR1）の酸化を伴うことで$Ca^{2+}$を漏出させ，筋機能の低下を惹起していた．重要なことにNox4阻害剤は，RyR1の酸化を抑制し，筋肉の回復をもたらすことも見出され，新たな治療戦略の提案にもつながっている．ただし，骨転移を有さないがん患者においても，筋機能の低下は認められることから，異なる分子や作用メカニズムの解析も今後重要なテーマである．

### 2）筋肉から骨の連環制御

筋肉から産生されるMyostatinは代表的なマイオカインであり，ウシ，イヌ，ヒツジ，ヒトに至る変異体が同定され，その機能喪失による著明な筋肉の肥大と過形成が観察される（図2）．一方，サルコペニアなど筋萎縮病態ではその発現亢進が見出されおり，この作用点を創薬ターゲットとした中和・阻害医療への応用が検討されている[28)]．重要なことにMyostatin欠損マウスでは骨量の増加が見出されている．しかし，この結果は筋肉増加による力学的なストレスの変化による骨組織の応答反応なのか？Myostatinが直接的に骨を構成する細胞に働きかけているのか？詳細は不明である．

最近，関節リウマチ患者の炎症滑膜組織において著名なMyostatin発現が見出され，関節炎モデルであるヒトTNF（tumor necrosis factor）-トランスジェニック（Tg）マウスとMyostatin欠損マウスの交配から，Myostatinが破骨細胞の分化を促進させる分子として骨・関節破壊に関与することが明らかにされた[29)]．

また，関節炎モデルにMyostatin中和抗体を投与すると，炎症に伴う骨破壊を抑制できる可能性も見出されている[29]．これらの結果は，炎症性骨破壊を標的とした創薬開発において実に重要な知見であるが，筋組織由来のMyostatinが生理的な条件下において，骨組織にどのように関与するかの解答は導き出されていない（図2）．

また，微少重力を再現する尾部懸垂モデルマウスにBAIBAを投与すると骨量減少が抑制され骨保護作用を有することが最近報告された（図2）[30]．この作用機序として，骨細胞に発現するBAIBAの受容体であるMRGPRD（Mas関連Gタンパク質共役受容体D型）を介した細胞生存促進の効果が示唆されている．興味深いことに，BAIBA投与による骨保護作用は，加齢に伴い受容体が減少することで，その効果は失われる．したがって，老化に伴うMRGPRDの発現制御機構の解明も今後研究テーマとして重要である．さらに筋特異的なBAIBA欠損マウスなどの構築により，運動に伴うBAIBA発現による骨への影響を解析する試みにも期待がかかる．

これまで汎用されているIrisinの投与条件では，白色脂肪のUcp1発現の亢進と褐色脂肪への変換が観察される．しかしながら，Ucp1発現の亢進と褐色脂肪が観察されない低用量のIrisin投与で，皮質骨の顕著な骨量の増加と骨強度の上昇作用があることが報告されている[31]．この骨保護作用は，骨芽細胞の増加と骨形成の顕著な上昇，そして，破骨細胞数の有意な抑制が原因であることが示唆された（図2）[31]．Irisinの骨保護作用はエネルギー代謝を一切介さず，骨組織への直接的な作用によって，その効果が発揮されていると考えられる．一方，Irisinの骨構成細胞における分子機構は不明であったが，最近，Irisinが骨細胞のアポトーシスを抑制し，スクレロスチン発現を上昇させることが見出された[32]．そして，マウスにおける卵巣摘出後，血中Irisin濃度は有意に上昇し，Fndc5欠損マウスでは卵巣摘出後の破骨細胞分化亢進・骨量減少が観察されなかった．実際にIrisinは破骨細胞分化を促進し骨細胞のαVβ1インテグリンを介して直接的に骨細胞のアポトーシスを抑制することが示唆されている[32]．

## おわりに

運動機能を向上させることは健康を維持するだけでなく，糖尿病や肥満，骨粗鬆症やサルコペニア，そして，脳機能の改善にも繋がることを，われわれは古くから経験的に理解している．しかし，ここ十数年の研究から，運動器が産生する分子，また，運動によって産生される分子が次々に同定され，全身性の生命システムを連環制御していることが，生体レベルで実証されてきた．さらには運動によって免疫系が駆動され，がん免疫につながると言う驚くべき知見も積み上げられてきている[33]．近年，骨と筋肉の連環クロストーク因子の同定や機能解析にはじまり，その恒常性と破綻による運動器の恒常性も明らかにされ，統合的に運動器を科学する時代が到来している．そして，この新たな研究領域は，運動器による全身性の生命システム制御機構の解明につながるドライビング・フォースとして，今後，ますます，その発展が期待される．

## 文献

1) Nakashima T, et al：Trends Endocrinol Metab, 23：582-590, 2012
2) Pedersen BK & Febbraio MA：Nat Rev Endocrinol, 8：457-465, 2012
3) Feige P, et al：Cell Stem Cell, 23：653-664, 2018
4) DiGirolamo DJ, et al：Nat Rev Rheumatol, 8：674-683, 2012
5) Takashi Y & Fukumoto S：Trends Endocrinol Metab, 29：755-767, 2018
6) Carpenter TO, et al：J Clin Invest, 124：1587-1597, 2014
7) Obri A, et al：Nat Rev Endocrinol, 14：174-182, 2018
8) Wyss-Coray T：Nature, 539：180-186, 2016
9) Mosialou I, et al：Nature, 543：385-390, 2017
10) Safdar A, et al：Nat Rev Endocrinol, 12：504-517, 2016
11) Whitham M & Febbraio MA：Nat Rev Drug Discov, 15：719-729, 2016
12) Roberts LD, et al：Cell Metab, 19：96-108, 2014
13) Cartee GD, et al：Cell Metab, 23：1034-1047, 2016
14) Zierath JR & Wallberg-Henriksson H：Cell Metab, 22：25-30, 2015
15) Fukushima-Nakayama Y, et al：J Dent Res, 96：1058-1066, 2017
16) Marosi K & Mattson MP：Trends Endocrinol Metab, 25：89-98, 2014
17) Dyer AH, et al：Neuroscience, 325：89-99, 2016
18) Hardie DG, et al：Nat Rev Mol Cell Biol, 13：251-262, 2012

19) Moon HY, et al：Cell Metab, 24：332-340, 2016
20) Agudelo LZ, et al：Cell, 159：33-45, 2014
21) Verschueren S, et al：Osteoporos Int, 24：87-98, 2013
22) Yoshimura N, et al：Osteoporos Int, 28：189-199, 2017
23) Laurent MR, et al：Mol Cell Endocrinol, 432：14-36, 2016
24) Bonewald L：Bone, 120：212-218, 2018
25) Mera P, et al：Cell Metab, 23：1078-1092, 2016
26) Weigelt B, et al：Nat Rev Cancer, 5：591-602, 2005
27) Waning DL, et al：Nat Med, 21：1262-1271, 2015
28) Rodgers BD & Garikipati DK：Endocr Rev, 29：513-534, 2008
29) Dankbar B, et al：Nat Med, 21：1085-1090, 2015
30) Kitase Y, et al：Cell Rep, 22：1531-1544, 2018
31) Colaianni G, et al：Proc Natl Acad Sci U S A, 112：12157-12162, 2015
32) Kim H, et al：Cell, 175：1756-1768.e17, 2018
33) Koelwyn GJ, et al：Nat Rev Cancer, 17：620-632, 2017

＜筆頭著者プロフィール＞

中島友紀：長崎大学大学院修了（薬学博士）．博士取得後，トロント大学オンタリオ癌研究所Josef Penninger教授に師事．Penninger教授とともにオーストリアIMBA研究所に移籍，欧州連合マリー・キュリー財団国際特別研究員を兼任し，骨生物学の研究に従事．2006年から東京医科歯科大学高柳広教授（現 東京大学免疫学教授）のもと骨免疫学の研究に従事，JST ERATOグループリーダーを歴任．'13年より高柳教授の後任として分子情報伝達学分野長（独立准教授），同年からJSTさきがけ研究代表者．'15年よりAMED-CREST研究開発代表者を兼務し，'16年，同分野教授に就任．現在，骨恒常性の制御機構の解明，運動器と全身性生命システムの連環機構の解明にとり組んでいる．マウスジェネティクスを用いた生体レベルでの運動器科学の研究に興味と熱意のある大学院生を募集しています（naka.csi@tmd.ac.jp）．

第3章 臓器連環による生体の動的恒常性

Ⅰ. 生理活性物質が繋ぐ臓器連環

# 5. 脂質メディエーターがつなぐ臓器連環と動的恒常性

村上　誠

> 脂質メディエーターは局所ホルモンの一種であり，組織内微小環境中で一過的に産生された後に，産生細胞のすぐ近傍の標的細胞に作用することで生命応答を制御している．すなわち，脂質メディエーターは本質的に，産生された局所環境で機能する．しかしながら，組織特異的に発現している各種ホスホリパーゼ$A_2$（脂質メディエーター産生の初発酵素）の欠損マウスの解析を通じ，特定の組織における脂質メディエーター（または類縁の生理活性脂質）の減少が遠隔の組織に二次的に波及し，アレルギーや肥満の病態に影響を及ぼすことがわかってきた．本稿では，このような現象を脂質メディエーターがつなぐ臓器連環と称し，その動的恒常性における役割について解説する．

## はじめに

　細胞外で働く生理活性脂質は大きく二群に分けられる．一つはステロイドホルモンに代表される脂溶性ホルモンであり，特定の臓器で産生され，血流を介して遠隔臓器に運ばれ，標的細胞の核内受容体に作用してシグナルを伝達する．食事から摂取されるビタミンAやDなどの脂溶性ビタミンも広義にはこの範疇に属する．一方，脂質メディエーターと称される生理活性脂質は，局所で一過的に産生された後に，産生細胞のすぐ近傍の標的細胞の形質膜上のGタンパク質共役型受容体を通じてシグナルを伝える．代表的な脂質メディ

[略語]
- **COX**：cyclooxygenase（シクロオキシゲナーゼ）
- **cPLA$_2$**：cytosolic phospholipase $A_2$（細胞質ホスホリパーゼ$A_2$）
- **DHA**：docosahexaenoic acid（ドコサヘキサエン酸）
- **DSS**：dextran sulfate sodium（デキストラン硫酸ナトリウム）
- **EPA**：eicosapentaenoic acid（エイコサペンタエン酸）
- **PC**：phosphatidylcholine（ホスファチジルコリン）
- **PE**：phosphatidylethanolamine（ホスファチジルエタノールアミン）
- **PG**：prostaglandin（プロスタグランジン）
- **PLA$_2$**：phospholipase $A_2$（ホスホリパーゼ$A_2$）
- **PUFA**：polyunsaturated fatty acid（高度不飽和脂肪酸）
- **sPLA$_2$**：secreted phospholipase $A_2$（分泌性ホスホリパーゼ$A_2$）
- **TXA$_2$**：thromboxane $A_2$（トロンボキサン$A_2$）

Regulation of inter-tissue homeostasis by lipid mediators
Makoto Murakami：Laboratory of Microenvironmental and Metabolic Health Science, Center for Disease Biology and Integrative Medicine, Graduate School of Medicine, The University of Tokyo[1] /AMED-CREST[2]（東京大学大学院医学系研究科疾患生命工学センター健康環境医工学部門[1] /日本医療研究開発機構AMED-CREST[2]）

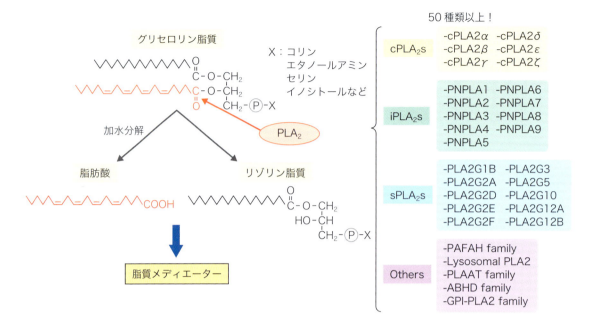

**図1　PLA₂とその多様性**
定義上，PLA₂はグリセロリン脂質の図の位置を加水分解して脂肪酸とリゾリン脂質を生成する．これらの産物は下流の代謝酵素により多種多様な脂質メディエーターに代謝される．ヒトのゲノム上には50種類以上のPLA₂もしくはその類縁酵素がコードされており，複数のサブグループに分類される．このなかには特定の組織に限局して発現している酵素，PLA₂反応とは異なる脂質代謝を触媒する酵素もある．

エーターとしては，高度不飽和脂肪酸（PUFA）の一種であるアラキドン酸に由来するプロスタグランジン（PG）やロイコトリエン，リゾリン脂質に由来するリゾホスファチジン酸や血小板活性化因子などがあげられる．脂溶性ホルモンと比べて脂質メディエーターは微量であるうえに，酵素的あるいは非酵素的にすみやかに不活性化されるため半減期が短く，血流を介して遠隔臓器に作用することは通常は起こらない．例えば，血管恒常性にかかわるトロンボキサンA₂（TXA₂）とPGI₂の血中半減期はそれぞれ30秒と2〜3分であり，脂質メディエーターのなかでは比較的安定なPGE₂も肺を通過する間に大部分が酵素的に不活性化される．つまり脂質メディエーターの最大の特徴は，産生された場で機能を発揮するという点であり，この意味で脂質メディエーターは局所ホルモン（オータコイド）に属する．

このような性質から，脂質メディエーターの機能は，その産生，輸送，分解にかかわる特異的代謝酵素や輸送体により厳密に制御されている．アラキドン酸からのPG類の産生経路を例にあげると，細胞膜リン脂質からアラキドン酸が遊離されるステップ（初発反応），アラキドン酸が脂質メディエーター前駆体（PGH₂）に代謝されるステップ（中間反応），さらにこの前駆体が脂質メディエーター本体（PGD₂，PGE₂，PGF₂α，PGI₂，TXA₂）に代謝されるステップ（最終反応）の三段階からなる．初発反応にかかわる酵素がホスホリパーゼA₂（PLA₂），中間反応にかかわる酵素がシクロオキシゲナーゼ（構成的COX-1と誘導型COX-2）であり，最終反応には各PGに特異的なPG合成酵素が関与する．歴史的に，多種多様な脂質メディエーターの機能は，代謝酵素の欠損マウスや阻害薬，あるいは脂質メディエーター受容体の欠損マウスや作動薬・拮抗薬を用いて明らかとされてきた．これらの欠損マウスにおいて何らかの表現型がみられた場合，影響を受けている組織や細胞を解析するのが常套手段である．前述のように，脂質メディエーターは本質的に産生された局所で機能するからである．しかしながら，われわれが展開するPLA₂分子群の網羅的欠損マウスの研究

を通じて，必ずしもこの原則に合わないケースがあることがわかってきた．本稿では，脂質メディエーターというよりは，その初発産生酵素であるPLA₂が繋ぐ臓器連環について，われわれの最近の研究成果を紹介する．

## 1 PLA₂分子群

本論に入る前に，まずPLA₂について解説しておく必要がある．PLA₂はグリセロリン脂質の$sn$-2位のエステル結合を加水分解して遊離脂肪酸とリゾリン脂質を産生する酵素である（図1）．$sn$-2位の脂肪酸は一般に不飽和型であり，特にアラキドン酸や後述するエイコサペンタエン酸（EPA），ドコサヘキサエン酸（DHA）などのPUFAは主に$sn$-2位に貯蔵されている．PLA₂には多くの分子種があり，類縁の酵素を含めるとその総数は50種類を超える．前述のcPLA₂αはそのなかの一つであり，膜リン脂質からアラキドン酸を選択的に遊離する唯一のPLA₂である．cPLA₂αのように普遍的に分布している酵素の場合，欠損マウスの解析は表現型が顕在化した組織に注目するのが当然であり，実際そのようにしてcPLA₂αのアラキドン酸代謝における役割と，その各種疾患における重要性が解明されてきた[1]．一方で，このような普遍的PLA₂の欠損の場合，仮にある組織の脂質メディエーターの変化の影響が臓器連環を通じて別の組織に波及していたとしても，それは見過ごされがちである．

PLA₂分子群のなかには，組織分布に偏りのある分子種が数多く存在する．特に分泌性PLA₂（sPLA₂）群はその傾向が強く，それぞれの分子種が異なる組織や細胞に選択的に発現している[2]．また，各sPLA₂分子種の基質選択性は同一ではなく，リン脂質の脂肪酸の質（長さ，不飽和度）と極性基をある程度識別する．例えば，炎症マーカーとして知られるsPLA₂-ⅡAは，脂肪酸の種類を識別しないが極性基に対しては選択性を示し，ホスファチジルエタノールアミン（PE）に対する活性は高いが，ホスファチジルコリン（PC）はよい基質とはならない．sPLA₂-VとsPLA₂-XはPEもPCも分解するが，前者は不飽和度の低い脂肪酸，後者はPUFAを好む傾向がある．したがって，各sPLA₂の機能を考えるうえでは，発現部位と基質選択性を頭に入れておく必要がある．重要な点として，感染炎症時に多くの組織で発現誘導されるsPLA₂-ⅡAを除き，各種sPLA₂が血清中に検出された報告例はない．したがって，本質的にsPLA₂は分泌後に血流を介して遠隔臓器に作用するのではなく，本来発現している組織の微小環境中で細胞外リン脂質を代謝して機能を発揮するものと考えられる．この点において，sPLA₂は局所ホルモン的な性質をもっている．

われわれがsPLA₂分子群の欠損マウスを解析する際には，まずはどのsPLA₂がどの組織のどの細胞に発現しているかを確かめたうえで疾患モデルを適用し，基質選択性を踏まえて当該組織のリピドミクス解析を実施する．例えば，表皮に特異的に発現しているsPLA₂-ⅡFは表皮細胞が遊離するリン脂質から特殊なリゾリン脂質（リゾプラズマローゲン）を動員して表皮肥厚を促進し[3]，肥満に伴い白色脂肪細胞に誘導されるsPLA₂-Vはリポタンパク質からオレイン酸を遊離して脂肪組織の慢性炎症を抑える[4]．このような解析を行う際，われわれは標的組織に発現していないsPLA₂の欠損マウスを対照（negative control）として置く場合が多い．ここで不可解なのは，当該組織に「発現していない」はずのsPLA₂の欠損マウスにおいて「表現型が発症する」ケースが少なからずあるということである．以降では，このような例をいくつかとり上げ，ここから浮上した脂質メディエーター（正確にはsPLA₂により動員される脂質代謝物）による遠隔組織変容の概念をさらに掘り下げてみたい．

## 2 リンパ組織のresolving sPLA₂による皮膚疾患の制御

sPLA₂-ⅡD欠損マウスに接触性皮膚炎や乾癬のモデルを適用すると皮膚炎症が増悪する一方で，皮膚がんモデルを施行すると腫瘍形成が顕著に抑えられる[5][6]．しかしながら，皮膚におけるsPLA₂-ⅡDの発現はきわめて低く，欠損マウスの皮膚のリピドミクス解析を行っても野生型マウスとの間に明確な差はみられない．sPLA₂-ⅡDの主要発現部位はリンパ節や脾臓であり，樹状細胞とM2マクロファージに分布している．リンパ組織のリピドミクスを行うと，sPLA₂-ⅡD欠損マウスでは野生型と比べてEPA，DHAなどのω3 PUFAの

代謝物（レゾルビンなど）の減少が著しく，一方でω6 PUFAであるアラキドン酸の代謝物の変動はほとんどみられない．また，リンパ組織内のM1（炎症性）/M2（抗炎症性）マクロファージのバランスがM1優位にシフトするとともに，Th1，Th17応答の増強が認められる．ω3 PUFAやその代謝物を樹状細胞とT細胞の混合培養系に添加するとTh1，Th17サイトカインの産生が抑えられ，マクロファージのM1分化も抑制される．すなわち，sPLA2-ⅡDはリンパ組織において抗炎症性のω3 PUFA代謝物を動員するresolving sPLA2として働き，免疫応答にブレーキをかけることで，遠隔の皮膚の病態に影響を及ぼしているものと考えられる[5)6)]．一方，欠損マウスにおけるCD8$^+$ T細胞とM1マクロファージの増加は抗腫瘍免疫を増強し，皮膚がんの進展を抑えるものと考えられ[6)]，これは最近注目されている免疫チェックポイントの概念に通じるものである．

この研究成果は，sPLA2による遠隔組織変容の概念の発端となったが，免疫細胞は体内を移動できるので，実際には皮膚の樹状細胞やマクロファージに発現しているsPLA2-ⅡDが皮膚病態に寄与している可能性を完全には否定できない．以下では，体内を移動できない上皮細胞に発現しているsPLA2の欠損マウスにおいて，実際の発現部位とは異なる組織に表現型を発症する例を紹介する．これこそが，正真正銘の遠隔臓器変容である．

## 3 gastrointestinal sPLA2による代謝調節

白色脂肪組織には3種類のsPLA2（ⅡD，ⅡE，V）が発現している．各sPLA2は脂肪組織の異なる細胞（脂肪細胞やマクロファージ）に局在し，異なる脂質代謝を動かして肥満の抑制や増悪にかかわっているが，この詳細については別の総説を参照されたい[7)]．本稿でとり上げたいのは，脂肪組織をはじめ肝臓や骨格筋などの代謝関連組織にほとんど検出されないsPLA2分子種の欠損マウスにおいても，高脂肪食肥満の増悪がみられるという事実である．この中の一つのsPLA2の発現部位は胃と大腸（特に後者）の粘膜上皮細胞であり，他の組織には（精巣を除き）ほとんど発現がみられないことから，ここでは本酵素をgastrointestinal sPLA2（GI-sPLA2）とよぶ．この発現分布からすれば，GI-sPLA2の作用点は消化管であり，ここでの機能が全身の代謝に波及している可能性が想定される．

最近，高脂肪食の摂取に伴い腸内細菌叢が変化し，いわゆる悪玉菌の比率が増加して，大腸に慢性炎症を生じることが注目されている[8)]．この応答は炎症細胞を持続的に活性化するだけでなく，大腸上皮のバリア機能を弱めるため，大腸粘膜下への腸内細菌の侵入が増加する．その結果，LPSなどの細菌由来の炎症因子が血流を介して全身に拡散し，脂肪組織を含む全身組織に慢性炎症が波及する．GI-sPLA2欠損マウスにデキストラン硫酸（DSS）誘導大腸炎モデルを施すと，炎症が顕著に増悪する．リピドミクス解析の結果，DSSを投与したGI-sPLA2欠損マウスの大腸ではω3 PUFA（EPA，DHA）の遊離が選択的に減少していることが判明した．すなわち，大腸上皮から分泌されたGI-sPLA2は，抗炎症性のω3 PUFAを動員して炎症を抑制し，大腸粘膜の保護と再生を促すものと考えられる．レゾルビンなどのω3 PUFA代謝物は大腸炎を改善し，またω3 PUFA自体にも脂肪酸受容体GPR120を介して大腸炎を抑制する効果がある[9)10)]．実際，GI-sPLA2欠損マウスでみられる大腸炎の増悪は，GPR120アゴニストの投与により改善する．このようなDSS誘導大腸炎におけるGI-sPLA2欠損マウスの表現型を踏まえると，肥満症におけるGI-sPLA2の作用点もまさにここにある可能性が高い．すなわち，高脂肪食負荷による大腸の慢性炎症の増悪が肥満に二次的に波及すると考えると，GI-sPLA2欠損マウスの肥満増悪の表現型を矛盾なく説明できる．実際，予備的な検討によれば，高脂肪食負荷を施したGI-sPLA2欠損マウスの大腸では炎症マーカーの増加や上皮バリア機能の低下を示唆する所見が観察されており，これに加えて腸内細菌叢が乱れている可能性もある（後述）．

## 4 Ep-sPLA2によるアレルギーと肥満の制御

環境因子に対する皮膚バリアの撹乱により異物が過度に経皮侵入すると2型免疫が活性化し，難治性の慢性皮膚疾患であるアトピー性皮膚炎へと進展するとと

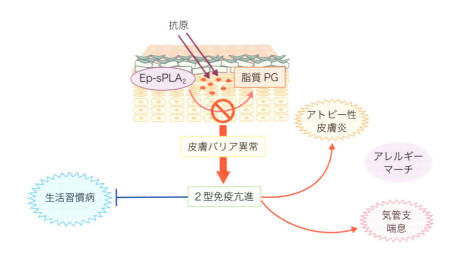

**図2　皮膚sPLA₂を起点とした脂質経路による臓器連環**
　Ep-sPLA₂は表皮で特定のPGを産生し，表皮バリアの維持にかかわる．この酵素の欠損により本脂質経路が破綻すると，皮膚バリアが乱れて抗原が経皮侵入しやすくなり，2型免疫が亢進する．この状態が慢性化するとアトピー性皮膚炎へとつながるとともに，2型免疫の増強が全身に波及して気管支喘息の増悪にもつながる．一方，2型免疫の亢進は肥満に対して抑制的に働く．このため，Ep-sPLA₂の欠損マウスはアトピー性皮膚炎や喘息が増悪する一方で，肥満になりにくい．

もに，遠隔臓器に鼻炎，喘息などの慢性アレルギー疾患を招く（アレルギーマーチ）[11]．したがって，皮膚バリアの適切な統制はアレルギー疾患の予防を考えるうえで重要な課題である．表皮にはsPLA₂-ⅡFが発現しており，これが乾癬などの表皮肥厚疾患の病態にかかわることはすでに述べた[3]．これとは別に，われわれはアトピー性皮膚炎を念頭に，PLA₂分子群ならびに脂質メディエーター受容体の欠損マウスを総合的に駆使して，皮膚バリアに乱れが生じている系統を探索した．その結果，表皮に発現している第2のepidermal sPLA₂（Ep-sPLA₂）から特定のPGに流れる代謝経路が表皮バリアに重要であることを発見した．Ep-sPLA₂の欠損マウスの皮膚に抗原を塗布すると，抗原の経皮侵入が増加するため全身的に2型免疫が亢進し，アトピー性皮膚炎の増悪が認められた．さらに2型免疫の亢進は全身に波及し，抗原を気道に暴露すると喘息症状が悪化した．これらの結果は，Ep-sPLA₂を起点とした皮膚のPG産生がアレルギーマーチの制御にかかわることを示している（図2）．

　前項3で，脂肪組織などの代謝関連組織に発現していないsPLA₂の欠損マウスでも肥満関連の表現型がみられる場合があることを述べた．Ep-sPLA₂の欠損マウスもその一つで，高脂肪食負荷による肥満・脂肪肝・インスリン抵抗性が抑制される．Ep-sPLA₂は表皮以外に大腸上皮とマスト細胞にも発現していることから，これらの細胞にそれぞれ特異的なコンディショナル欠損マウスを作出したところ，表皮特異的に欠損させた場合のみ肥満改善の表現型が再現された．前述したように，Ep-sPLA₂欠損マウスでは皮膚バリアの乱れから2型免疫が亢進するが，2型免疫にかかわる免疫細胞やサイトカインは肥満による慢性炎症を抑えるとともに，脂肪細胞のベージュ化※を促進してエネルギー消費を高め，肥満に伴う病態に拮抗することが知られている[12)13)]．このことからわれわれは，Ep-sPLA₂を起点とした皮膚のPG産生は，アレルギーマーチだけでなく肥満の制御にもかかわるものと考え

---

**※　ベージュ化**

脂肪細胞には，脂肪を蓄える白色脂肪細胞と，脂肪を燃焼して熱を産生する褐色脂肪細胞が存在する．これに加えて，低温に長時間晒されると，交感神経の刺激により白色脂肪組織（特に皮下脂肪）の中に熱を産生する褐色脂肪細胞様の細胞（ベージュ脂肪細胞とよばれる）が誘導される．この現象を脂肪細胞のベージュ化とよぶ．ベージュ脂肪細胞の増加はエネルギー消費を高め，肥満を抑える．

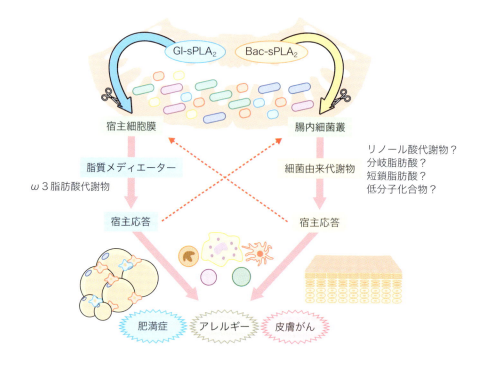

**図3　腸管sPLA₂を起点とした脂質経路による臓器連環**
大腸上皮のGI-sPLA₂は宿主細胞膜からω3 PUFAを動員して炎症を抑制し，大腸粘膜の保護と再生を促す．小腸パネート細胞のBac-sPLA₂は細菌膜を分解し，腸内細菌叢の整備にかかわる．各sPLA₂の欠損による腸管ホメオスタシスの撹乱は，遠隔臓器にさまざまな影響を及ぼす．双方の経路は互いにクロストークしている可能性もある．

ている（**図2**）．これは，脂質メディエーターが繋ぐ臓器連環の概念に合致するものである．

## 5 bactericidal sPLA₂による腸内細菌叢の制御

　最後に，脂質メディエーターとの関連は不明であるが，sPLA₂による臓器連環のもう一つの例を紹介したい．sPLA₂のなかには，動物細胞の膜よりも細菌の膜に非常に強い活性を示す分子種が存在する．ここではこの酵素をbactericidal sPLA₂（Bac-sPLA₂）とよぶ．このsPLA₂は，BALB/cマウスでは腸管（小腸パネート細胞＞大腸上皮）に限局発現している（C57BL/6マウスではフレームシフト自然変異により発現していない）[14]．したがって，われわれはBALB/c背景のBac-sPLA₂欠損マウスを導入し，腸管における本酵素の機能を解析した．

　われわれは，sPLA₂分子群の欠損マウスを総合展開する過程で，Bac-sPLA₂欠損マウスが（本来この酵素を発現していない）皮膚に表現型を発症することを見出した．この予想外の結果は，腸管に限局発現しているBac-sPLA₂が臓器連環により皮膚に影響を及ぼしていることを示唆している．Bac-sPLA₂の主要発現細胞である小腸パネート細胞は，抗菌ペプチドを分泌する細胞である．このことからわれわれは，腸管Bac-sPLA₂の真の役割は腸内細菌叢を調節することにあり，本酵素の欠損マウスで認められた皮膚の表現型の背景には腸内細菌叢の変化があるものと予想した．そこで糞便のメタゲノム解析を行った結果，欠損マウスと野生型マウスの間には腸内細菌叢に明らかな違いがあることが判明した．一般に，腸内細菌叢の違いが表現型の原因である場合，欠損マウスと野生型マウスを同居飼育して腸内細菌叢を混在させると表現型が見られなくなる場合がある[15)16)]．実際，欠損マウスと野生型マウスを出生直後から同一ケージで飼育し続けると，両群の腸内細菌叢に差はなくなり，別居飼育群の欠損マウス

でみられていた皮膚の表現型は消失した．さらに，別居飼育群の糞便のリピドミクス解析を行った結果，PG類をはじめとする脂質メディエーターには両群間で差がみられなかったが，微生物に由来すると思われるユニークな脂質代謝物が欠損マウスで大きく変動していた．これらの結果からわれわれは，腸管のBac-sPLA$_2$は宿主による脂質メディエーターの産生を介してではなく，細菌膜を標的基質として腸内細菌叢を調節することで，二次的に皮膚に影響を及ぼしているものと推察している．

本発見は，腸内細菌叢の調節因子としてのsPLA$_2$の新しい動作原理を提唱するものである．これを踏まえると，前述のGI-sPLA$_2$も同様に腸内細菌叢に作用して大腸炎や肥満の表現型に影響を与えている可能性があり，今後の検討課題である．腸管sPLA$_2$からの遠隔臓器変容の概念を図3に示す．

## おわりに

本稿では，sPLA$_2$に関するわれわれの研究から浮上してきた「脂質メディエーターによる臓器連環と動的恒常性」に関する新知見を紹介した．本研究はまだ解析途上にあり，論文未発表の内容を含むため，酵素の正式名称を含め一部抽象的な表現に留めている点はご容赦願いたい．このような研究を通じて，将来的に脂質を標的とした新しい診断・創薬に結びつけば幸いである．

**謝辞**
本稿で紹介した内容は，日本医療開発研究機構AMED-CREST疾患代謝領域，AMED免疫アレルギー疾患等実用化研究事業，および文部科学省新学術領域研究脂質クオリティ領域の支援のもと実施されたものです．

## 文献

1) Shimizu T：Annu Rev Pharmacol Toxicol, 49：123-150, 2009
2) Murakami M, et al：Adv Immunol, 132：91-134, 2016
3) Yamamoto K, et al：J Exp Med, 212：1901-1919, 2015
4) Sato H, et al：Cell Metab, 20：119-132, 2014
5) Miki Y, et al：J Exp Med, 210：1217-1234, 2013
6) Miki Y, et al：J Biol Chem, 291：15588-15601, 2016
7) 村上誠 他：実験医学, 36：1623-1630, 2018
8) Winer DA, et al：Cell Metab, 23：413-426, 2016
9) Arita M, et al：Proc Natl Acad Sci U S A, 102：7671-7676, 2005
10) Zhao J, et al：Oncotarget, 8：8397-8405, 2017
11) Egawa G & Kabashima K：J Allergy Clin Immunol, 138：350-358.e1, 2016
12) Brestoff JR, et al：Nature, 519：242-246, 2015
13) Qiu Y, et al：Cell, 157：1292-1308, 2014
14) MacPhee M, et al：Cell, 81：957-966, 1995
15) Chen L, et al：Nat Immunol, 18：541-551, 2017
16) Lamas B, et al：Nat Med, 22：598-605, 2016

&lt;著者プロフィール&gt;
村上　誠：1986年東京大学薬学部卒業，'91年同大学院薬学系研究科博士課程修了．2年間の日本学術振興会奨励研究員を経て，'93年から2年間米国ハーバード大学免疫学教室（K. F. Austen教授）に留学．'95年より昭和大学薬学部・講師，'97年より同・准教授．2005年より東京都医学総合研究所脂質代謝プロジェクト・プロジェクトリーダー，'13年より同・参事研究員．'17年より東京大学大学院医学系研究科教授（現職）．脂質メディエーターの生合成調節機構の研究を進めてきたが，今はPLA$_2$分子群が制御する多次元ワールドにどっぷり浸かっている．

第3章 臓器連環による生体の動的恒常性

Ⅱ．神経が繋ぐ臓器連環

# 6. 摂食の動的恒常性と臓器連環

箕越靖彦

> 摂食は，総摂取カロリーを一定に保つ「恒常性摂食調節機構」と，美味しい食物を多く摂取する「快楽的摂食調節機構」によって制御される．これらの機構は，末梢組織からの栄養情報を，ホルモンや神経系を介して正確に捉えることによって正常に駆動する．近年，摂食調節神経の神経活動を *in vivo* で解析する研究手法，新規ホルモン，迷走神経求心路の神経回路の解析が進み，脳への栄養情報の伝達機構が少しずつ明らかとなってきた．さらに，これまで全く不明であった炭水化物と脂肪の摂取を制御するニューロンも発見され，摂食調節機構の理解が大きく進みつつある．

## はじめに

摂食を促進する調節機構を大きく分けると，ホメオスタシス（恒常性）調節とホメオスタシス非依存性調節に分けることができる[1]．「空腹感」は，生体のエネルギー状態の過不足によってつくり出され，その基本となるシグナルは主に恒常性調節機構の要として視床下部，脳幹が関与する（図1）．これに対して，ホメオスタシス非依存性の主な調節機構は快楽的（hedonic）調節であり，一言で述べるならば，「美味しい」食物を恒常性維持機構の制御を越えて摂取する機構である．快楽的調節機構は，「報酬系※1」とよばれる脳内機構

### [略語]

AgRP：agouti-related peptide
CCK：cholecystokinin
CGRP：calcitonin gene-related peptide
CPT：carnitine palmitoyltransferase
CRH：corticotropin-releasing hormone
FAT：fatty acid translocase
GDF：growth and differentiation factor
GDNF：glial cell-derived neurotrophic factor
GFRAL：GDNF receptor-like
GLP：glucagon like peptide
MC4R：melanocortin 4 receptor
MCH：melanin-concentrating hormone

MSH：melanocyte stimulating hormone
MLS：Marfan lipodystrophic syndrome
NPS：neonatal progerodio syndorom（新生児早老症様症候群）
NPY：neuropeptide Y
PFA：perifornical area（視床下部脳弓周囲野）
POMC：pro-opiomelanocortin
PPAR：peroxisome proliferator-activated receptor
PYY：peptide YY
TGF：transforming growth factor

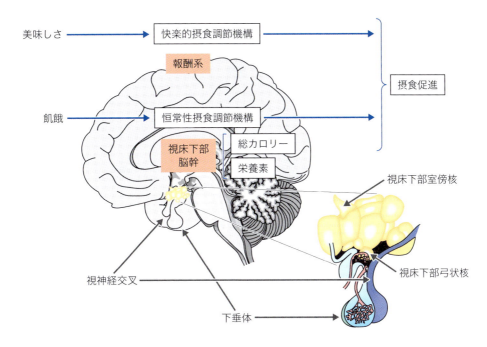

**図1　恒常性摂食調節機構と快楽的摂食調節機構**
恒常性摂食調節機構は主に視床下部によって，快楽的調節機構は報酬系によって制御される．視床下部弓状核には，恒常性摂食調節機構にかかわるNPY/AgRPニューロンとPOMCニューロンが存在する．これらのニューロンは，視床下部室傍核など複数の神経核に軸索を投射する．

が調節を担う．この2つの調節機構は，生体のエネルギー情報を正確に捉えることによって，摂食行動を制御している．

近年，光遺伝学，化学的遺伝学など，神経科学領域における新たな研究手法の発達によって，摂食調節機構に関する新しい知見が次々に発表された．恒常性維持機構の要である視床下部弓状核NPY（neuropeptide Y）/AgRP（agouti-related peptide）ニューロンとPOMC（pro-opiomelanocortin）ニューロンの活動を in vivo でリアルタイムに測定できるようになり，これらのニューロンの生理機能が少しずつ明らかになってきている．また，レプチン，グレリン，CCK（cholecystokinin），GLP-1（glucagon like peptide-1）などの既知ホルモン以外に，新しい摂食調節ホルモンとしてアスプロシン，GDF15（growth and differentiation factor 15）が同定された[2,3]．加えて，内臓臓器でつくり出される栄養情報を脳に伝える迷走神経求心路の研究も大きな進展があった[4〜6]．

---

**※1　報酬系**

摂食行動など多くの行動には，欲求刺激の増加によってポジティブな感情を生起し，その行動を増加・維持する機構が備わっており，動機付け行動を完遂するために必須の脳機能である．この欲求刺激の呈示から，行動に至るまでの処理過程にかかわる脳部位を「報酬系」とよぶ．報酬系は，摂食行動や性行動などが完遂した際に起こる「快感」の発現と関連しており，その異常は薬物依存や過食行動を引き起こす．中脳腹側被蓋野（VTA，ventral tegmental area）から側坐核（NAc，nucleus accumbens），線状体に至るドーパミンニューロンの投射経路（中脳皮質辺縁系経路）は，「報酬系」にかかわる重要な神経回路である[30]．

**※2　AMPK**

AMPKは，エネルギー飢餓によって活性化し，糖・脂質・タンパク質代謝，ミトコンドリア代謝，オートファジーを制御することから，代謝センサーとして知られている．最近，グルコース欠乏によって選択的に活性化する機構も明らかとなった．AMPKは，エネルギー・グルコース飢餓の他に，末梢組織において，運動，糖尿治療薬メトホルミン，レプチン，アディポネクチン，交感神経などによって活性化する．これに対して，中枢神経系では，AMPKはレプチンによって活性が抑制され，逆にグレリンによって活性化する．AMPKは，絶食およびグレリンによるNPY/AgRPニューロンの活性化に必須である．

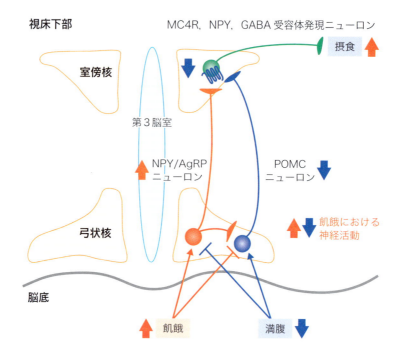

**図2　視床下部弓状核NPY/AgRPニューロンとPOMCニューロンによる相反的摂食調節機構**
矢印は，飢餓におけるニューロン活動の変化を示す．

これまで全く不明であった栄養素の選択的な摂取機構についても，少しずつ進展している．最近，われわれは，視床下部室傍核にAMPK※2（AMP-activated protein kinase）によって活性化するニューロンが存在し，このニューロンが炭水化物の選択摂取行動に必須であることを明らかにした[7]．このニューロンは，飢餓によって活性化し，複数の食物から炭水化物を多く含む食物を選択，摂食を促進する．これは，飢餓によって大きく変化した代謝を，炭水化物を摂取することによってすみやかに改善するための機構である．高脂肪食を摂取しても，血中ケトン体濃度を低下させることができるが，正常化に時間がかかる．それゆえ，さまざまな食物が選択できる環境においては，このニューロンの働きによって高炭水化物食を選択，摂取する．

本稿では，NPY/AgRPニューロンとPOMCニューロンの神経活動，新規ホルモンであるアスプロシンとGDF15，迷走神経求心路を介した摂食調節機構，そして炭水化物嗜好性を制御する恒常性維持機構について，最近の研究を中心に概説する．

## 1 恒常性摂食調節機構を司る脳内神経回路

### 1）NPY/AgRPニューロンとPOMCニューロンによる摂食調節機構

視床下部は，恒常的摂食調節機構を司るきわめて重要な脳領域である[1) 8) 9)]．そのなかでも，視床下部弓状核NPY/AgRPニューロンとPOMCニューロンは，解析が最も進むニューロンである（**図2**）．POMC遺伝子から神経ペプチドα-MSH（melanocyte stimulating hormone）が産生され，主に受容体MC4R（melanocortin 4 receptor）を介して摂食を抑制する．事実，POMC遺伝子あるいはMC4Rを破壊した動物は，ヒトを含め肥満となる．また，摂食促進ニューロンであるNPY/AgRPニューロンは，ジフテリア毒素によって成熟後に破壊すると餓死する．

これまで，NPY/AgRPニューロンを胎生期に破壊したマウスの体重は正常であることが知られていた．それゆえ，摂食調節に及ぼすNPY/AgRPニューロンの重要性が疑問視された時もあった．しかし，NPY/AgRP

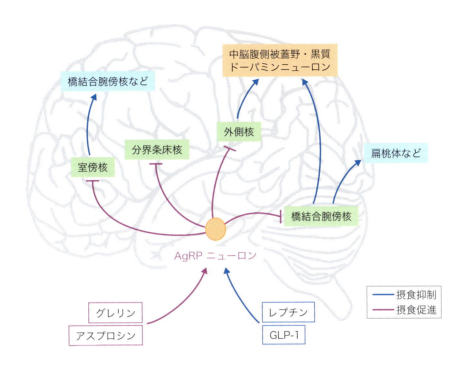

**図3 NPY/AgRPニューロンの摂食調節作用にかかわる2次ニューロン**
NPY/AgRPニューロンが制御する2次ニューロンのなかで，室傍核，外側核，分界条床核を活性化させると，NPY/AgRPニューロンを活性化した時と同様に摂食行動が起こる．室傍核MC4R発現ニューロンによる摂食促進作用は，橋結合腕傍核を介することが報告されている．外側核ニューロンは報酬系に調節作用を及ぼす．NPY/AgRPニューロンは，主にGABAを介して橋結合腕傍核CGRPニューロンを抑制しており，同ニューロンの過活動を防止することによって摂食を維持する．橋結合腕傍核ニューロンは報酬系にも作用を及ぼす．

ニューロンを胎生期に破壊しても摂食量や体重が変化しない理由は，神経回路の再編成によって他の神経回路が代償するためと現在では考えられている[10]．NPY/AgRPニューロンとの関連はまだ不明であるが，新たな摂食調節神経回路として，視床下部灰白隆起核ソマトスタチン/GABAニューロン，透明体GABAニューロンがある．視床下部灰白隆起核ソマトスタチンニューロンは，視床下部室傍核や分界条床核に神経線維を送り，主にGABAを介して摂食を促進する[11]．また，透明体GABAニューロンは，視床室傍核に至り，強い摂食促進作用を引き起こす[12]．

最近，マウスの弓状核にファイバースコープを埋め込み，細胞内のCa²⁺濃度の変化を，in vivoでイメージング化することによって，摂食前後におけるNPY/AgRPニューロンとPOMCニューロンの活動が観察できるようになった[13]〜[15]．この研究により，絶食によってNPY/AgRPニューロンの活動が高まり，摂食によって活動が低下することが証明された．POMCニューロンの活動は逆であった．胃に直接食物を投与しても，NPY/AgRPニューロンの活動が低下した[15]．また，摂食を抑制するセロトニン，CCK (cholecystokinin)，PYY (peptide YY) を末梢に投与してもすみやかに活動が低下することがわかった．これに対して，レプチンを投与するとゆっくり活動が低下した．

これらの実験で注目されることは，NPY/AgRPニューロンとPOMCニューロンの活動が摂食開始直後よりすみやかに変化することである[13]〜[15]．摂食に比べて反応は弱いものの，食物の匂いなどによっても一過性に活動が低下する．同様に，小さなケージに食物を入れて食物に直接触れることができないようにする

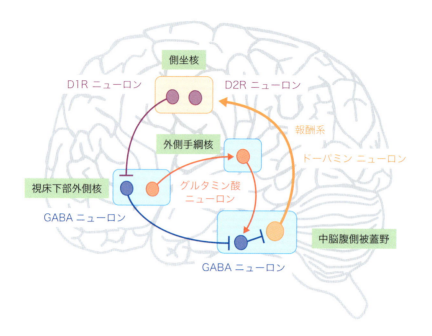

**図4 中脳腹側被蓋野ドーパミンニューロン–側坐核・線状体経路による報酬系の制御と視床下部外側核ニューロンとの連携**

中脳腹側被蓋野ドーパミン–側坐核・線状体経路は，「報酬系」にかかわる重要な神経回路である．中脳腹側被蓋野ドーパミンニューロンは，「美味しい」食物を摂食することによって活性化し，側坐核D1R，D2Rドーパミン受容体発現ニューロンを活性化する．肥満者では，線条体（腹側線状体に存在する側坐核を含む）においてD2Rドーパミン受容体の発現が低下している．側坐核D1Rドーパミン受容体発現ニューロンは，外側核GABAニューロンの活動を低下させることによって摂食を抑制する．外側核GABAニューロンは，腹側被蓋野GABAニューロンを介して同領域のドーパミンニューロンを活性化する．一方，外側核グルタミン酸ニューロンは，外側手綱核ニューロン–腹側被蓋野GABAニューロンを活性化することによって，腹側被蓋野ドーパミンニューロンを抑制する．

と，絶食させたマウスがこの食物を発見した時，NPY/AgRPニューロンの活動は一端低下するが，その後，活動は再び高まる．生理的意義はまだよくわかっていないが，これらの実験結果から，NPY/AgRPニューロンは食行動を引き起こす動因形成にかかわり，摂食行動自体を司るニューロンはその下流に存在する可能性がある．

## 2）NPY/AgRPニューロンとPOMCニューロンが制御するニューロン

NPY/AgRPニューロンとPOMCニューロンは，さまざまな脳領域と神経回路を形成する．そのなかで，NPY/AgRPニューロンを光刺激などによって活性化すると摂食を引き起こす脳領域として，視床下部室傍核，視床下部外側核，分界条床核がある[16]（**図3**）．また，NPY/AgRPニューロン–橋結合腕傍核経路も摂食調節に重要である．NPY/AgRPニューロンは，橋結合腕傍核ニューロンによる摂食抑制回路が過活動になることを防いでいる[10]．さらに，背側放線核もメラノコルチン受容体などを介して摂食調節に関与することが報告されている．ここでは，視床下部室傍核，視床下部外側核，橋結合腕傍核に関する最近の研究成果を紹介する．

### i）視床下部室傍核

視床下部室傍核には，NPY/AgRPニューロンとPOMCニューロンが調節作用を及ぼす2次ニューロンが存在し，摂食調節にかかわる重要な脳領域である[1) 8) 9)]．実際に，室傍核MC4R発現ニューロンは，橋結合腕傍核を介して摂食を抑制する[17]（**図3**）．また，GLP-1（glucagon-like peptide-1）受容体を発現する室傍核ニューロンも摂食を抑制することが報告された[18]．MC4R発現ニューロンとGLP-1受容体発現ニューロンはさまざまなタイプのニューロンを含んで

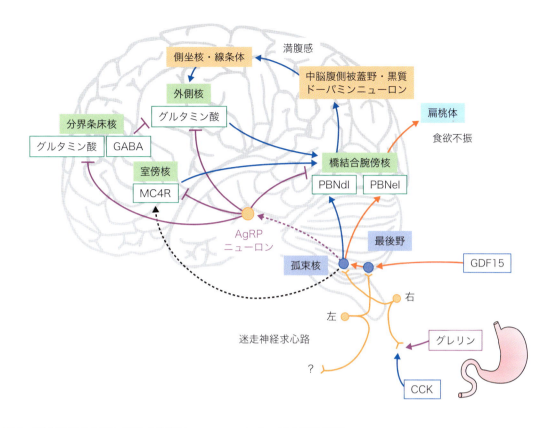

**図5　迷走神経求心路と橋結合腕傍核ニューロンによる摂食調節機構**
　　　右の迷走神経求心路と左の求心路は，異なる作用をもつ．また，それらの情報は橋結合腕傍核のPBNdl領域とPBNel領域のニューロンによっておのおの制御される．すなわち，消化管の栄養情報は，CCKなど消化管ホルモンのシグナルとともに，右側の迷走神経に含まれる求心性神経を介して，孤束核を活性化する．活性化した孤束核ニューロンは，PBNdl領域橋結合腕傍核ニューロン−報酬系の一部である黒質−線条体ドーパミンニューロンを活性化することによって，外側核グルタミン酸ニューロンを活性化する．外側核グルタミン酸ニューロンは，橋結合腕傍核ニューロンを活性化して摂食を抑制する（フィードバックループを形成）．図4に示したように，外側核ニューロンは中脳副側被蓋野ドーパミンニューロンにも直接作用を及ぼす．これに対して，左側の迷走神経求心路は，最後野に接続し，報酬系を介することなく，摂食を抑制する．GDF15も最後野に発現する受容体GFRALを介して摂食を抑制する．腹痛などによる摂食抑制効果も，迷走神経求心路−孤束核−PBNel橋結合腕傍核ニューロン−扁桃体ニューロンを介すると考えられる．これらの実験結果をまとめると，PBNdl橋結合腕傍核ニューロンは，報酬系を活性化することによって「満腹感」を引き起こし，摂食を抑制するのに対して，PBNel橋結合腕傍核ニューロンは，「食欲不振」を引き起こして摂食を抑制すると考えられる．グレリンは，迷走神経求心路−孤束核−AgRPニューロンを介して摂食を促進することが報告されている．GLP-1も同様に迷走神経求心路を介することが知られている．グレリンとGLP-1は，NPY/AgRPニューロンにも受容体が発現しており，これらホルモンの作用は，視床下部ニューロンへの直接作用と迷走神経求心路を介した作用があると考えられる．右迷走神経求心路から室傍核に至る神経経路も存在する．橋結合腕傍核ニューロンは，孤束核と外側核グルタミン酸ニューロン以外にも，さまざまな領域から制御を受けている．AgRPニューロンは橋結合腕傍核ニューロンを抑制することによって同ニューロンが過活動になることを防止し，摂食を維持している．これに対して，室傍核MC4Rニューロンは橋結合腕傍核ニューロンを活性化することによって摂食を抑制する．分界条床核GABAニューロンは外側核グルタミン酸ニューロンを抑制する．

いるので，NPY/AgRPニューロンとPOMCニューロンのシグナルを伝達する室傍核ニューロンを同定することが次の課題である．

ii) 視床下部外側核

　視床下部外側核は，古くから摂食中枢とよばれ，実際に数種類の摂食促進ニューロンが存在する．視床下部外側核とその近傍の視床下部脳弓周囲野（PFA， perifornical area）には，オレキシンニューロンとMCH（melanin-concentrating hormone）ニューロンが存在しており，いずれも摂食を促進する．しかし，最近の研究によって，摂食を促進および抑制するニューロンの両方が，外側核に存在することが明らかとなった[19]（図4）．外側核GABAニューロンは摂食を促進し，反対に，外側核グルタミン酸ニューロンは摂食を抑制する．

視床下部外側核ニューロンの大きな特徴は，「報酬系」と密接に連関することである[19]．外側核グルタミン酸ニューロンと外側核GABAニューロンは，異なる神経回路を形成し，「報酬系」の一部である腹側被蓋野–側座核ドーパミンニューロンに調節作用を及ぼす[19]．外側核グルタミン酸ニューロンは，外側手綱核ニューロンを介して腹側被蓋野GABAニューロンを活性化し，腹側被蓋野ドーパミンニューロンを抑制する．これに対して，外側核GABAニューロンは，腹側被蓋野GABAニューロンを抑制することによって，同領域のドーパミンニューロンを活性化する[19]．

### iii）橋結合腕傍核

摂食抑制には大きく分けて2種類が存在する．一つは，摂食によって引き起こされる生理的な摂食の停止であり，これにはレプチンなど長期的に作用を及ぼす摂食抑制作用と，短期的な摂食抑制作用がある．短期的な摂食抑制作用には，血糖などの栄養素，CCKやGLP-1（glucagon-like peptide-1）に代表される消化管ホルモンによる摂食抑制作用がある．もう一つは，腹痛や嘔気などによって引き起こされる摂食抑制である．これら両方の摂食抑制作用に橋結合腕傍核が関与する[20][21]（図5）．後述するように，GDF15による摂食抑制作用も橋結合腕傍核がかかわる．

CCKは，消化管内分泌I細胞から分泌された後，迷走神経求心路を通って孤束核に入り，孤束核グルタミン酸ニューロンを活性化する．活性化した孤束核グルタミン酸ニューロンは，橋結合腕傍核ニューロンを活性化する[6]．GLP-1も同様の経路を介して摂食を抑制する可能性がある．活性化した橋結合腕傍核ニューロンは，報酬系である腹側被蓋野ドーパミンニューロンを活性化して満腹感を引き起こす．これに対して，腹痛や嘔気などによって起こる摂食抑制は，扁桃体に投射する橋結合腕傍核CGRP（calcitonin gene-related peptide）ニューロンが関与する．

視床下部弓状核NPY/AgRPニューロンを破壊するとマウスが餓死する理由は，NPY/AgRPニューロンからの抑制がとれ，橋結合腕傍核CGRPニューロンが過活動になるためである[10]．視床下部弓状核NPY/AgRPニューロンは，GABAなどを介して橋結合腕傍核ニューロンを強く抑制している．そのため，成熟したマウスの弓状核NPY/AgRPニューロンを破壊すると，橋結合腕傍核ニューロンが活性化し，摂食が完全に止まってマウスは餓死する．この時，橋結合腕傍核にGABAを注入すると摂食は正常に戻る．また，弓状核AgRPニューロンを破壊した後，1週間ほど胃チューブによって栄養を補充すると，橋結合腕傍核CGRPニューロンの過活動が徐々に改善し，摂食量が回復して生存可能となる．ごく最近，橋結合腕傍核CGRPニューロンが，恐怖や痛みなど内外環境のさまざまな「危険」に応答して活性化し，その情報を他の脳領域に伝える，"danger neuron"であることが報告された[20]．

## 2 新規ホルモンによる摂食調節作用

骨摂食調節にかかわる代表的なホルモンとして，レプチン，グレリン，インスリン，GLP-1，CCK，PYYが知られている．レプチンは脂肪細胞から分泌され，グレリンは胃から，インスリンは膵β細胞から，GLP-1，CCKは小腸上部，PYYは小腸下部と大腸から分泌される．ごく最近，これらに加えて，アスプロシンとGDF15が新たに同定された．以下，アスプロシンとGDF15について概説する（図3，5）．

### 1）アスプロシン

アスプロシン（asprosin）は，140アミノ酸，約30 kDaのタンパク質ホルモンであり，血中に分泌されて，視床下部弓状核NPY/AgRPニューロンを活性化し，摂食を促進する．アスプロシンは「白色」を意味するギリシャ語から命名された[2]（図3）．

アスプロシンは，新生児早老様症候群（neonatal progerodio syndorom：NPS）の研究において発見された．NPSのなかにMLS（marfan lipodystrophic syndrome）がある．この疾患は，プロフィブリリン1遺伝子（*FBN1*）異常によって，関節の異常伸展などMarfan症候群様の症状を引き起こす．しかし，他の

Marfan症候群と異なる，この疾患の特徴は，食欲低下に伴う著しい「痩せ」を引き起こすことにある．その原因が調べられた結果，*FBN1*のC末端にコードされるアスプロシンが発見された．アスプロシンは，Furinとよばれるプロテアーゼによって，プロフィブリリンが切断されてフィブリリンとともに産生される．フィブリリンは弾性線維の主要構成タンパク質となり，アスプロシンは血中に出てホルモンとして働く．アスプロシンは，グレリンと同様，絶食によって血中濃度が高く，摂食によって低下する．アスプロシンは，NPY/AgRPニューロンを活性化するだけでなく，肝臓にも作用して糖新生を引き起こす．アスプロシンは，検証を含め，病態生理学的意義をより明らかにする必要がある．

## 2) GDF15

GDF15は，TGF（transforming growth factor）-βファミリーに属し，25 kDaの二量体として血中に存在する[3]．GDF15のmRNAは，脂肪細胞，骨格筋，骨髄の順に多い．GDF15は，これまでも摂食抑制因子として知られていたが，受容体であるGFRAL〔glial cell-derived neurotrophic factor（GDNF）receptor-like〕が発見され，摂食抑制機構の一端が明らかとなった．GFRALは，脳血液関門が少ない最後野（area postrema）に選択的に発現する（図5）．GDF15は，最後野のGFRALに作用すると，孤束核から橋結合腕傍核（parabrachial nucleus）を介して摂食を抑制する．GDF15およびGFRALのノックアウトマウスは体重が増加するので，生理的にも摂食調節に関与すると考えられる．さらに，GDF15の血中濃度は，ある種の担がん動物や強いストレスによって上昇するので，GDF15は，これらによって引き起こされる摂食抑制作用の原因タンパク質の一つと考えられる．

## 3 迷走神経求心路による摂食調節作用

迷走神経の神経束のなかには多くの求心性神経が含まれており，消化管や肝臓などの栄養情報を脳に伝達する．栄養情報には，消化管内分泌細胞から分泌されるCCK，グレリンなどのホルモンの作用も含まれる[5,22]．これらの情報は，視床下部だけでなく，報酬系にも伝えられる（図5）．例えば，長鎖脂肪酸は，CD36（別名FAT：fatty acid translocase）によって小腸粘膜上皮細胞内に取り込まれた後，代謝されOEA（oleoylethanolamine）となって転写因子PPARα（peroxisome proliferator-activated receptor alpha）を活性化する[4]．このことが迷走神経を介して「報酬系」の一部である黒質-背側線条体ドーパミンの活動を促進する．PPARαの活性化が，どのようにして迷走神経の活動を変化させるかは不明である．高脂肪食によって肥満した動物では，この反応は消失する．

消化管の栄養情報がどのように迷走神経求心路に伝達されるかは，長らく不明であったが，最近，消化管粘膜に存在するCCK産生細胞（I細胞）が，直接，迷走神経内の求心性神経とシナプスを形成し，グルタミン酸によって迷走神経求心路を活性化することが報告された[5]．CCKも迷走神経内の求心性神経を活性化するので，I細胞は，消化管の栄養素によって活性化すると，グルタミン酸とCCKの両方を分泌し，迷走神経求心路を活性化すると考えられる．

迷走神経に含まれる求心性神経の脳への投射先についても，最近，その詳細が報告された[6]（図5）．この研究によると，上部消化管に分布する求心性神経は，右迷走神経節に細胞体をもち，これを活性化すると，孤束核，外側橋結合腕傍核を経由して黒質-線条体ドーパミンニューロンを活性化する．孤束核からは視床下部室傍核にも投射する．これに対して，左迷走神経節の求心性神経は主に最後野に接続しており，これを活性化すると，黒質-線条体ドーパミンニューロンを活性化することなく，摂食を抑制する．右迷走神経は主に消化管に接続し，左迷走神経は肝臓などに分布することが，古くから知られている．これらの事実から，左右の迷走神経求心路は，おのおの異なる内臓器官の情報を別々の脳領域に伝え，摂食および代謝調節を行うと考えられる．

## 4 炭水化物嗜好性制御ニューロンの発見とAMPKによる制御機構

総摂取カロリー量に比べて食物嗜好性にかかわる制御機構は不明な点が多い．これまで，食物嗜好性の調節には，「美味しい」食事に対して多食を引き起こす，快楽的調節機構が重要と考えられてきた．しかし，食

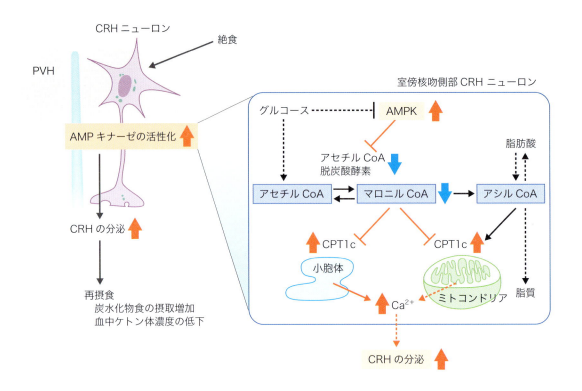

### 図6　視床下部室傍核CRHニューロンによる炭水化物嗜好性の制御機構

視床下部室傍核室傍核吻側部に存在するAMPK活性型CRHニューロンは，絶食によってAMPKが活性化する．その結果，同ニューロンの神経活動が高まり，炭水化物食の選択を促進する．吻側部CRHニューロンにおいて活性化したAMPKは，アセチルCoAカルボキシラーゼをリン酸化して活性を抑制し，産物であるマロニルCoA量を低下させる．その結果，CPT1cを活性化する．CPT1cは，ミトコンドリアと小胞体に発現しており，これらの細胞内小器官から細胞質内にカルシウムを細胞質内に放出することによって，CRHニューロンを活性化する．

---

物中に含まれるさまざまな必須栄養素（微量元素を含む）を感知して，生体内において過不足が起こらないよう，特定の栄養素を選択的に摂取する機構も存在する．実際に，正常な栄養状態では，多くの動物は総摂取カロリー量を一定に保ちながら炭水化物と脂肪を自由に摂取するが[23]，マウスやラットを絶食後に再摂食させると，炭水化物を多く含む食物を選択する[7]．また，ヒトや動物は，ある種の社会的ストレスによって炭水化物を過剰に摂取する場合がある（carbohydrate craving）[24]．

絶食後の再摂食において，炭水化物食を選ぶ理由は，炭水化物と脂肪を摂取したときの，代謝に及ぼす効果の違いによる[7]．絶食したマウスに，高炭水化物食を摂食させると，絶食によって上昇した血中ケトン体濃度は1時間以内に低下する．しかし，同じカロリーの高脂肪食を与えても，血中ケトン体濃度は全く低下しない．さらに，高脂肪食を与えて自由に再摂食させると，マウスは多くの高脂肪食を摂取するにもかかわらず，血中ケトン体濃度の低下は緩徐であり，正常化に時間が掛かる．このように，脳には，絶食時の代謝変化を感知して積極的に炭水化物を選択・摂食し，これによって代謝をすみやかに正常化させる機構が存在する．

この機構に関して，われわれは，室傍核吻側部に存在するCRH（corticotropin-releasing hormone）ニューロンが絶食時にAMPKを介して活性化し，絶食による炭水化物嗜好性亢進作用を引き起こすことを見出した[7]（図6）．これまで，われわれは，視床下部

AMPKが摂食調節に関与することを明らかにしてきた[25]．われわれの報告以後，視床下部弓状核NPY/AgRPニューロンの活性化にAMPKが必須であることが示された．しかし，視床下部神経核は弓状核だけではなく，視床下部室傍核も絶食によってAMPKが強く活性化する．そこでわれわれは，視床下部室傍核AMPKが摂食調節にどのように関与するかを調べた．その結果，視床下部室傍核ニューロン，特に室傍核吻側部に存在するCRHニューロンが絶食時にAMPKを介して活性化し，絶食による炭水化物嗜好性亢進作用を引き起こすことを見出した．図6はAMPKによるCRHニューロンの活性化機構である[7]．AMPKは，アセチルCoAカルボキシラーゼ（ACC）をリン酸化することによって活性を抑制し，その結果，産物であるマロニルCoA量を低下させる．マロニルCoAはミトコンドリア酵素CPT1（carnitine palmitoyltransferase 1）のアロステリック阻害物質なので，マロニルCoA量が低下すると，神経型CPT1であるCPT1cが活性化する．CPT1cは，ミトコンドリアと小胞体に存在するので，CPT1cはミトコンドリアと小胞体に作用を及ぼすことによって細胞内$Ca^{2+}$濃度を上昇させ，神経活動を高める．実際に，CPT1cの発現を抑制すると，絶食による炭水化物食の選択増加，CRHニューロンにおける細胞内$Ca^{2+}$濃度の上昇が抑制される．

このように代謝センサーAMPKは，視床下部弓状核NPY/AgRPニューロンを活性化して摂食を引き起こすとともに，視床下部室傍核においては炭水化物の選択を促進する．AMPKは，CRHニューロンの活性化機構が示すように，代謝変化をシグナルとして利用してCRHニューロンの神経活動に変換する．AMPKは，酵母にも存在し，糖が存在しない環境では発酵を止める．また，最近，AMPKがエネルギー飢餓とは独立に，グルコース欠乏によって活性化する機構も明らかとなった．これらの事実からも，AMPKによる摂食および炭水化物嗜好性の調節機構は，進化の過程において，古くから維持されてきた生体調節機構の一つと考えられる．

## おわりに

摂食は，生体内外の環境によって変化する．本稿では，まず，NPY/AgRPニューロンとPOMCニューロンの神経活動について最近の研究成果を概説した．これらのニューロンは，摂食によってすみやかに変化し，かつ食物の匂いなどによっても変化する．この実験結果は，NPY/AgRPニューロンが摂食の動因形成に関与しており，摂食行動自体はその下流ニューロンによって維持されることを示唆する．また，本稿では，新規ホルモンと迷走神経求心路について最近の研究を紹介した．迷走神経に含まれる求心性神経は，左右の神経によって異なる情報を脳に伝え，摂食への作用も異なる．肥満では，視床下部に炎症が起こり，それに伴いレプチン抵抗性だけでなくグレリン抵抗性も起こる[26]．同時に，肥満では報酬系や迷走神経求心路の神経伝達にも異常をきたす．これらの異常は，恒常性摂食調節機構の制御を逸脱し，結果として，高エネルギーかつ「美味しい」食事の過食を引き起こすと考えられる．

本稿では，さらに，視床下部室傍核吻側部に存在するAMPK活性型CRHニューロンが，飢餓において炭水化物嗜好性を制御することを述べた．CRHニューロンは，ストレス応答ニューロンとして知られており，ストレスによって引き起こされる"carbohydrate craving"も，この食物嗜好性制御機構が関与する可能性がある．また，肥満すると，視床下部のAMPK活性は強く抑制されることが報告されている．それゆえ，ある程度絶食しても，高脂肪食を選択するようになり，食物嗜好性が変化する可能性がある．

## 文献

1) Rossi MA & Stuber GD：Cell Metab, 27：42-56, 2018
2) Duerrschmid C, et al：Nat Med, 23：1444-1453, 2017
3) Mullican SE & Rangwala SM：Trends Endocrinol Metab, 29：560-570, 2018
4) Tellez LA, et al：Science, 341：800-802, 2013
5) Kaelberer MM, et al：Science, 361：doi:10.1126/science.aat5236, 2018
6) Han W, et al：Cell, 175：665-678.e23, 2018
7) Okamoto S, et al：Cell Rep, 22：706-721, 2018
8) Andermann ML & Lowell BB：Neuron, 95：757-778, 2017
9) Kim KS, et al：Nat Rev Neurosci, 19：185-196, 2018
10) Wu Q, et al：Nature, 483：594-597, 2012
11) Luo SX, et al：Science, 361：76-81, 2018
12) Zhang X & van den Pol AN：Science, 356：853-859, 2017
13) Betley JN, et al：Nature, 521：180-185, 2015
14) Chen Y, et al：Cell, 160：829-841, 2015
15) Beutler LR, et al：Neuron, 96：461-475.e5, 2017

16) Betley JN, et al：Cell, 155：1337-1350, 2013
17) Garfield AS, et al：Nat Neurosci, 18：863-871, 2015
18) Li C, et al：Cell Metab：doi:10.1016/j.cmet.2018.10.016, 2018
19) Stuber GD & Wise RA：Nat Neurosci, 19：198-205, 2016
20) Campos CA, et al：Nature, 555：617-622, 2018
21) Palmiter RD：Trends Neurosci, 41：280-293, 2018
22) Yanagi S, et al：Cell Metab, 27：786-804, 2018
23) Simpson SJ & Raubenheimer D：Genomic models of macronutrient selection. In Neural and metabolic control of macronutrient intake（Berthoud HR, Seeley RJ, eds）. CRC Press, pp29-42, 2000
24) Rutters F, et al：Obesity (Silver Spring), 17：72-77, 2009
25) Minokoshi Y, et al：Nature, 428：569-574, 2004
26) Cui H, et al：Nat Rev Endocrinol, 13：338-351, 2017

＜著者プロフィール＞
**箕越靖彦**：1987年愛媛大学医学部大学院医学研究科博士課程修了，医学博士，同年同大学医学部医化学第一助手，'92年シカゴ大学生化学教室に留学（G. Bell教授），'93年愛媛大学医学部医化学第一講師，同助教授を経て，2000年よりハーバード大学医学部（B. B. Kahn教授）にVisiting Associate ProfessorおよびLecturerとして留学．'03年より現職．視床下部によるエネルギー代謝調節機構に興味をもち研究を行っている．

第3章 臓器連環による生体の動的恒常性

Ⅱ. 神経が繋ぐ臓器連環

# 7. 心理や情動による交感神経反応の神経回路メカニズム
## ストレスで心臓がドキドキするしくみ

中村和弘

心理ストレスや情動によって心臓の拍動が速くなり，体温が上昇することは誰もが経験する．われわれはラットの社会心理ストレスモデルを用いて，心理ストレスによる褐色脂肪熱産生，体温上昇，頻脈などの交感神経反応を駆動する視床下部から延髄へ至る神経路を見出した．この神経路は寒冷や感染などの環境ストレスでも活性化され，恒常性を守るが，心理ストレスはそれとは異なる機序でこの神経路を活性化する．視床下部を活性化する情動神経回路の解明は，心理ストレスの科学的実体に迫るだけでなく，さまざまなストレス疾患の発症機序解明にもつながる．

## はじめに

環境のさまざまな要因に起因する心理ストレスや，喜び，悲しみ，怒りといった多種の情動が自律神経系へ影響を与え，体温，心拍数，血圧などを変化させることは経験的によく知られた生理反応である．こういった生理反応を指令する根本的なしくみは脳にあるが，その神経回路メカニズムには不明な点が多い．特に心理ストレスは，ストレサー（ストレス源）の種類にもよるが，交感神経系を亢進させ，体温，心拍数，血圧を上昇させることが多い．こうした心理ストレス性交感神経反応の生理的意義については，野生動物が天敵と対峙したような状況を考えると理解しやすい．このような「闘争か逃走か（Fight or Flight）」という状況においては，交感神経系を亢進させて筋肉や中枢神経系のパフォーマンスを上げることがストレス状況を切り抜けるうえで有利に働くと考えられる．この交感神経系の活動亢進は，熱の産生を増加させるとともに皮膚血流を低下させて熱損失を抑制するため，深部体温の上昇，つまり身体のウォーミングアップの意義があ

[略語]
**5-HT**：5-hydroxytryptamine（セロトニン）
**CTb**：cholera toxin b-subunit（コレラ毒素b-サブユニット）
**DMH**：dorsomedial hypothalamus（視床下部背内側部）
**PGE$_2$**：prostaglandin E$_2$（プロスタグランジンE$_2$）
**rMR**：rostral medullary raphe region（吻側延髄縫線核）
**RVLM**：rostral ventrolateral medulla（吻側延髄腹外側野）
**VGLUT**：vesicular glutamate transporter（小胞型グルタミン酸トランスポーター）

Neural circuit mechanisms of sympathetic responses to psychological and emotional stimuli
Kazuhiro Nakamura：Department of Integrative Physiology, Nagoya University Graduate School of Medicine（名古屋大学大学院医学系研究科統合生理学分野）

ると考えられる．また，心拍数や心拍出量を上げ，心臓のポンプ機能を亢進させることで筋肉や中枢神経系への血液循環を増加させることも身体パフォーマンスの向上につながる．

このように，必要に応じて一過性に生じる適切なストレス反応は生体に有益だが，慢性的に持続するようなストレス反応は，やがて有害な影響を及ぼすことになる．例えば，慢性的な心理ストレスが原因で高体温状態が持続する心因性発熱は潜在的な患者が多く，日常生活に支障をきたすことも多いストレス症状の一つであるが，非ステロイド性抗炎症薬では解熱しないため，その治療はときに困難を伴う[1]．また，心理ストレス性の頻脈や高血圧が心血管疾患のリスクを増加させることはよく知られている．したがって，脳の生命維持システムの中心を担う自律神経系に心理ストレスが作用して生理反応を引き起こし，さらには恒常性を破綻させてストレス疾患につながるメカニズムを理解することは，基礎医学のみならず臨床的にも重要な意味をもつ．本稿では，近年理解が進んできた，心理ストレスによる交感神経反応を駆動する脳内の神経回路メカニズムに焦点を当て，その知見と今後の研究の展望について述べる．

## 1 心理ストレスによる交感神経反応を駆動する延髄のプレモーターニューロン

### 1）2種類の交感神経プレモーターニューロン群

交感神経系は体内のさまざまな臓器や器官を支配するが，中枢神経系から交感神経への出力はすべて，脊髄（主に胸髄）の側角などに分布する交感神経節前ニューロンから行われる．さらに，交感神経節前ニューロンに対して，上位の脳から興奮性の指令を入力するニューロンを交感神経プレモーターニューロン[※1]という．生理機能が特定された代表的な交感神経プレモーターニューロン群は延髄に2種類存在する（図1）[2]．血圧維持（動脈圧受容器反射）にかかわるプレモーターニューロン群は吻側延髄の腹外側野（RVLM：rostral ventrolateral medulla）に分布して小胞型グルタミン酸トランスポーター（VGLUT）2を発現するニューロン群であり，心臓や内臓血管などの循環器系を制御す

る[3]．一方，体温調節にかかわるプレモーターニューロン群は吻側延髄の縫線核（rMR：rostral medullary raphe region）に分布してVGLUT3を発現するニューロン群であり，主に褐色脂肪組織[※2]や皮膚血管などの体温調節効果器を制御する[4]．VGLUTはグルタミン酸をシナプス小胞へパッケージングする機能をもち，これら2種類のプレモーターニューロン群はいずれも軸索を脊髄へのばして交感神経節前ニューロンへグルタミン酸作動性シナプスを形成する[4,5]．吻側延髄腹外側野と吻側延髄縫線核のプレモーターニューロン群の一部はそれぞれアドレナリンとセロトニンも共放出し，交感神経節前ニューロンへのグルタミン酸作動性シナプス伝達を増強すると考えられている[5,6]．

吻側延髄腹外側野のプレモーターニューロン群を抑制すると血圧が大きく低下し，正常値を維持できなくなることから[7]，このニューロン群は常時活動することによって基礎血圧の維持に機能する（図1）．一方，吻側延髄縫線核のプレモーターニューロン群は，さまざまな環境ストレスによって活性化されることがわれわれの研究から明らかとなってきた[8]．例えば，生体への寒冷刺激によって活性化され，交感神経系を通じた褐色脂肪熱産生ならびに皮膚血管の収縮を駆動する[4,9]．褐色脂肪組織は，ミトコンドリアが発達し熱産生能をもつ褐色脂肪細胞から構成される脂肪組織であり，交感神経指令を受けて代謝性（非ふるえ）熱産生を起こす．また，皮膚血管は交感神経指令によって収縮すると皮膚血流が低下し，環境中への体熱の放散が抑制される．寒冷刺激によって惹起されるこれらの交感神経反応は，いずれも深部体温の低下を防ぐための反応である．つまり，吻側延髄縫線核のプレモーターニューロン群は深部体温を上昇に導く機能を有する．一方，

---

**※1　交感神経プレモーターニューロン**
中枢神経からの交感神経出力を担う交感神経節前ニューロン（これをモーターニューロンと扱う）に対し，興奮性の入力を行う上位のニューロン．交感神経制御の中枢神経回路で最初に探索が行われたニューロン群である．

**※2　褐色脂肪組織**
白色脂肪組織とは異なり，脂肪を蓄積するだけでなく，熱産生能をもつ脂肪組織．褐色脂肪細胞に豊富に存在するミトコンドリアのUCP1分子が熱を産生する．成人の皮下に存在することが見出され，この熱産生による抗肥満作用が注目される．

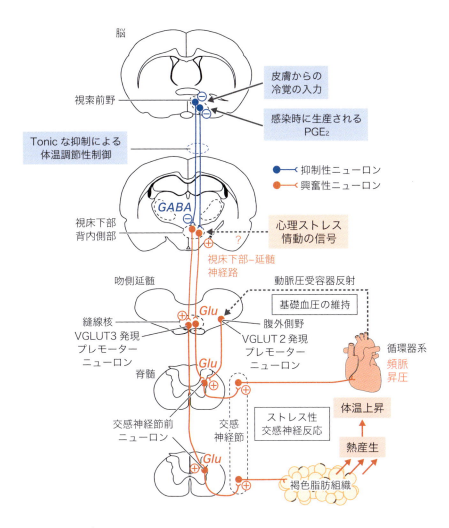

### 図1　交感神経遠心路のモデル図

心臓や血管から構成される循環器系と代謝性熱産生を行う褐色脂肪組織の交感神経制御を示す．心理ストレスや情動の信号は視床下部背内側部から吻側延髄の縫線核へ至るグルタミン酸作動性（Glu）の神経路（赤）を活性化する．この神経路は吻側延髄縫線核のVGLUT3発現プレモーターニューロンを活性化し，循環器系と褐色脂肪組織を支配する交感神経を活性化することで，脈拍，血圧，熱産生，体温が上昇する心理ストレス性交感神経反応を惹起する．吻側延髄の腹外側野のVGLUT2発現プレモーターニューロンは，動脈圧の情報を受けて基礎血圧を維持するフィードバック調節を担う．視床下部背内側部から吻側延髄縫線核への神経路は，上位の体温調節中枢である視索前野からのGABA作動性（GABA）のtonicな下行性抑制（青）を受けることにより，その興奮性が調節される．これにより，体温調節の指令と心理ストレス・情動の信号が統合される．−印は次の神経細胞に対する抑制効果を，＋印は促進効果を示す．

飢餓のときには体内のエネルギー源を節約するため，吻側延髄縫線核のプレモーターニューロン群の活動が脳内の飢餓信号によって抑制されることで褐色脂肪熱産生が低下することも最近のわれわれの研究で明らかとなった[10]．このことは，吻側延髄縫線核のプレモーターニューロン群が体温調節だけでなく，全身の代謝の制御にも重要な役割を担うことを示す．

### 2）心理ストレス反応を駆動する吻側延髄縫線核のプレモーターニューロン

#### i）褐色脂肪熱産生と体温上昇

われわれは，吻側延髄縫線核のプレモーターニューロン群が心理ストレス性の体温上昇に機能することを見出した．ラットに社会的敗北ストレスという，個体間の優勢劣勢関係によって生じる社会心理ストレスを

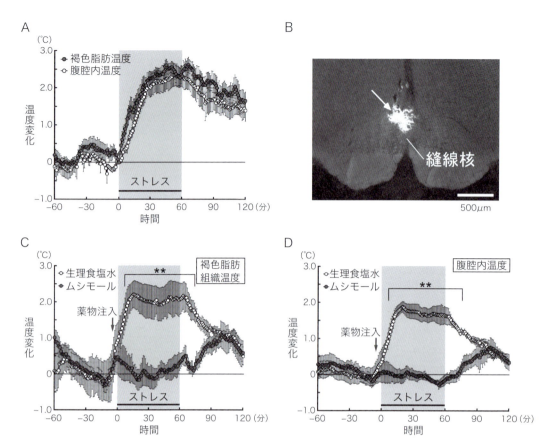

**図2 社会的敗北ストレスによる褐色脂肪熱産生と深部体温の上昇**
A)社会的敗北ストレスを受けたラットの褐色脂肪組織温度と腹腔内温度(深部体温)の変化.B〜D)吻側延髄縫線核への神経抑制剤(ムシモール)の微量注入(B,矢印)は,社会的敗北ストレスによる褐色脂肪熱産生(C)と体温上昇(D)を抑制した($**:p<0.01$).文献12より転載.

与えると,褐色脂肪熱産生が生じるとともに深部体温の上昇が観察された(**図2A**)[11].褐色脂肪熱産生をほぼ選択的に抑制するアドレナリン$\beta_3$受容体拮抗薬を全身投与すると,このストレス性の体温上昇が大きく抑制されたことから[11],ストレス性の体温上昇に対する褐色脂肪熱産生の寄与は大きいと考えられる.社会的敗北ストレスを受けたラットの吻側延髄縫線核を観察すると,VGLUT3を発現する交感神経プレモーターニューロン群が活性化していた[11].また,抗不安薬であるジアゼパムを前投与しておくと,社会的敗北ストレスによる体温上昇が抑制されるとともに,プレモーターニューロンの活性化も抑制された[11].さらに,吻側延髄縫線核に神経細胞体の興奮抑制剤であるムシモールを微量注入すると,社会的敗北ストレスによる褐色脂肪熱産生と体温上昇が完全に抑制された(**図2B〜D**)[12].このことから,吻側延髄縫線核の交感神経プレモーターニューロン群は,心理ストレスによる褐色脂肪熱産生ならびに体温上昇反応を駆動することがわかる.

ii)循環器反応

心理ストレスを受けたラットは心拍と血圧の上昇も示す.このストレス性循環器反応の駆動にも吻側延髄縫線核の交感神経プレモーターニューロン群が関与することがわかってきた.吻側延髄縫線核にムシモールなどの神経興奮抑制剤を微量注入すると心理ストレスによる脈拍と血圧の上昇が抑制される[12]〜[14].したがって,基礎的な血圧維持にかかわる循環器反応は吻側延髄腹外側野の交感神経プレモーターニューロンが調節するが,環境からストレスを受けたときに生じる循環器反応は吻側延髄縫線核のプレモーターニューロ

ン群が主に駆動すると考えられる（図1）．

### 3）セロトニン（5-HT）受容体を介した交感神経反応の抑制

こうした研究のなかから得られた興味深い知見の一つは，吻側延髄縫線核に発現する5-HT$_{1A}$受容体を介した強力な交感神経抑制作用である．5-HT$_{1A}$受容体のアゴニストを吻側延髄縫線核に微量注入すると，心理ストレスによる褐色脂肪熱産生や体温上昇だけでなく，脈拍や血圧上昇も強く抑制された[12) 14)]．この実験結果は，セロトニン神経系が交感神経系に作用するメカニズムに関する重要な知見を与える．また，パニック障害などの不安障害の治療薬として5-HT$_{1A}$受容体アゴニストを投与することがあるが，副作用として体温低下が知られている[15)]．この交感神経抑制作用の主要な部分は吻側延髄縫線核への作用によって説明できるかもしれない．

## 2 心理ストレス性交感神経反応を駆動する視床下部から延髄への神経伝達路

### 1）心理ストレスによって活性化される視床下部－延髄路

吻側延髄縫線核のグルタミン酸作動性シナプスを阻害すると，心理ストレスによる褐色脂肪熱産生，体温上昇，脈拍上昇などが強く抑制される[12)]．このことは，ストレス信号に依存した熱産生指令の興奮性（グルタミン酸作動性）入力が脳内のどこかから吻側延髄縫線核のプレモーターニューロンにもたらされることを示唆する．では，どこからもたらされるのだろうか？われわれはまず，ラットの吻側延髄縫線核に逆行性神経トレーサーであるコレラ毒素b-サブユニット（CTb）を注入し，この脳領域に軸索を投射する神経細胞を標識した．すると，視床下部背内側部（DMH：dorsomedial hypothalamus）の背側部に密集して局在する多数の神経細胞群がCTbで逆行性標識されていた．そこで，このラットに社会的敗北ストレスを与えたところ，この神経細胞群の多数で活性化がみられた[12)]．また，視床下部背内側部の神経細胞群が吻側延髄縫線核の交感神経プレモーターニューロンに対し，グルタミン酸作動性の入力を行うことを示す解剖学的所見も得た[12)]．つまり，視床下部背内側部の神経細胞群から吻側延髄縫線核のプレモーターニューロン群にストレス信号に依存した興奮性入力を行うことがわかった（図1）．

### 2）視床下部－延髄路の in vivo 光刺激による交感神経反応

われわれは，視床下部背内側部へのムシモールの微量注入によって，社会的敗北ストレスによる褐色脂肪熱産生と体温上昇が消失することを見出した[12)]．視床下部背内側部は「防衛反応中枢」として心理ストレスによる頻脈や昇圧反応にもかかわる[16)]．そこでわれわれはさらに，視床下部背内側部から吻側延髄縫線核への直接の神経伝達が体温と循環系の交感神経反応を駆動する神経路の本体であるか否かを調べるために，光遺伝学的技術を用いて，この神経伝達を選択的に刺激する実験を行った（図3A）．青色光によって開口する陽イオンチャネルであるChIEFを，ウイルスを用いて視床下部背内側部の神経細胞に感染させると，発現したChIEFタンパク質が吻側延髄縫線核に伸びた軸索終末まで運ばれていた（図3B, C）．そこで，光ファイバーを吻側延髄縫線核の直上へ刺入して青色光照射を行うことにより，視床下部背内側部由来の軸索終末を選択的に刺激した．その結果，褐色脂肪組織の交感神経活動が亢進して褐色脂肪組織温度が上昇するとともに，脈拍と血圧も上昇し，心理ストレスによる交感神経反応と同様の生理反応が惹起された（図3D）[12)]．

### 3）視床下部－延髄路は多様な環境ストレスへの交感神経反応を駆動する

われわれの得た前述の知見は，視床下部背内側部から吻側延髄縫線核への直接の神経伝達が心理ストレスによる体温，脈拍，血圧の上昇という交感神経反応の駆動を担うことを示すが，心理ストレス以外の環境ストレスによる交感神経反応も駆動するのであろうか？前述の通り，吻側延髄縫線核の交感神経プレモーターニューロンは寒冷刺激によって活性化されるが，感染時に産生されるプロスタグランジンE$_2$（PGE$_2$）が脳の発熱中枢に作用した際にも活性化される[4) 17)]．これによって熱産生が亢進するとともに熱放散が抑制されるため，深部体温の上昇，つまり発熱が惹起される．寒冷刺激やPGE$_2$の発熱刺激による褐色脂肪熱産生は，視床下部背内側部にムシモールを微量注入しても消失する[9) 18)]．したがって，視床下部背内側部から吻側延

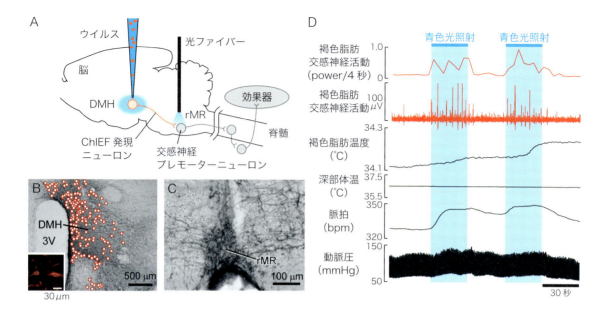

**図3 視床下部背内側部から吻側延髄縫線核への神経路の選択的光刺激**
A〜D）ウイルスを使って視床下部背内側部（DMH）のニューロンに光感受性陽イオンチャネルChIEFを発現させると（A），細胞体（B，挿入写真，赤丸は分布を示す）ならびに，延髄縫線核（rMR）へ伸びた軸索終末にもChIEFが輸送された（C）．光ファイバーを脳に挿入して吻側延髄縫線核に光照射すると（A），褐色脂肪組織の交感神経活動と組織温度，脈拍，動脈圧が上昇した（D）．文献12より転載．

髄縫線核への神経伝達は，心理ストレスだけでなく，寒冷ストレスや感染ストレスなどの多様な環境ストレスから生命を守るための交感神経反応を駆動するためにも機能する，生命の基盤を担う中枢メカニズムである．

## 3 体温調節や感染性発熱と心理ストレス反応の違い

寒冷刺激や感染時には褐色脂肪熱産生，脈拍，血圧などの上昇が生じ，心理ストレス反応に似た交感神経反応が惹起されるが，これらは上位の体温調節中枢（視索前野：preoptic area）からの抑制が解除されることにより，視床下部背内側部から吻側延髄縫線核への神経伝達が活性化されるために生じる（図1）[8]．特に感染性発熱は，感染時に産生される$PGE_2$が視索前野に作用することが引き金となって生じるため，$PGE_2$の産生を阻害する非ステロイド性抗炎症薬は感染性発熱に対して解熱作用を発揮する．一方，非ステロイド性抗炎症薬は心因性発熱や心理ストレス性体温上昇に対して解熱作用を示さない[11]．このことは，心理ストレスによる交感神経反応が$PGE_2$非依存性に惹起されることを示しており，通常の体温調節や感染性発熱とは異なるメカニズムが引き金となって生じることを示唆する[19]．

## 4 心理ストレス信号を視床下部へ伝達するしくみとは？

現在のところ，心理ストレスによる交感神経反応に視索前野が関与することを支持する知見はなく，情動や心理ストレスを処理する大脳皮質や辺縁系などからの心理ストレス信号が視床下部背内側部へ入力することによって交感神経反応が駆動されると考えられている（図1）[19]．視床下部背内側部へ興奮性の心理ストレス信号を入力する上位の神経核としては，内側前頭前野や腹側海馬が知られている[20]．社会的敗北ストレスを受けたラットの内側前頭前野や腹側海馬では神経細胞の活性化が観察され，その活性化は，抗不安薬であるジアゼパムの投与によって抑制される[21]．また，ジアゼパムは心理ストレスによる体温上昇も抑制する[11]．

しかし一方で，内側前頭前野は心理ストレス反応を抑制する機能をもつことが報告されており[22]，視床下部背内側部へ心理ストレス信号を入力し，交感神経反応を駆動する上位の脳領域や神経細胞群の機能的同定が今後の課題である．

## おわりに

本稿で述べたように，心理ストレス信号が視床下部背内側部から吻側延髄縫線核への直接の神経伝達路を活性化することによって交感神経系を駆動し，褐色脂肪熱産生，体温，脈拍，血圧を上昇させることが明らかとなってきた．この神経路は，寒冷刺激や感染など，他の環境ストレスによる交感神経反応も駆動し，多様な環境ストレスから生命を守るうえで重要な機能をもつが，この神経路を活性化するしくみが，体温調節・感染性発熱と心理ストレス性交感神経反応とでは異なる．体温調節中枢である視索前野がこの神経路を制御して体温を調節し，また，感染時は発熱を惹起するしくみは明らかになってきたが[8]，心理ストレスや情動の信号がどのように視床下部背内側部のニューロンを活性化するのかは今後の研究課題である．この神経路をさかのぼっていけば，われわれが「心理ストレス」や「情動」とよぶものの科学的実体が明らかになるかもしれない．

また自律神経系は，本稿で述べた心理ストレスや悲しみ，怒りのような負の情動だけでなく，喜びなどの正の情動によっても影響を受け，生理反応を惹起するが，その神経回路メカニズムはほとんどわかっていない．今後，心理や情動が脳の生体調節系に作用する神経回路メカニズムを理解することにより，過剰な心理ストレスが恒常性の破綻を引き起こしてさまざまな疾患が発症するしくみの解明につながることを期待したい．

## 文献

1) Oka T：Temperature (Austin), 2：368-378, 2015
2) Nakamura K, et al：Neurosci Res, 51：1-8, 2005
3) Stornetta RL, et al：J Comp Neurol, 444：207-220, 2002
4) Nakamura K, et al：J Neurosci, 24：5370-5380, 2004
5) Nakamura K, et al：Neuroreport, 15：431-436, 2004
6) Madden CJ & Morrison SF：J Physiol, 577：525-537, 2006
7) Huber DA & Schreihofer AM：Am J Physiol Heart Circ Physiol, 301：H230-H240, 2011
8) Nakamura K：Am J Physiol Regul Integr Comp Physiol, 301：R1207-R1228, 2011
9) Nakamura K & Morrison SF：Am J Physiol Regul Integr Comp Physiol, 292：R127-R136, 2007
10) Nakamura Y, et al：Cell Metab, 25：322-334, 2017
11) Lkhagvasuren B, et al：Eur J Neurosci, 34：1442-1452, 2011
12) Kataoka N, et al：Cell Metab, 20：346-358, 2014
13) Zaretsky DV, et al：J Physiol, 546：243-250, 2003
14) Pham-Le NM, et al：Brain Res Bull, 86：360-366, 2011
15) Blier P, et al：Neuropsychopharmacology, 27：301-308, 2002
16) Stotz-Potter EH, et al：J Neurosci, 16：1173-1179, 1996
17) Nakamura K, et al：J Neurosci, 22：4600-4610, 2002
18) Nakamura Y, et al：Eur J Neurosci, 22：3137-3146, 2005
19) Nakamura K：Temperature (Austin), 2：352-361, 2015
20) Myers B, et al：Brain Struct Funct, 219：1287-1303, 2014
21) Lkhagvasuren B, et al：Neuroscience, 272：34-57, 2014
22) McDougall SJ, et al：Eur J Neurosci, 20：2430-2440, 2004

### ＜著者プロフィール＞

中村和弘：1997年京都大学薬学部卒業，京都大学大学院薬学研究科博士後期課程修了．博士（薬学）．日本学術振興会特別研究員，オレゴン健康科学大学博士研究員，京都大学生命科学系キャリアパス形成ユニット特定助教，同講師，同准教授を経て，2015年より名古屋大学大学院医学系研究科教授（'17年までJSTさきがけ研究者兼任）．専門は環境生理学．あらゆる生命活動の基盤である脳の恒常性維持機能の核心メカニズムの解明をめざしている．

## 第3章 臓器連環による生体の動的恒常性

Ⅱ．神経が繋ぐ臓器連環

# 8. 糖代謝の動的恒常性と脳・肝連環

井上 啓

> 視床下部は，代謝臓器の糖代謝を制御することで，個体レベルでの糖代謝恒常性維持に貢献している．脳・末梢臓器連環による糖代謝調節のメカニズムは，特に視床下部インスリン作用による肝糖産生抑制作用を中心として，その解明が進められてきた．インスリンは，視床下部弓状核に作用し，迷走神経活動を抑制し，肝糖産生を抑制する．このメカニズムには，脳においては$K_{ATP}$チャネル，肝臓では，クッパー細胞α7型ニコチン受容体および肝細胞IL-6/STAT3シグナル伝達が重要な役を担っている．一方で肥満・インスリン抵抗性では，このような脳・肝連環のメカニズムが破綻することで，肝臓での糖代謝および慢性炎症が惹起される．

## はじめに

　ヒトにおける主要なエネルギー源は，グルコース・遊離脂肪酸・ケトン体である．血中の遊離脂肪酸やケトン体の濃度が，10倍から100倍の変動幅を示すことに対して，血糖値は，食事摂取の前後においても，その変動幅は2倍程度にとどまり，きわめて狭い変動幅で推移する．このような血糖値の恒常性は，肝臓・骨格筋・脂肪組織といった糖代謝臓器の統合的機能調節によって保たれている．絶食時には，肝糖産生の増加と骨格筋・脂肪での糖利用の減少により血糖値は維持され，食事摂取後には，肝糖産生の減少と肝臓・骨格筋・脂肪での糖利用の増加により血糖値の過度の上昇が抑制される．膵内分泌は，インスリン・グルカゴン分泌を制御することで，このような糖代謝臓器の統合的調節に中心的な役割を果たしている．グルカゴンは，肝臓に作用し，肝糖産生を亢進させる．一方で，インスリンは，代謝臓器における糖取り込みを増加させるとともに，肝臓への直接作用とグルカゴンの分泌抑制により，肝糖産生を抑制する．

[略語]
**AgRP**：agouti-related peptide
**AMPK**：AMP-activated protein kinase
**IL-6**：interleukin-6（インターロイキン-6）
**LH**：lateral hypothalamus（外側視床下部）
**MCR**：melanocortin receptor（メラノコルチン受容体）
**NASH**：non-alcoholic steatohepatitis（非アルコール性脂肪肝炎）
**POMC**：pro-opiomelanocortin（プロオピオメラノコルチン）
**SF1**：Steroidogenic factor 1
**STAT3**：signal transducer and activator of transcription 3
**VMH**：ventromedial hyptothalamus（視床下部腹内側核）

Maintenance of glucose metabolism by brain-liver crosstalk
Hiroshi Inoue：Metabolism and Nutrition Research Unit, Innovative Integrated Bio-Research Core, Institute for Frontier Science Initiative, Kanazawa University（金沢大学新学術創成研究機構新的統合バイオ研究コア構栄養・代謝研究ユニット）

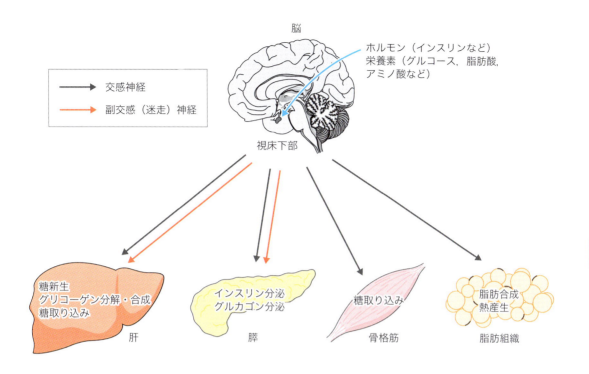

**図1　視床下部による糖・エネルギー代謝恒常性**
視床下部は，栄養情報を統合し，膵内分泌，肝・骨格筋での糖代謝，脂肪組織での脂肪代謝・熱産生を制御することで，糖・エネルギー代謝恒常性維持に貢献している．視床下部とこれらの代謝臓器をつなぐメカニズムとして，自律神経系の重要性が明らかにされている．

　グルコースのみをエネルギー源とする脳にとって，血糖値の恒常性維持は，必要不可欠なメカニズムである．脳は，膵内分泌による糖代謝恒常性維持機構にタダ乗りしているわけではなく，積極的に関与している．その脳における糖代謝恒常性維持中枢として働いているのが，視床下部である．1940年代には，視床下部腹内側核（VMH）の破壊によって過食になり，外側視床下部（LH）の破壊により拒食になることが報告され，視床下部が個体レベルでのエネルギー代謝の制御中枢であることが解明されている[1]．また，1966年には島津らが，ウサギでのVMHの電気刺激により血糖値が増加し，LHの電気刺激では血糖値が減少することを報告し，視床下部が，食事摂取などのエネルギー代謝のみならず，血糖値の制御にも関与することを明らかにしている[2]．
　VMHは交感神経系の，LHは迷走神経系の制御中枢であり，視床下部による血糖値制御においても，自律神経系の関与が考えられる．実際に，視床下部は，自律神経を介して，肝糖代謝，筋糖取り込み，膵内分泌を制御することで，血糖値を制御することが明らかにされている（図1）．本稿では，視床下部・自律神経系を介した糖代謝調節について，われわれが解明を進めてきた中枢神経インスリン作用による肝糖産生制御を中心に，概説する．

## 1　$K_{ATP}$チャネルによる栄養感知と糖代謝

　視床下部は，血中のホルモン・栄養素の変動および求心性の神経性栄養情報を統合し，個体レベルでの血糖値の恒常性を維持している．実際に，脳室グルコース投与によって，肝糖産生が減少し，血糖値が低下することが報告されている[3]．グルコース以外にも，脳室または視床下部へのインスリン，長鎖脂肪酸，アミ

ノ酸の投与により，ソマトスタチン投与による膵クランプ[※1]下において，肝糖産生が低下する[4]．視床下部で感知されたこれらの代謝情報を，神経情報に変換するメカニズムとして，ATP依存性Kチャネル（$K_{ATP}$チャネル）が重要な役割を果たしている[5]．$K_{ATP}$チャネルを開放するジアゾキシドの脳室内投与によって，肝糖産生が抑制される．また，脳室内への$K_{ATP}$チャネル阻害剤（グリベンクラミド）投与により，グルコース・脂肪酸・インスリンの視床下部作用による肝糖産生抑制が消失することが明らかにされている[4,5]．

$K_{ATP}$チャネルは，ATPの増加により閉鎖し脱分極を惹起することで，視床下部ニューロンの神経活動を亢進させ，一方で，ATPの減少により開口し過分極を誘導する．インスリンは，インスリン受容体シグナル伝達物質であるホスファチジルイノシトール3,4,5-三リン酸によってATP作用を阻害し，$K_{ATP}$チャネルを開放する．脂肪酸や過剰なグルコースは，長鎖アシルCoAを介してATP作用を阻害することが知られている．ロイシン・プロリンといったアミノ酸の視床下部作用による肝糖産生抑制についても，$K_{ATP}$チャネルの関与が指摘されている．$K_{ATP}$チャネル以外の視床下部栄養感知メカニズムとしては，ヒスタミン作用などが知られている．実際，われわれも，ヒスチジンが視床下部ヒスタミン作用を介して，肝糖産生を抑制することを見出している[6]．

## 2 栄養感知にかかわる視床下部ニューロン

視床下部のどのニューロンが栄養を感知し，糖代謝を調節するのか？ 栄養情報の感知部位の代表として，視床下部弓状核[※2]をあげることができる．視床下部弓状核は，血液脳関門が粗である正中隆起の近傍にあり，インスリンなどのペプチドや遊離脂肪酸などの代謝物の血中レベルを感知することができる．遊離脂肪酸・アミノ酸の視床下部作用について，その作用ニューロンは明らかにはされていないが，インスリンについては，視床下部弓状核におけるAgRP（agouti-related peptide）ニューロンの重要性が報告されている[7]．視床下部弓状核のエネルギー代謝関連ニューロンとして，摂食促進を引き起こす神経ペプチドを発現するAgRPニューロンと，摂食抑制を引き起こすニューロペプチドを発現するpro-opiomelanocortin（POMC）ニューロンが知られている．AgRPニューロンとPOMCニューロンの両者において，インスリンはニューロンの過分極を引き起こす．しかし，AgRPニューロン特異的インスリン受容体欠損マウスでは，インスリン依存性肝糖産生抑制が障害され，POMCニューロン特異的インスリン受容体欠損マウスでは，インスリンによる肝糖産生の減少は障害されない．また，視床下部弓状核でインスリン受容体が欠損するマウスに対し，AgRPニューロン特異的にインスリン受容体発現を回復すると，肝糖産生が減少し，インスリン抵抗性が改善するが，POMCニューロン特異的なインスリン受容体発現の回復では，このような作用がみられない．AgRPニューロンの特異的な活性化が，耐糖能異常を誘導する一方で，POMCニューロンの活性化は耐糖能異常を誘導しない．弓状核において，AgRPニューロンが，POMCニューロンに比して，より密接に糖代謝と関連するのかもしれない．しかし，POMCニューロン特異的なレプチン受容体・インスリン受容体ダブル欠損マウスにおいては，インスリン依存性の肝糖産生抑制が障害される．POMCニューロンのインスリン作用も，肝臓糖代謝制御に関与する可能性も指摘されている．

## 3 低血糖応答と視床下部

VMHも，視床下部における栄養感知部位として知

---

**※1 膵クランプ**
ソマトスタチンの投与によって内因性のインスリン・グルカゴン分泌を抑制し，外来性にインスリン・グルカゴンを一定量持続投与した条件で，肝臓・骨格筋・脂肪組織における糖代謝を検討する手法．

**※2 視床下部弓状核**
視床下部の底部も局在し，代表的なニューロンとしては，摂食促進を引き起こすneuropeptide YやAgRPを発現するAgRPニューロンと，摂食抑制を引き起こすalpha-melanocyte-stimulating hormoneを発現するPOMCニューロンが知られている．

られている．特にVMHは，血糖値の感知部位であり，低血糖に対するカウンターレギュレーション誘導に中心的な役割を果たしている．実際に，VMH破壊によって，低血糖に対する血糖上昇応答が障害される[7,8]．VMHには，グルコースにより活性化されるニューロン（グルコース興奮性ニューロン）と，グルコースにより不活性化されるニューロン（グルコース抑制性ニューロン）の両者が存在する[※3]．低血糖時の肝糖産生増加には，VMHグルコース抑制性ニューロンの，グルコース低下に伴う活性化が必要不可欠とされている[7,8]．VMHのsteroidogenic factor 1（SF1）発現ニューロンの一部が，グルコース抑制性ニューロンであることが知られているが，SF1ニューロンの活性化により血糖値の上昇と肝糖産生の増加が起こることが明らかにされている．グルコース抑制性ニューロンでは，グルコースレベルの低下に伴うAMP-activated protein kinase（AMPK）の活性化が，Cl⁻チャネルを閉鎖し，Cl⁻の流入を止めることで，ニューロンを脱分極させる．VMHのAMPK活性化または阻害が，低血糖に伴う肝糖産生応答を，それぞれ増強または抑制することが明らかにされている．

## 4 脳と肝臓をつなぐ迷走神経

視床下部の栄養情報による肝糖産生抑制は，迷走神経を介して，引き起こされる[4,5]．迷走神経肝臓枝は，多くの神経線維が求心性であり，遠心性神経線維は，10％程度とされている．遠心性の迷走神経線維は，肝門部の副交感神経節において，節後ニューロンに交代し，肝動脈，門脈，胆管，また肝小葉内では門脈周囲領域に分布する．迷走神経は，糖代謝のみならず，コレステロール合成やアミノ酸代謝酵素，細胞増殖など，幅広く肝臓機能に関与しているが，その生理的重要性および作用メカニズムについては，十分に明らかにされていない．

### ※3　グルコース興奮性ニューロンとグルコース抑制性ニューロン

グルコース興奮性ニューロンの代表的な活性化メカニズムとして，グルコースによるK$_{ATP}$チャネルの閉鎖が，グルコース抑制性ニューロンのメカニズムとしてAMPKによるCl⁻チャネルの閉鎖が知られている．

迷走神経の肝糖代謝における役割の解明は，おもには迷走神経切除の検討により行われてきた．迷走神経切除によって，ラットでインスリン抵抗性が惹起されることが報告されており，視床下部でのインスリン・遊離脂肪酸作用による肝糖産生抑制が，迷走神経切除によって障害されることが明らかにされている[4]．自律神経は，常時自発性に活動することが知られており，迷走神経活動は，血中インスリン値の増加により減弱することが報告されている[9]．われわれは，実際に，脳室内のインスリンまたはヒスチジン投与によって，迷走神経肝臓枝の神経活動が減少すること，さらに，この迷走神経活動の減弱が，肝糖産生抑制を引き起こすことを見出している[10]（図2）．視床下部メラノコルチン受容体（MCR）の活性化によっても，肝糖産生が抑制されるが，パッチクランプでの検討からMCRアゴニストは，延髄の迷走神経背側核のコリン作動性ニューロンの過分極を起こすことが報告されている．また，迷走神経背側核におけるジアゾキシド投与によるK$_{ATP}$チャネルの開放が肝糖産生を抑制することも明らかにされている．これらの知見は，迷走神経背側核の過分極，すなわち迷走神経節前線維の神経活動の減少が肝糖産生を抑制することを示唆している．

## 5 視床下部・迷走神経による肝糖代謝調節

視床下部インスリン作用による迷走神経活動の低下は，肝臓インターロイキン-6（IL-6）作用を介して，肝糖新生を抑制する[10,11]．肝臓IL-6作用は，そのシグナル伝達物質である転写因子STAT3（signal transducer and activator of transcription 3）を活性化し，STAT3が糖新生系酵素の遺伝子転写プロモーターに結合し，その遺伝子発現を抑制することで，肝糖産生を抑制する[12]（図2）．実際に，脳室内へのインスリンやヒスチジン投与によって，肝臓でIL-6発現増加とSTAT3活性化が起こり，迷走神経肝枝を切除，またはクッパー細胞除去により，この肝臓IL-6/STAT3活性化が減弱する[11]．また，Konnerらは，AgRPニューロン特異的インスリン受容体欠損マウスにおいて，インスリン投与による肝臓IL-6発現増加が障害されることを報告している[13]．中枢神経性の肝糖産生抑制は，脳

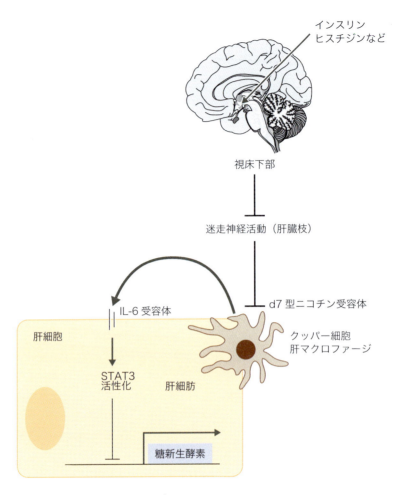

**図2 脳・肝連環による肝糖産生制御のメカニズム**
視床下部が，インスリンやヒスチジンなどの栄養情報を感知すると，迷走神経肝臓枝の神経活動を抑制する．迷走神経肝臓枝は，肝臓クッパー細胞のIL-6分泌を抑制しており，視床下部での栄養感知によって，その抑制が解除されることで，肝臓IL-6作用が増強し，糖新生系酵素の遺伝子発現を抑制することで，肝糖産生を抑制する．

室内投与後3時間以降にみられるが，このことは遺伝子転写を介して肝糖産生の抑制が惹起されることと整合性がとれている．

迷走神経の電気刺激によって，肝臓でのIL-6発現が減少すること，さらに，その作用がマクロファージのα7型ニコチン受容体を介したニコチン作用によるものであることが知られている[14]．すなわち，迷走神経活動の低下が，肝臓の組織マクロファージであるクッパー細胞でのα7型ニコチン受容体による抑制作用を減弱化し，IL-6分泌を増加させ，パラクラインに肝細胞に作用し，肝糖産生を抑制する[10)11)]（図2）．実際に，ニコチン受容体阻害剤であるクロリゾンダミンの投与により，肝臓IL-6/STAT3が活性化され，糖新生酵素の遺伝子発現が低下する[10]．

迷走神経による肝糖新生制御のメカニズムの生理的な重要性については，メカニズム分子のノックアウトマウスの表現型から説明できるのかもしれない．実際に，脳インスリン受容体欠損マウス，α7型ニコチン受容体欠損マウス，IL-6欠損マウスおよび肝細胞特異的STAT3欠損マウスは，いずれも加齢に伴い，インスリン抵抗性を発症する．しかし，迷走神経は，糖新生のみならず肝糖代謝をより広汎に制御している可能性も考えられる．実際に，ウサギ個体での迷走神経電気刺激での検討では，刺激後5分以内に，肝臓でグリコー

ゲン合成酵素活性が増強することや[15]，ラット還流肝での検討で，インスリン存在下における迷走神経刺激によって，肝臓での糖利用が促進することが明らかにされている[16]．さらに，視床下部グルコース・脂肪酸・プロリン作用によりグリコーゲン分解が減少すること[4]，また，犬を用いた検討では，脳室内へのインスリン投与により，肝臓糖取り込みとグリコーゲン合成の増加を惹起することが報告されている[17]．食事摂取後の時系列および栄養情報の強度により，視床下部による肝糖代謝調節の役割とメカニズムが異なる可能性が考えられる．

## 6 視床下部・交感神経による肝糖代謝調節

迷走神経を介した視床下部応答が肝臓からの糖放出を抑制する傾向をもつのに対し，交感神経を介して引き起こされる応答は，肝糖放出の増加と血糖値上昇を誘導する．実際に，交感神経の電気刺激により，肝臓グリコーゲンが減少し，肝臓のグリコーゲン分解関連酵素の酵素活性が増加する[8]．交感神経の制御中枢であるVMHの電気刺激は，血糖値を増加させるが，この血糖上昇反応は，交感神経遮断剤であるグアネチジンの投与で障害される．交感神経による血糖値上昇反応は，グルカゴンとエピネフリンの分泌増強に依るところも多く，ノルエピネフリンはエピネフリンと比して，肝臓グリコーゲン分解促進作用が弱いことも指摘されている．しかし，交感神経刺激による肝臓グリコーゲン分解促進は，副腎および膵摘出下においても，誘導されることが明らかにされており，このことは交感神経が肝グリコーゲン分解と直結することを示唆している[8]．交感神経による肝糖産生促進作用には，cAMPシグナルを介したシグナル伝達経路が関与することが明らかにされている．

## 7 脳・肝連環の異常と糖代謝異常の病態

視床下部弓状核での栄養感知に伴う肝糖代謝制御異常は，肥満・インスリン抵抗性を伴う2型糖尿病の病態と関連している．肥満・インスリン抵抗性を伴う2型糖尿病では，代謝臓器におけるインスリン作用障害だけでなく，視床下部でのインスリンを含めた栄養感知も障害される．実際に，インスリン依存性の視床下部ニューロンの過分極が肥満ラットでは障害されていることが報告されている[18]．また，われわれも，肥満・インスリン抵抗性マウスでは，脳室内インスリン・ヒスチジン投与やブドウ糖負荷に伴う迷走神経肝臓枝の活動変動が起こらず，迷走神経肝臓枝の活動が相対的に低下している可能性を見出している[10]．

視床下部は，代謝臓器と比して，インスリン抵抗性を起こしやすいと考えられる．視床下部がインスリン抵抗性を発症しやすい原因は，インスリンの視床下部への輸送メカニズムにあるのかもしれない．視床下部弓状核周辺の血液脳関門が粗になっていることが，同部位が血中のホルモン・栄養素を感知できる要因であると言われているが，実際には，視床下部弓状核へのインスリンなどの伝達メカニズムは十分に解明されていない．実際に，ラットを用いた検討において，血中インスリン値を増加させても，脳内インスリン濃度は一定レベル以上には増加しないことが指摘され，何らかのインスリン輸送メカニズムの存在が指摘されている．また，肥満モデルラットでは，インスリンの脳内への輸送が対照の50％程度に減弱することも報告されている．すなわち，視床下部では，肥満に伴うインスリン抵抗性が発症した際に，代謝臓器と異なり，インスリン抵抗性を代償しうる十分なインスリンの輸送が期待できないという可能性が考えられる．視床下部では，高脂肪食摂餌後の早期には，インスリンシグナル伝達の障害が，後期には，視床下部炎症が起こり，視床下部性の肝臓代謝調節が障害される．実際に，マウスでは，数日間の高脂肪食摂餌で，視床下部S6 kinaseが活性化し，インスリンシグナル伝達を障害することが報告されている[19]．また，長期間の高脂肪食摂餌による肥満は，視床下部において炎症を誘導することが明らかにされており，炎症誘導にかかわるTLR4（Toll-like receptor 4）やTNF-α（tumor necrosis factor-α）の中和抗体の脳室内投与により，インスリン依存性肝糖産生調節障害が回復することが報告されている[20]．

視床下部におけるインスリン抵抗性・栄養感知障害は，肝糖産生の増強を介した糖代謝異常を引き起こすとともに，肝臓における慢性炎症も増悪させる．肥満・

インスリン抵抗性での栄養感知障害によって，栄養情報による迷走神経活動変動が障害され，慢性的な肝臓炎症が惹起される可能性が考えられる．肥満・インスリン抵抗性による肝臓慢性炎症疾患として，非アルコール性脂肪肝炎（NASH）が知られている．NASHは，肝臓脂肪蓄積に伴う慢性炎症・線維化を特徴としており，2型糖尿病の代表的な合併症の一つである．マウスモデルの検討から，NASHは，VMHの破壊や4型MCRの欠損マウスモデルで，増悪することが知られている[21)22)]．また，視床下部性の肝糖産生抑制を仲介するα7型ニコチン受容体の欠損も，高脂肪食負荷による肝臓炎症・線維化を増悪する[23)]．

一方で，VMHでの栄養感知，すなわち血糖感知の異常は，低血糖の反復時のカウンターレギュレーションの障害と関連している．アストロサイトは，グルコースや蓄積しているグリコーゲンから，グルコースとともにニューロンのエネルギー源となる乳酸を産生している．低血糖が反復することで，アストロサイトからの乳酸産生が増強し，VMHにおけるグルコース抑制性ニューロンへの乳酸供給が増強する．ニューロンでは，乳酸分解によって，ATPが産生され，結果としてAMPK活性が抑制され，低血糖によるカウンターレギュレーションが障害される[24)]．実際に，AMPKの活性化剤のVMHへの投与により，反復低血糖に伴うカウンターレギュレーションの障害が回復することが報告されている[24)]．

## おわりに

マウス・ラット・犬での検討により，中枢神経性の肝糖代謝調節の解明が進められ，動物種を超えて，そのメカニズムは維持されることが明らかにされている．一方で，肝臓の自律神経分布が動物種によって異なっており，中枢神経性の肝糖代謝調節の重要性については種によって大きく異なる可能性が指摘されている[17)25)]．近年，ヒトにおいて，鼻腔内インスリン投与を用いて，中枢神経作用による肝糖代謝調節の重要性の検討が行われている．鼻腔内インスリン投与では，末梢血中インスリン作用を誘導せずに，脳脊髄液を介して中枢神経性インスリン作用のみを惹起することができる．鼻腔内インスリン投与が，迷走神経活動の変化を誘導し，ソマトスタチン投与による膵クランプ下において，肝糖産生抑制を誘導することが報告されている．また，肥満・インスリン抵抗性では，鼻腔内インスリン投与による迷走神経活動変化が起こらないことも明らかにされている．ヒトにおける肥満・インスリン抵抗性の病態に，脳・肝連環の障害が重要な役割を果たす可能性を示している．

膵内分泌の強力な肝糖代謝調節作用の存在下で，脳・肝連環による肝糖代謝調節は，どのような生理的役割を担うのか？マウスからヒトまで，視床下部栄養感知による肝糖産生抑制作用を検討する際には，膵クランプ下で解析する．これは，視床下部による膵内分泌制御機能が存在するからである．交感神経系はグルカゴン分泌を，迷走神経系はインスリン分泌を促進すると言われている．脳・肝連環のみならず，骨格筋・脂肪組織・膵内分泌への作用を含め，視床下部・自律神経が，栄養情報に応じて，個体レベルでの代謝を制御し，その破綻に関与する．今後の一層の解明が期待される．

## 文献

1) Elmquist JK, et al：Neuron, 22：221-232, 1999
2) Shimazu T, et al：Nature, 210：1178-1179, 1966
3) Lam TK, et al：Science, 309：943-947, 2005
4) Prodi E & Obici S：Endocrinology, 147：2664-2669, 2006
5) Carey M, et al：J Biol Chem, 288：34981-34988, 2013
6) Kimura K, et al：Diabetes, 62：2266-2277, 2013
7) Ruud J, et al：Nat Commun, 8：15259, 2017
8) Shimazu T & Minokoshi Y：J Endocr Soc, 1：449-459, 2017
9) Niijima A：J Physiol, 364：105-112, 1985
10) Kimura K, et al：Cell Rep, 14：2362-2374, 2016
11) Inoue H, et al：Cell Metab, 3：267-275, 2006
12) Inoue H, et al：Nat Med, 10：168-174, 2004
13) Könner AC, et al：Cell Metab, 5：438-449, 2007
14) Wang H, et al：Nature, 421：384-388, 2003
15) Shimazu T：Science, 156：1256-1257, 1967
16) Gardemann A, et al：Eur J Biochem, 207：399-411, 1992
17) Ramnanan CJ, et al：Cell Metab, 15：656-664, 2012
18) Spanswick D, et al：Nat Neurosci, 3：757-758, 2000
19) Ono H, et al：J Clin Invest, 118：2959-2968, 2008
20) Milanski M, et al：Diabetes, 61：1455-1462, 2012
21) Ogasawara M, et al：Liver Int, 31：542-551, 2011
22) Itoh M, et al：Am J Pathol, 179：2454-2463, 2011
23) Kimura K, et al：J Diabetes Investig：doi:10.1111/jdi.12964, 2018

24) Chan O & Sherwin R：Trends Endocrinol Metab, 24：616-624, 2013
25) Uyama N, et al：Anat Rec A Discov Mol Cell Evol Biol, 280：808-820, 2004

＜著者プロフィール＞
井上　啓：1994年神戸大学医学部卒業．同年神戸大学医学部糖尿病代謝消化器腎臓内科入局（春日雅人教授）．2002年博士（医学）取得．'03年より神戸大学大学院医学系研究科COE研究員，'06年よりソーク研究所研究員（Marc Montminy教授）．'07年より金沢大学フロンティアサイエンス機構特任准教授．'12年より金沢大学医薬保健研究域教授，'15年より現職．

## 第3章 臓器連環による生体の動的恒常性

Ⅲ. 免疫細胞が繋ぐ臓器連環

# 9. 組織—骨髄連環による組織修復機構

池田直輝, 田中正人

> 単球由来マクロファージは, 組織傷害が起こるとすみやかに傷害部位に浸潤し, 急性炎症を惹起する. 一方, 組織傷害の原因が取り除かれ炎症が収束すると, 単球由来マクロファージは組織修復に寄与する. この組織修復型マクロファージは, 急性期に傷害部位に浸潤した単球の形質が変化したものであるか, あるいは, 修復期に新たに出現する単球を起源とするのかは不明である. われわれは最近, 組織傷害の回復期になると, 骨髄において健常時にはほとんど存在しない単球サブセットが産生され, この細胞が傷害組織に浸潤し炎症抑制や組織修復に貢献することを明らかにした. このことは, 組織傷害時に傷害部位と骨髄の間にネットワークが形成され, 骨髄から目的に合致した免疫細胞が供給されることで, 組織の恒常性が維持されることを意味する. 本稿では, 組織傷害におけるマクロファージの形質転換機構を概説するとともに, 新たに同定したYm1陽性単球について紹介する.

## はじめに

細菌感染や組織傷害が起こると, さまざまな免疫細胞が局所に浸潤し, 急性炎症を誘発する. 急性炎症は, 体内への病原体の侵入を阻止するために必須の生体応答である. 免疫細胞の働きにより傷害の原因が取り除かれると, 炎症が収束するとともに, すみやかに組織修復が行われ恒常性が維持される. 近年になり, 免疫細胞の一種であるマクロファージは, 炎症期には急性炎症を惹起し, 一方で, 回復期には組織修復に関与することが明らかになった. すなわち, マクロファージは病態に応じて形質を変え, 組織の恒常性維持に関与すると考えられる. しかし, この生体内におけるマクロファージの形質転換機構は明らかになっていない. マクロファージの形質転換機構の解明は, 組織の恒常性維持機構を理解するうえで, きわめて重要な課題である.

われわれは, 生体内におけるマクロファージの形質

[略語]
cMoP: common monocyte progenitor
DSS: dextran sodium sulfate
DT: diphtheria toxin
DTR: diphtheria toxin receptor
G-CSF: granulocyte colony-stimulating factor
GM-CSF: granulocyte-macrophage colony-stimulating factor
GMP: granulocyte-macrophage progenitor
LPS: lipopolysaccharide
M-CSF: macrophage colony-stimulating factor
MDP: macrophage-dendritic cell progenitor

---

Tissue repair mechanism by the tissue-bone marrow interaction
Naoki Ikeda[1] /Masato Tanaka[2]: Division of Stem Cell Biology, Institute for Genetic Medicine, Hokkaido University[1] / Laboratory of Immune Regulation, Tokyo University of Pharmacy and Life Sciences[2] (北海道大学遺伝子病制御研究所幹細胞生物学分野[1] / 東京薬科大学生命科学部免疫制御学研究室[2])

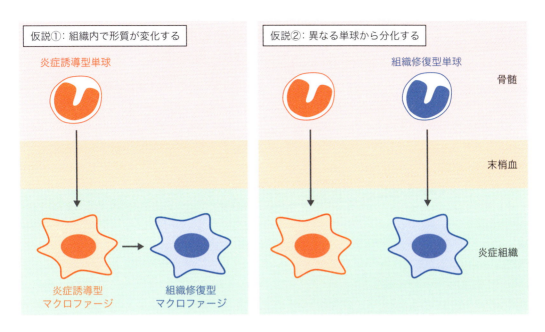

**図1　想定されるマクロファージの形質転換機構**

転換機構を明らかにすることをめざし，制御性マクロファージの分子マーカーの1つであるYm1に着目して研究を進めた．その結果，炎症の回復期にYm1陽性単球が骨髄で産生され，炎症の収束と組織修復に関与することを発見したので紹介する．

## 1　疾患におけるマクロファージの形質転換機構

　組織傷害の炎症期には，組織常在マクロファージと炎症部位に浸潤した単球が協調して，サイトカインやケモカインを分泌し，炎症を惹起する．一方で，回復期になると，マクロファージは組織再生および組織修復に寄与する．例えば，Duffieldらは肝傷害マウスモデルにおいて，炎症期にマクロファージを消去すると炎症が軽減し，回復期に同細胞を消去すると組織の再生および修復が遅延することを示した[1]．Zhangらは，急性腎傷害マウスモデルにおいて，腎臓に浸潤した単球由来マクロファージは病態を悪化させる一方で，これらのマクロファージの増殖および分化阻害により，組織修復が遅延することを明らかにした[2]．これらの報告より，マクロファージは炎症期と回復期でその形質を変えることで組織恒常性維持に関与すると考えられるが，生体内におけるマクロファージの形質転換機構は明らかになっていない．すなわち，炎症誘導型マクロファージが局所の環境因子によりその形質を組織修復型に変化させるのか，あるいは，骨髄で新たな単球が出現し，回復期にそれらが局所に浸潤し，組織修復型マクロファージに分化するのか，現時点で不明である（**図1**）．

### 1）環境因子刺激による形質転換

　一般に，マクロファージは環境因子により容易に自身の形質を変化させる可塑性の高い細胞だと考えられている[3)4)]．この考えのもとに，HillらによりM1/M2マクロファージの概念が提唱された[5]．M1マクロファージはLPSやIFN-γ刺激により炎症誘導型の形質を示す．一方のM2マクロファージはIL-4やIL-10により誘導され，炎症抑制型の形質を示す．M1/M2の分類は，*in vitro*における機能や遺伝子発現に着目したものであるが，上述の組織傷害における炎症期および回復期のマクロファージの形質転換を説明しうる概念として用いられてきた．すなわち，マクロファージは傷害部位の状況に応じて，炎症促進（M1）から抑制（M2）へとその形質を自在に変化させるという主張である．この概念のもと，さまざまな組織傷害部位におけるマクロファージをM1/M2に分類する試みが多く

なされてきたが，*in vivo*においてさまざまなマクロファージの遺伝子発現を解析すると，ほぼすべてがM1とM2を混合した表現型，あるいはM1/M2どちらにも当てはまらない独特な表現型を示すことがわかってきた[6]．近年，マクロファージは環境因子や転写因子の修飾など多段階を経て分化することが明らかになり[7][8]，*in vivo*でのマクロファージの表現型はM1/M2分類よりもはるかに複雑だと考えられる．このような状況のもと，*in vivo*で免疫抑制あるいは組織修復マクロファージを同定するためには，これらに広く発現するマーカー遺伝子を明らかにする必要があるが，そのような遺伝子はいまだ明らかになっていない．

### 2）新規前駆細胞を介した形質転換

前述の，環境因子による傷害局所でのマクロファージの形質転換とは異なる考え方として，組織傷害の時期によって，骨髄で異なるマクロファージ前駆細胞（単球）がつくられた結果，形質転換が起こるという考え方もある．近年になり，疾患や病態ごとに特徴の異なる単球が骨髄で新たに産生されることが明らかになってきた．例えば，佐藤らはブレオマイシン誘導性肺線維化マウスモデルにおいて，線維化初期に線維化の発症にかかわる新規単球サブセットが出現し，肺において線維症型マクロファージに分化することを明らかにした[9]．Yanezらは，LPS投与による炎症誘導マウスモデルにおいて，健常時とは異なる経路を介して好中球様の単球が出現することを明らかにした[10]．これらの報告より，組織傷害の時期によって異なる単球が出現し，それらが局所に浸潤して免疫抑制型あるいは組織修復型のマクロファージに分化する可能性も十分に考えられる．しかし，1）と同様に，マーカー遺伝子が存在しないため，このような単球の詳細は，明らかになっていない．

前述のように，マクロファージの形質転換機構を解明するためには，免疫抑制あるいは組織修復マクロファージに共通して発現するマーカー遺伝子を明らかにする必要がある．われわれはこれまでに，生体内でみられる免疫抑制マクロファージにM2マーカーの一種であるYm1が高発現する知見を得た．そのため，Ym1発現細胞に着目して研究を行った．

## 2 炎症後期に出現する単球サブセット：Ym1陽性単球

### 1）LPS投与時のYm1陽性単球の動態

Ym1は骨髄系細胞に発現する分泌タンパク質であり，一般に広くM2マーカーとして用いられる．Ym1は生体内において，好中球に発現することは報告されているが[11][12]，単球およびマクロファージにおけるYm1発現は明らかになっていない．そこでわれわれは，Ym1発現細胞をVenus（GFPの改変タンパク質）で可視化できるマウス（Ym1-Venusマウス[※1]）を作製し，生体内におけるYm1発現細胞の探索を行った．

はじめに，健常時の組織マクロファージにおけるYm1-Venus発現を解析した．その結果，肺胞マクロファージを除き，ほとんどの組織マクロファージがYm1-Venus陰性だった．続いて，健常時の末梢血中の単球におけるYm1-Venus発現を解析した．マウス単球にはLy6C陽性とLy6C陰性の2つの分画が存在するが，Ly6C陰性単球はYm1-Venus陰性だった．その一方で，ごく少数ながら，Ly6C陽性単球の5％程度にYm1-Venus発現がみられた．

Ym1-VenusマウスLy解析により，Ly6C陽性分画にYm1陽性単球がわずかに存在することが明らかになった．Ly6C陽性単球は，炎症部位に浸潤し，病原体の排除や組織傷害に関与する．そこでわれわれは，Ym1-VenusマウスにLPSを投与し，炎症時におけるYm1陽性単球の動態を解析した．LPS投与による炎症誘導は，敗血症モデルとして広く用いられている．このモデルでは，炎症性サイトカインであるTNFαやIL-6の血清中濃度は，LPS投与2～4時間後にピークに達し，24時間後には健常時のレベルまで減少することから，全身性炎症が急激に惹起され，その後急速に収束に向かうと考えられる．末梢血のLy6C陽性単球を経時的に解析したところ，Ym1陽性単球の割合はLPS投与24時間後までは健常時と同様に5％程度だったが，興味深いことに，LPS投与48時間後にその割合は約半数ま

---

**※1 Ym1-Venusマウス**

Ym1遺伝子のプロモーター配列の下流にVenus（蛍光タンパク質GFPの改変型）遺伝子配列を挿入し，Ym1発現細胞を蛍光により可視化した遺伝子改変マウス．

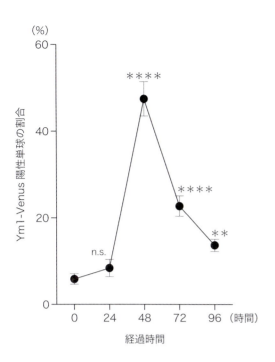

#### 図2 LPS投与時のYm1陽性単球の動態
LPS投与後の末梢血Ly6C陽性単球に占めるYm1陽性単球の割合をフローサイトメトリーで解析した．Ym1陽性単球の割合は，急性期（24時間後）まではほとんど変化しなかったが，炎症後期（48時間以降）には急激に増加した．文献18より引用．

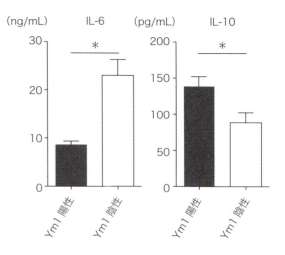

#### 図3 Ym1陽性単球は炎症抑制型の形質を示す
マウスの脾臓からYm1陽性単球（■）とYm1陰性単球（□）を分取し，LPSで刺激した．培養液中のサイトカイン濃度をELISAで定量した．炎症性サイトカインIL-6の産生はYm1陽性単球で低く，反対に抗炎症性サイトカインIL-10産生はYm1陽性単球で高かった．文献18より引用．

で急増した（図2）．骨髄においても，Ym1陽性単球の割合は末梢血と同様の動態を示した．これらの結果から，Ym1陽性単球は骨髄で産生され，炎症後期にその割合が急増することがわかった．

### 2）Ym1陽性単球の機能解析

次にわれわれはYm1陽性単球の機能を解析するため，Ly6C陽性単球をYm1-Venus陽性とYm1-Venus陰性に分けて，両者の性質を比較した．はじめに，形態的解析および表面マーカー解析を行ったが，これらに差はみられなかった．次に，遺伝子発現をRNA-seqにより網羅的に解析した．その結果，Ym1陽性単球は単球マーカーに加え，好中球顆粒遺伝子の発現が高く，好中球様の形質を示すことが明らかになった．さらに，両者の機能的な差異を解析するため，ex vivoでLPS刺激し，培養上清中のサイトカイン濃度を比較した．すると，Ym1陽性単球はYm1陰性単球と比べ，炎症性サイトカインであるIL-6およびTNFα産生が低く，抗炎症性サイトカインであるIL-10産生が高かった（図3）．これらの結果から，Ym1陽性単球は好中球様の遺伝子発現を示し，炎症抑制性のサイトカイン産生を示すことが明らかになった．

## 3 炎症性腸疾患におけるYm1陽性単球の機能解析

### 1）DSS大腸炎誘導時のYm1陽性単球の動態

前述の結果より，Ym1陽性単球は炎症抑制性の形質を示すことから，生体内において炎症抑制または組織修復に関与することが想定される．しかしながら，LPS投与モデルは炎症期が非常に短いこと，明確な組織傷害を伴わないことから，このモデルを用いたYm1陽性単球の機能解析は困難である．そこでわれわれは，デキストラン硫酸ナトリウム（DSS）投与による大腸炎誘導モデルを利用した．DSS誘導大腸炎は，リンパ球欠損マウスでも誘導されることから，マクロファージなどの自然免疫細胞が主導すると考えられている．また，DSSの飲水投与を中止した時点から，炎症の収束と腸管上皮の再生が起きる．そのため，このモデルで

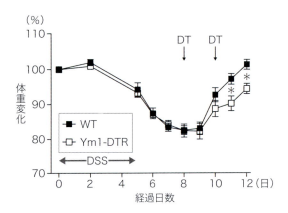

**図4 Ym1陽性単球の消去により腸炎の回復が遅延する**
野生型マウス（■）とYm1-DTRマウス（□）に2％DSSを5日間飲水投与した．8日目と10日目にDTを投与し，Ym1発現細胞を消去したところ，Ym1-DTRマウスでは体重の回復が遅延した．文献18より引用．

は炎症の急性期と回復期の両方を解析することができる．われわれはまず，Ym1-VenusマウスにDSSを5日間飲水投与し，その後普通水に戻して飼育した．そして，腸炎を誘導したマウスの末梢血細胞におけるYm1陽性単球の割合を経時的に解析した．その結果，炎症期（3日目）ではYm1陽性単球の割合は健常時と同程度だったが，DSS投与中止3日後にあたる回復期（8日目以降）にその割合が劇的に増加した．さらに，骨髄および炎症部位である大腸の解析を行った．すると，末梢血の解析結果と相関して，どちらの組織においても回復期にYm1陽性単球の増加がみられた．これらの結果から，腸炎においてYm1陽性単球は回復期に骨髄で産生され，大腸に浸潤することが明らかになった．

### 2）DSS大腸炎におけるYm1陽性単球の役割

Ly6C陽性単球は炎症部位に集積してはじめて，炎症関連遺伝子を発現することが報告されている[13]．そこでわれわれは，大腸に浸潤したLy6C陽性単球をYm1-Venus陽性とYm1-Venus陰性で分取し，炎症関連遺伝子発現を比較した．その結果，Ym1陽性単球は*Il6*発現が低く，*Il10*発現が高いことから，同単球は炎症部位において炎症抑制性の表現型を示すことが明らかになった．加えて，Ym1陽性単球は組織再生および組織修復に重要な機能をもつ*Slpi*発現が高かった[14]．

Ym1陽性単球の増加するタイミングやその遺伝子発現から，われわれはこの単球が腸炎の炎症抑制および組織修復に関与するのではないかと考えた．このことを証明するため，ジフテリア毒素（DT）投与によりYm1発現細胞を誘導的に消去できるYm1-DTR（DT receptor）マウス[※2]を作製した．このマウスにDSSを5日間飲水投与し，その後普通水に戻して飼育した．そして，8日目および10日目（DSS投与中止3および5日後）にDTを投与し，Ym1陽性単球を消去した．その結果，回復期に増加するYm1陽性単球を消去すると，体重回復の遅延がみられた（**図4**）．その他にも，細胞浸潤の延長および組織修復の遅延，大腸組織における*Il6*発現増加がみられた．これらの結果から，Ym1陽性単球は腸炎の炎症抑制および組織修復に関与することが明らかになった．

## 4 Ym1陽性単球の分化機構

前述の研究結果は，組織傷害において傷害部位と骨髄の間にネットワークが存在し，目的に合致した免疫細胞を供給することで生体の恒常性維持に寄与することを意味する．このようなネットワークの解明の第一歩として，Ym1陽性単球の分化機構の解明に取り組んだ．

Ym1陽性単球の分化機構解明のため，まずはじめにYm1陽性単球の分化経路の解析を行った．Ly6C陽性単球は，顆粒球単球前駆細胞（GMP）からマクロファージ・樹状細胞前駆細胞（MDP），単球前駆細胞（cMoP）を経て分化することが報告されている[15]．そこでわれわれは，Ym1-Venusマウス（CD45.2$^+$）からcMoPを分取し，LPSを投与したCD45.1$^+$マウスに移植した．その結果，ドナー由来のLy6C陽性単球のおよそ40％がYm1-Venus陽性になった．近年，GMPからMDPを経ずに分化する単球サブセットの存在が報告された[10]．そこで，cMoPより上流のYm1陽性単

---

**※2 Ym1-DTRマウス**

Ym1遺伝子のプロモーター配列の下流にヒトジフテリア毒素受容体（DTR）配列を挿入した遺伝子改変マウス．ジフテリア毒素（DT）投与により，Ym1発現細胞を誘導的に消去することができる．

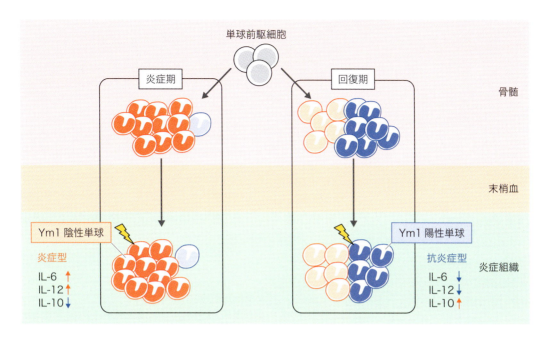

**図5 Ym1陽性単球を介した炎症抑制機構**
回復期になるとYm1陽性単球が骨髄で産生され,それらが炎症部位に浸潤することで炎症抑制および組織修復に寄与する.

球の分化経路の解析を行うため,GMPとMDPをマウスに移植した.その結果,Ym1陽性単球はMDPからは出現せず,GMPから分化することが明らかになった.さらにわれわれは,Ym1陰性単球からYm1陽性単球に形質変化する可能性も検討するため,Ym1陰性単球を分取し,LPSを投与したCD45.1$^+$マウスに移植したが,Ym1陽性単球はみられなかった.これらの結果から,Ym1陽性単球はMDPを介さず,GMPからcMoPを経て分化することが明らかになった.

続いてわれわれは,Ym1陽性単球の分化誘導因子の探索を行うため,Ym1-VenusマウスからcMoPを分取し,それらを種々のサイトカイン存在下で培養した.単球およびマクロファージの分化誘導因子としてM-CSFが知られる.M-CSF刺激により,ほぼすべての細胞がF4/80$^+$のマクロファージ様細胞に分化したが,これらはYm1を発現しなかった.一方で,顆粒球マクロファージコロニー刺激因子(GM-CSF)刺激では,F4/80$^+$細胞のみならずLy6C$^+$F4/80$^-$細胞も出現し,これらにYm1-Venus発現がみられた.そして,このYm1$^+$Ly6C$^+$F4/80$^-$細胞数は,GM-CSFとM-CSFの共刺激でさらに増加した.さらに,IL-3とM-CSF の共刺激によってもYm1$^+$Ly6C$^+$F4/80$^-$細胞が出現した.これらの結果は,GM-CSF/IL-3シグナルがYm1陽性単球の分化誘導に関与することを示唆する.

炎症が起こると,健常時とは異なる造血が誘導される.例えば,*Pseudomonas aeruginosa*肺感染モデルでは,感染時に血中のG-CSF濃度が増加し,骨髄で好中球分化が誘導される[16].*Listeria monocytogenes*感染モデルでは,菌体構成成分がToll様受容体シグナル依存的に骨髄の間葉系幹細胞に作用し,単球分化を誘導する[17].これらは,細菌感染により生じたシグナルが骨髄に作用し,細菌の排除に必要な免疫細胞の分化を誘導することを示している.すなわち,感染部位と骨髄の間に存在する組織間ネットワークにより,組織恒常性が維持される.今回われわれは,腸炎の回復期にYm1陽性単球が骨髄で新たに産生され,これらが大腸に浸潤して組織修復に関与すること,さらに,*in vitro*においてこれらの単球分化にはGM-CSF/IL-3シグナルが関与することを示した[18](**図5**).これらの結果は,組織傷害においても傷害組織と骨髄が連環した組織修復機構が存在することを示唆するものである.生体内におけるYm1陽性単球の分化誘導機構解明によ

り，将来的には炎症抑制剤や組織修復促進剤の開発につながることが期待される．

## おわりに

今回われわれは，LPS投与による敗血症モデルおよびDSS誘導大腸炎モデルを用いた解析から，炎症の後期になると，Ym1陽性単球が骨髄で誘導されることを明らかにした．また，前述のように，肺線維症炎症モデルにおいて，線維化初期に新規単球サブセットが骨髄で誘導されることが報告されている[9]．これらは，疾患ごとに異なる単球分化誘導機構が存在することを示しており，何らかの疾患特異的なシグナルを介した組織－骨髄連環機構が存在していると考えられる．疾患特異的かつ一過的なシグナルを創薬ターゲットにすることで，副作用の少ない新薬の創出が期待される．

## 文献

1) Duffield JS, et al：J Clin Invest, 115：56-65, 2005
2) Zhang MZ, et al：J Clin Invest, 122：4519-4532, 2012
3) Okabe Y & Medzhitov R：Cell, 157：832-844, 2014
4) Wang J & Kubes P：Cell, 165：668-678, 2016
5) Mills CD, et al：J Immunol, 164：6166-6173, 2000
6) Murray PJ, et al：Immunity, 41：14-20, 2014
7) Amit I, et al：Nat Immunol, 17：18-25, 2016
8) Ginhoux F, et al：Nat Immunol, 17：34-40, 2016
9) Satoh T, et al：Nature, 541：96-101, 2017
10) Yáñez A, et al：Immunity, 47：890-902.e4, 2017
11) Goren I, et al：Am J Pathol, 184：3249-3261, 2014
12) Harbord M, et al：J Biol Chem, 277：5468-5475, 2002
13) Zigmond E, et al：Immunity, 37：1076-1090, 2012
14) Reardon C, et al：Immunity, 35：223-235, 2011
15) Hettinger J, et al：Nat Immunol, 14：821-830, 2013
16) Gregory AD, et al：Blood, 109：3235-3243, 2007
17) Serbina NV, et al：J Immunol, 183：1900-1910, 2009
18) Ikeda N, et al：Sci Immunol, 3：10.1126/sciimmunol.aat0207, 2018

<筆頭著者プロフィール>
池田直輝：2018年3月に東京薬科大学大学院博士課程修了（免疫制御学研究室：田中正人教授）．在学時は炎症時における単球・マクロファージの機能および形質転換機構解析に関する研究を行った．同年4月から北海道大学遺伝子病制御研究所幹細胞生物学分野助教．現在は，がんと免疫細胞に関連する研究を行っている．

第3章 臓器連環による生体の動的恒常性

Ⅲ．免疫細胞が繋ぐ臓器連環

# 10. 神経ガイダンス因子による免疫代謝制御

中西由光，姜　秀辰，熊ノ郷 淳

> 自己免疫疾患をはじめとする慢性炎症疾患では免疫系のみならず，代謝系や神経系など多様な生体システムの恒常性が破綻していることが知られているが，各生体システム間の連環の有無については不明な点が多い．近年，免疫細胞の分化や活性化に細胞内代謝の適応化が重要であることが相次いで報告されており，免疫代謝（Immunometabolism）という概念が確立しつつある．本稿では免疫代謝の概説とともに，神経ガイダンス分子であるセマフォリンと免疫代謝の関係を通して神経―免疫―代謝の連環についても述べる．

## はじめに

代謝は細胞を構成する重要な要素であり，代謝の変容は細胞機能の変化に直結する．免疫細胞の分化，活性化時にも細胞内代謝の変化が起きることは以前から報告されていたが，その詳細なメカニズムや意義に関

[略語]

- **4E-BP**：eukaryotic translation initiation factor 4E-binding protein（真核生物翻訳開始因子4E結合タンパク質）
- **C/EBPβ**：CCAAT/enhancer binding protein β（CCAAT/エンハンサー結合タンパク質β）
- **DSS**：dextran sodium sulfate（デキストラン硫酸ナトリウム）
- **FAO**：fatty acid oxidation（脂肪酸β酸化）
- **HIF-1α**：hypoxia inducible factor-1α（低酸素誘導因子-1α）
- **IDH**：isocitrate dehydrogenase（イソクエン酸デヒドロゲナーゼ）
- **IRG1**：immunoresponsive gene 1
- **LDL**：low density lipoprotein（低比重リポタンパク質）
- **LPS**：lipopolysaccharide（リポ多糖）
- **mTOR**：mechanistic target of rapamycin
- **mTORC**：mechanistic target of rapamycin complex（mTOR複合体）
- **NF-κB**：nuclear factor-kappa B
- **NO**：nitric oxide（一酸化窒素）
- **PI3K**：phosphoinositide 3-kinase（ホスファチジルイノシトール3-キナーゼ）
- **PPARγ**：peroxisome proliferator-activated receptor γ（ペルオキシソーム増殖因子活性化受容体γ）
- **ROS**：reactive oxygen species（活性酸素）
- **S6K**：S6 Kinase（S6キナーゼ）
- **SDH**：succinate dehydrogenase（コハク酸デヒドロゲナーゼ）
- **TLR**：Toll-like receptor（Toll様受容体）

Immuno-metabolic regulation by neuronal guidance molecule
Yoshimitsu Nakanishi[1]/Sujin Kang[2]/Atsushi Kumanogoh[1]：Department of Respiratory Medicine and Clinical Immunology, Graduate School of medicine, Osaka University[1]/Department of Immune Regulation, Immunology Frontier Research Center, Osaka University[2]（大阪大学大学院医学系研究科呼吸器・免疫内科学[1]／大阪大学免疫学フロンティア研究センター免疫機能統御学[2]）

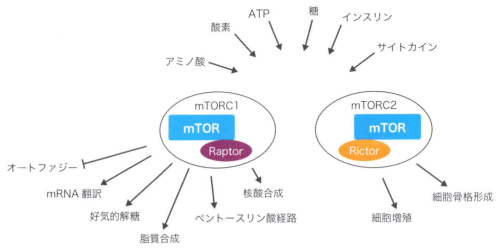

図1 mTORシグナル

しては不明な点が多かった．近年，阻害剤や遺伝子改変マウスを用いた解析により，免疫系と代謝系の密接な連環が明らかにされつつある．

## 1 代謝リプログラミング

細胞は周囲の環境を感知して細胞内代謝のリプログラミングを行う．十分量の酸素が存在する場合は，ミトコンドリアでの酸化的リン酸化[※1]によってATP産生を行う．この過程にはクエン酸回路から供給されるNADHおよびFADH₂が必要である．一方で，低酸素環境において細胞は低酸素誘導因子-1α（hypoxia inducible factor-1α：HIF-1α）などの活性化を介して解糖系優位な代謝へとシフトする．また，細胞は糖，アミノ酸，脂肪酸などの栄養の多寡を感知し，代謝経路のバランスをとっている．このように周囲の環境や栄養を感知して代謝リプログラミングが起こることは古くから知られていたが，免疫細胞においてパターン認識受容体やサイトカイン受容体，抗原受容体などの刺激が代謝リプログラミングを引き起こすことが近年明らかにされつつある．

> **※1 酸化的リン酸化**
> クエン酸回路から供給されるNADHとFADH₂はミトコンドリア内膜の電子伝達系へ電子を供与し，H⁺の濃度勾配を形成する．この濃度勾配を利用したATP産生経路を酸化的リン酸化とよび，高いエネルギー産生能を示す．

## 2 mTOR：細胞内代謝の司令塔

細胞内において代謝の中心的役割を担うのがmTOR（mechanistic target of rapamycin）である．mTORは各種ホルモン受容体やパターン認識受容体，サイトカイン受容体，抗原受容体などの細胞外刺激を感知すると同時に，細胞内アミノ酸濃度やATP量といった細胞内の栄養情報を統合して細胞の活性化や増殖を促進する（図1）．mTORは細胞内においてmTOR複合体1（mTORC1）とmTOR複合体2（mTORC2）という二種類の複合体を形成することが知られており，それぞれRaptorおよびRictorという複合体形成の鍵となるアダプター分子の存在が報告されている[1]．mTORC1はホスファチジルイノシトール3-キナーゼ（phosphoinositide 3-kinase：PI3K）シグナルによって活性化され，S6キナーゼ（S6 kinase：S6K）や4E-BP（eukaryotic translation initiation factor 4E-binding protein，真核生物翻訳開始因子4E結合タンパク質）をリン酸化することで，細胞増殖に必要な代謝酵素の翻訳を促進する．一方でmTORC2はAktのリン酸化を介して糖代謝を亢進させると同時に，Foxo1のアセチル化，リン酸化を介してMycを活性化させ，細胞増殖を促進する．

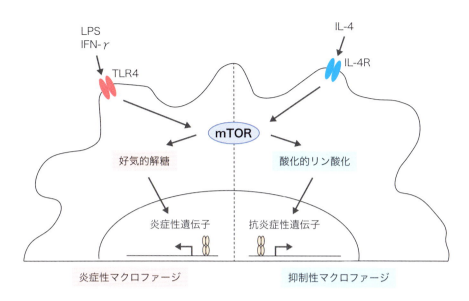

図2　mTORによる代謝リプログラミングと免疫応答

## 3 自然免疫系における免疫代謝

　前述のようにmTORは細胞の活性化や増殖に深く関与しているが，免疫細胞の細胞機能にも重要であることが近年明らかとなってきている（図2）．マクロファージは各種刺激によって炎症性マクロファージ，抑制性マクロファージへと分化するが，mTORC1を阻害すると炎症性マクロファージへの分化が亢進するのに対し，mTORC1活性化によって抑制性マクロファージへの分化が促進される[2]．すなわち，mTORC1シグナルの適切なコントロールがマクロファージ分化には必須である．リポ多糖（lipopolysaccharide：LPS）による炎症性マクロファージ分化において，Toll様受容体4（Toll-like receptor 4：TLR4）の下流でPI3K-Akt-mTORC1シグナルはNF-κB（nuclear factor-kappa B）を抑制して炎症性サイトカインの産生を抑制すると同時に，CCAAT/エンハンサー結合タンパク質β（CCAAT/enhancer binding protein β：C/EBPβ）を活性化させることでArginase 1やIL-10などの抗炎症応答を誘導する[3]．すなわちmTORC1シグナルは炎症性マクロファージ分化において炎症応答のブレーキとして重要な役割を担う．一方で抑制性マクロファージ分化にはmTORC2シグナルが必須である．mTORC2はIL-4受容体（IL-4 receptor：IL-4R）シグナルによって活性化され，Aktリン酸化を介して抑制性マクロファージ分化を誘導する[4]．

　前述のようなmTORシグナルを介したマクロファージ分化は劇的な細胞内代謝変化を伴う．がん細胞では好気的条件下でも解糖系の著明な亢進を認め，好気的解糖（Warburg効果）[※2]として知られているが，炎症性マクロファージにおいても同様に好気的解糖の亢進を認める．それに対し，抑制性マクロファージではミトコンドリアでの酸化的リン酸化の著明な亢進を認める[5]．阻害剤や代謝酵素の遺伝子欠損マウスを用いた実験から，これらの代謝変化が分化に必須であることが報告されており，免疫細胞の分化・活性化における代謝変容は単なる結果ではないと考えられている．すなわち免疫細胞の代謝を調節することでエフェクター機能を制御することも可能である．実際に，肥満モデルマウスにおいて脂肪組織中のマクロファージのmTORC1活性を抑制すると脂肪組織および肝臓の炎症が抑制され，インスリン感受性も改善することが報告

> **※2　好気的解糖（Warburg効果）**
> 解糖系によって糖は，有酸素下ではピルビン酸へ，低酸素下では乳酸へ代謝される．しかし，がん細胞をはじめとする一部の細胞において有酸素下にもかかわらず乳酸への代謝が亢進する．この現象を好気的解糖とよぶが，その意義についてはいまだ明らかにされていない．

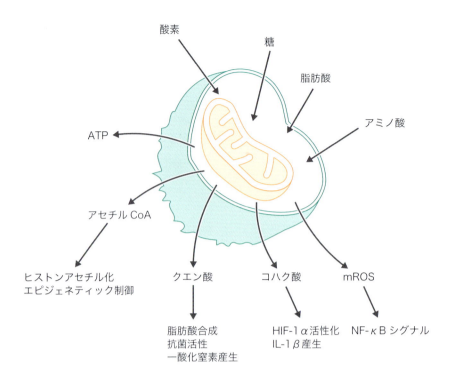

**図3 ミトコンドリアによるシグナル伝達**

## 4 獲得免疫系における免疫代謝

　自然免疫系のみならず，獲得免疫系においてもmTORシグナルは細胞内代謝を制御して免疫細胞の機能を調節する．エフェクターT細胞では解糖系の亢進を認めるのに対し，メモリーT細胞やTreg細胞では脂肪酸β酸化※3（fatty acid oxidation：FAO）の亢進を認める[7]．mTOR阻害剤であるラパマイシンはFAOやオートファジーを亢進させることでCD8$^+$メモリーT細胞への分化を亢進させる[8]．一方で，mTORC1を活性化させると解糖系の亢進とともにCD8$^+$エフェクターT細胞への分化が亢進し，CD8$^+$メモリーT細胞への分化は抑制される[9]．また，mTORシグナルは解糖系を亢進させ，FAOを抑制することにより，Th1，Th2，Th17エフェクターT細胞への分化を促進，Treg細胞への分化を抑制する[10]．このようにmTORシグナルは解糖系やFAOなどの代謝経路を介してエフェクターT細胞とメモリーT細胞，Treg細胞のバランス制御にかかわる．

## 5 免疫代謝の中枢としてのミトコンドリア

　ミトコンドリアはクエン酸回路および酸化的リン酸化によってエネルギー産生を行う細胞内小器官であるが，同時に活性酸素種（reactive oxygen species：ROS）の産生など，細胞機能にも重要な役割を果たす．実際に，炎症性マクロファージにおいてmROS（mitochondrial ROS）は炎症性サイトカイン産生およびエフェクター機能に必要である[11]．炎症性マクロファージにおいてはクエン酸回路の分断というユニークな現象が起きる[12]．具体的にはイソクエン酸デヒドロゲナーゼ（isocitrate dehydrogenase：IDH）の発現低

> **※3 脂肪酸β酸化**
> ミトコンドリアにおける短鎖〜長鎖脂肪酸分解経路であり，アセチルCoA，NADH，FADH$_2$が産生される．これらの産物はクエン酸回路および電子伝達系においてATP産生に利用される．

下，IRG1（Immunoresponsive gene 1）発現上昇に伴うイタコン酸蓄積によるコハク酸デヒドロゲナーゼ（succinate dehydrogenase：SDH）の阻害が起きることで，クエン酸およびコハク酸の直後でクエン酸回路の分断が生じる．この現象に伴い，ミトコンドリア内にクエン酸とコハク酸が蓄積する．クエン酸は脂肪酸合成や一酸化窒素（nitric oxide：NO）産生を担うのに対し，コハク酸はHIF-1αの活性化やIL-1βの産生に寄与し，いずれも炎症性マクロファージのエフェクター機能に必要である[13)14)]．このようにミトコンドリアは単なるエネルギー産生の場ではなく，各代謝産物を介してシグナル伝達を担う器官であることが明らかとなりつつある（図3）．

## 6 神経ガイダンス因子を介した免疫代謝制御機構

前述のように免疫細胞の機能には代謝の適切な変容が必須である．このように現象論としての免疫代謝は明らかになりつつあるものの，その具体的な制御機構に関してはいまだ不明な点が多い．われわれはmTORによる免疫代謝制御を解析する過程で，神経ガイダンス因子であるセマフォリン分子がマクロファージの細胞内代謝と免疫応答を共役させることを発見した[15)]．セマフォリンは1990年頃に神経成長円錐に対する反発分子として発見された．セマフォリンは20以上のメンバーからなるファミリーを形成している．セマフォリンは発見当初は神経発生との関係が精力的に調べられていたが，2000年にクラス4型セマフォリンであるSema4Dがリンパ球応答にかかわることが明らかにされ，これを皮切りに相次いでセマフォリンによる免疫応答制御機構が報告され，免疫セマフォリンとよばれるようになった[16)]．

マクロファージ分化においてmTORを介した細胞内代謝の変化が重要であることはすでに述べたが，mTORの下流のシグナルについては未解明の点が多い．今回われわれは，mTOR活性化による抑制性マクロファージ分化の新規制御機構を明らかにする目的で，mTOR阻害剤であるTorin1を用いて，抑制性マクロファージ分化時にmTOR依存的に発現誘導される遺伝子の探索を行い，セマフォリンファミリーのSema6Dを同定した．

クラス6膜型セマフォリンであるSema6DはPlexin-A1のリガンドとして心血管系の形態形成や免疫応答にかかわることが報告されている（Sema6D正行性シグナル）[17)18)]．一方で，他のクラスのセマフォリンと異なり長い細胞内ドメインを有しており，ニワトリの心血管系の発生においてSema6Dは受容体として機能することも報告されている（Sema6D逆行性シグナル）[19)]．マクロファージにおけるSema6Dの機能はこれまで報告されておらず，われわれはSema6D欠損マウスを用いてマクロファージの分化能を評価したところ，Sema6Dは抑制性マクロファージへの分化に必要であることが明らかとなった．in vitroにおいてSema6D欠損マクロファージをIL-4で刺激すると*Retnla*, *Il10*, *Arg1*など抑制性マクロファージのマーカーの発現が顕著に減弱する一方で，LPSおよびIFN-γで刺激するとIL-6やTNF-αなどの炎症性サイトカインの産生が亢進し，炎症性マクロファージへの過剰な分化を示した．in vivoにおいても同様に，Sema6D欠損マウスでは炎症性マクロファージへの分化が亢進し，抑制性マクロファージへの分化能が損なわれていた．

次に，Sema6Dによる抑制性マクロファージ分化の分子メカニズムを明らかにするために骨髄由来マクロファージを用いたRNA-seqを行った．その結果，Sema6D欠損マクロファージにおいてPPARγ（peroxisome proliferator-activated receptor γ，ペルオキシソーム増殖因子活性化受容体γ）シグナルに関与する遺伝子の発現低下を認めた．実際に抑制性マクロファージへの分化条件下においてSema6D欠損マクロファージでPPARγの発現低下を認め，Sema6D欠損マクロファージに*Pparg*遺伝子を導入すると抑制性マクロファージへの分化能が回復した．このことからSema6DはPPARγを介して抑制性マクロファージ分化を促進することが明らかとなった．

PPARγは脂肪細胞分化において重要な役割を担う，脂質代謝の鍵タンパク質として知られているが，免疫系においても単球やマクロファージの抗炎症作用に必要であることが報告されている[20)]．また，抑制性マクロファージ分化にFAOが重要な役割を担うことも報告されている[21)]．そこでわれわれはSema6D

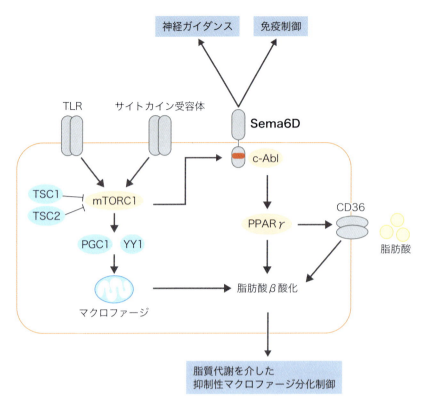

**図4 神経ガイダンス因子による免疫代謝制御**

が脂質代謝を制御して抑制性マクロファージ分化を促進する可能性について検討した．この実験から，Sema6D欠損マクロファージにおいて*Cd36*, *Fabp4*などの脂質代謝関連遺伝子の発現低下，LDL（low density lipoprotein，低比重リポタンパク質）の取り込み低下，FAOの低下を認めた．すなわち，Sema6DシグナルはPPAR γ を介して脂質代謝を亢進させることで抑制性マクロファージ分化を促進することが明らかとなった．

前述のようにSema6Dはリガンドとしてもレセプターとしても機能する．われわれはSema6Dの逆行性シグナルに焦点を当てて解析を行った．Sema6D逆行性シグナルの伝達にはSrcファミリーチロシンキナーゼであるc-Ablとの結合が必須であることがすでに報告されている[19]．われわれの実験系において，Sema6D変異体を用いてこの結合を阻害することで抑制性マクロファージへの分化が抑制された．さらにc-Ablを阻害剤もしくはsiRNAで阻害することでも同様の結果が得られた．このことからc-Ablを介

したSema6D逆行性シグナルが抑制性マクロファージ分化を促進することがわかった．次にSema6D逆行性シグナルのリガンド探索を行い，Plexin-A4とSema6Dの結合によって抑制性マクロファージ分化が促進されることを発見した．以上の結果から，Plexin-A4をリガンドとするSema6D逆行性シグナルがc-Ablを介して抑制性マクロファージ分化に寄与することが明らかとなった．

われわれはさらに解析を進め，*in vitro*で同定したSema6Dの機能を*in vivo*においても検証した．腸管では腸管常在性CX3CR1⁺マクロファージがIL-10産生を担い，組織炎症を抑制することが知られている．このマクロファージはSema6Dを高発現しており，Sema6D欠損によって*Pparg*遺伝子の発現が顕著に低下すると同時に炎症性応答の増幅を認めた．さらに，Sema6D欠損マウスにおいてデキストラン硫酸ナトリウム（dextran sodium sulfate：DSS）による腸炎の増悪を認め，骨髄キメラマウスの解析からミエロイド系細胞に発現するSema6Dが免疫抑制性

の応答を促進し,腸管の免疫恒常性維持に重要であることが明らかとなった.

以上の結果から,神経ガイダンス因子であるSema6DがmTORおよびPPARγを介して脂質代謝を制御し,マクロファージの免疫代謝の一翼を担うことが明らかとなった(図4).

## おわりに

近年注目を集めている免疫代謝について概説した.本稿で述べたように代謝は細胞機能の根幹をなす重要な要素であり,代謝調節により免疫応答をコントロールすることができると考えられる.慢性炎症疾患治療への応用が期待されるが,代謝阻害剤治療の細胞特異性の低さをはじめとして問題点は多い.本稿で述べたようにセマフォリン分子群をはじめとして免疫代謝を制御する機構は他にも存在することが期待される.これらの分子群をターゲットとして代謝を制御することで慢性炎症疾患のコントロールにつながる可能性があると考えられる.

## 文献

1) Weichhart T, et al:Nat Rev Immunol, 15:599-614, 2015
2) Weichhart T, et al:Immunity, 29:565-577, 2008
3) Kaneda MM, et al:Nature, 539:437-442, 2016
4) Huang SC, et al:Immunity, 45:817-830, 2016
5) O'Neill LA & Pearce EJ:J Exp Med, 213:15-23, 2016
6) Jiang H, et al:Diabetologia, 57:2393-2404, 2014
7) Geltink RIK, et al:Annu Rev Immunol, 36:461-488, 2018
8) Pearce EL, et al:Nature, 460:103-107, 2009
9) Pollizzi KN, et al:J Clin Invest, 125:2090-2108, 2015
10) Jones RG & Pearce EJ:Immunity, 46:730-742, 2017
11) Mehta MM, et al:Nat Rev Immunol, 17:608-620, 2017
12) O'Neill LA, et al:Nat Rev Immunol, 16:553-565, 2016
13) Michelucci A, et al:Proc Natl Acad Sci U S A, 110:7820-7825, 2013
14) Tannahill GM, et al:Nature, 496:238-242, 2013
15) Kang S, et al:Nat Immunol, 19:561-570, 2018
16) Kumanogoh A & Kikutani H:Nat Rev Immunol, 13:802-814, 2013
17) O'Connor BP, et al:Proc Natl Acad Sci U S A, 105:13015-13020, 2008
18) Toyofuku T, et al:Genes Dev, 18:435-447, 2004
19) Toyofuku T, et al:Nat Cell Biol, 6:1204-1211, 2004
20) Odegaard JI, et al:Nature, 447:1116-1120, 2007
21) Huang SC, et al:Nat Immunol, 15:846-855, 2014

＜筆頭著者プロフィール＞
中西由光:2014年,東京大学医学部医学科卒業.在学中に細胞情報学教室(清水孝雄教授)にて脂質受容体の研究に従事.東京大学医学部附属病院にて初期研修了後,'16年より大阪大学大学院医学系研究科博士課程在学中(呼吸器・免疫内科学,熊ノ郷 淳教授).

# 第3章 臓器連環による生体の動的恒常性

Ⅲ．免疫細胞が繋ぐ臓器連環

## 11. 臓器連環による心臓恒常性維持機構

藤生克仁

> 心不全は心臓が原因で全身の機能不全を示す症候群である．これは，心臓と全身の多臓器がそもそも連携しながら恒常性が保たれていることを示す．これまでにレニン・アンジオテンシン系やナトリウムペプチド，自律神経など臓器連環により心臓・血管・腎臓など循環器臓器が制御されていることがわかっており，治療に応用されている．今回，新しい心臓・脳・腎臓の臓器連環によって心機能が保たれている経路が同定された．

## はじめに

　心不全は心臓が悪いために，息切れやむくみが起こり，徐々に悪化し，生命を縮める疾患である．心血管病は，がんに次いで本邦の死亡原因の2位であり，高齢者では最も問題となっている疾患といっても過言ではない．心血管疾患の主たるリスク因子は加齢を除いては，腎臓病が最大のリスクである．腎臓が悪いと心臓が悪くなるという臨床でしばしば見かける状況もそれを反映している．すなわち腎臓と心臓が連環しながら恒常性を維持し，その破綻が心不全の発症をきたす可能性が示唆されている．本稿ではこの心臓と腎臓が連環し，心臓の恒常性を保っている機序について，これまでの研究と最新の知見について紹介する．

## 1 従来の心臓・腎臓連環による心臓恒常性維持機構

### 1) レニン・アンジオテンシン・アルドステロン系による心臓・腎臓連環

　われわれが陸での生活をするにあたり，腎臓による水分やナトリウム保持が必須であり，その中心的役割をしているのがレニン・アンジオテンシン・アルドステロン系（RAAS）である．ベネズエラのヤノマモ・インディアンは，現代においてもバナナやイモが主体であり，塩分をほとんど摂取せず，食塩排泄量が一日0.08gときわめて低いが，体液量および血中ナトリウム濃度をわれわれと同様に保持することができる．この部族では，RAASが非常に活性化しており，本来のRAASの保護的な働きを見ることができる．一方で，心不全の病態は心臓が悪いために，体液量が著増し息

[略語]
**Adrb2**：adrenergic receptor beta 2
**AREG**：amphiregulin（アンフィレグリン）
**CSF2**：colony stimulating factor 2
**EGFR**：epidermal growth factor receptor
**TAC**：transverse aortic constriction
**TNF**：tumor necrosis factor

---

Dynamic cardiac homeostasis by inter-organ communication
Katsuhito Fujiu：Department of Advanced Cardiology, The University of Tokyo[1] /Department of Cardiovascular Medicine, The University of Tokyo[2]（東京大学大学院医学系研究科先進循環器病学[1] / 東京大学医学部附属病院循環器内科[2]）

- ●レニン・アンジオテンシン・アルドステロン系（RAAS）
  ACE阻害薬
  アンジオテンシンⅡ受容体拮抗薬
  抗アルドステロン薬
  ミネラルコルチコイド受容体拮抗薬
- ●ナトリウム利尿ペプチド
  hANP製剤
  NEP阻害薬
- ●自律神経系
  β遮断薬
- ●その他
  利尿剤
  SGLT2阻害薬

**図1　心臓と腎臓との連環とその臨床応用例**
心臓と腎臓の両者の病態形成に関与するシステムに対する介入薬は，多くの臨床試験において心不全の生命予後，心不全入院を抑制している．

切れや浮腫が生じる疾患であるが，この体液貯留にRAASの過剰な活性化による塩分，水分の過剰貯蔵が深くかかわっている．そのためRAASのさまざまな段階の阻害薬が心不全患者の生命予後を改善していることは，臨床試験で明確に示されている（図1）[1]．すなわち心臓と腎臓はRAASを通じてきわめてタイトに，さらに主たる経路として連環していることがわかる．また，腎機能の低下は心血管死の明確なリスク因子であることも示されており，腎臓が心臓を何らかの方法で保護しているという概念である心腎連環の存在が確認できる[2]．しかし，RAAS阻害薬を複数併用しても，心血管死の抑制に上乗せ効果は多くの大規模臨床試験で認められず，むしろ腎機能が悪化してしまう．

　心不全の全例が心臓の収縮能が低下しているわけではなく，そのような症例は半分だけである．これらの症例ではRAAS抑制は心血管死を減少させたが，残る半分は，心機能は低下していないが心不全を発症する症例である．このような心機能の保持された症例での心不全に対しては，RAAS抑制が病態改善につながった結果が得られていない．すなわち，心臓と腎臓はRAAS以外の経路でもつながっており，その経路も心血管死の発症に重要であることを意味している．

### 2）心臓由来のナトリウム利尿ペプチドによる心臓・腎臓連環

　心臓への圧負荷や容量負荷といった心臓ストレスによって，心臓からナトリウム利尿ペプチドが分泌され腎臓に作用する．心房の伸展によりA型ナトリウム利尿ペプチド（ANP）が，心室の圧・容量負荷によりB型ナトリウム利尿ペプチド（BNP）が血中に分泌される．ANP，BNPは腎臓でそれらの受容体であるNPR-Aに結合し，レニン産生を抑制し，輸入細動脈を拡張することで，糸球体濾過量（GFR）を増加させ，利尿を促すことで，心臓への負荷を軽減させる．さらに，腎臓のメサンギウム細胞の増殖抑制や血管平滑筋細胞の増殖抑制により腎臓の線維化を抑制し，腎保護をする作用も有している[3]．また，ANP，BNPは心筋細胞においても，NPR-Aの活性化を介してリン酸化したRGS2（regulator of G protein signaling 2）およびRGS4がAT1受容体を不活性化し，カルシニューリン／NFAT経路を阻害することで心筋細胞肥大を抑制し，最終的に保護的に働くことが示されている[4]．また，ANP製剤は急性心不全治療薬をして現在使用されている（図1）．

　ANP，BNPの分解系はNPR-Cによりクリアランスされることに加え，腎臓尿細管や血管内皮細胞に存在する中性エンドペプチダーゼ（NEP）によって分解されることによる．NEP阻害薬はこのANP，BNPを間接的に増加させ，心臓と腎臓の保護的な連携を高めようとする薬剤である．実際に最近，RAAS阻害薬であるアンジオテンシンⅡ受容体拮抗薬（ARB）にNEP阻害薬の合剤LCZ696を用いた心不全症例における臨床試験では，RAAS阻害薬のみを使用した群に比較して，有意に心血管死，心不全入院を減少させ，腎機能の改善も認めた（図1）[5]．このように心臓と腎臓の保護的関係を利用した薬剤によってわれわれは利益を得られる時代になっている．

### 3）赤血球がつなぐ心臓と腎臓

　赤血球も心臓と腎臓の保護的関係に深く関与しているとされる．すなわち疾患に置き換えて考えると，心血管疾患，慢性腎疾患，貧血の三者がそれぞれ連環しながら負のスパイラルを形成していくというものである．例えば慢性腎臓病は，GFRの低下に伴って，エリスロポエチン産生低下による腎性貧血を生じる

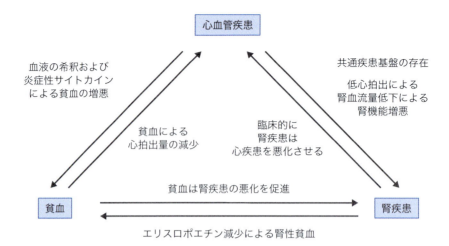

**図2 心臓と腎臓は赤血球を介してつながっている**
心臓病，腎臓病，貧血はそれぞれが互いに増悪させる関係にある．すなわち定常状態においては，それら三者が互いに対して保護的関係にあるということを示唆する．

（図2右下→左下）．逆に貧血が腎機能低下と関係し[6]，貧血の改善によって腎予後が改善することも示されている[7]（図2左下→右下）．次に，貧血と心血管疾患の関係であるが，心血管疾患があると，循環血漿量の増加による赤血球の希釈に加え，炎症性サイトカインによって貧血が生じる[8]（図2上→左下）．逆にヘモグロビン値として7 g/dL以下の貧血が存在していると心拍出量が低下し，貧血は独立した心不全の増悪因子であり，貧血の改善は心機能と生命予後の改善につながる[9]（図2左下→上）．

最後に心疾患と腎疾患の関係であるが，心血管疾患を有していると動脈硬化やそれを惹起する糖尿病，高血圧，加齢，脂質代謝異常，喫煙などを有することが多い．すなわち心臓病と腎臓病の共通病態基盤が同一個体にそもそも存在していることに立脚する．さらに心機能低下から生じる低心拍出量によって腎血流が低下することも心臓疾患が腎臓疾患を惹起する原因となりえる（図2上→右下）．

逆に腎臓疾患がどのように心臓疾患に影響するかである．蛋白尿の程度が心血管疾患の発症と関連する．また，慢性腎臓病の程度の悪化に従って心血管死が増加することも報告され[1)10]，慢性腎臓病そのものが心血管病の予後を独立して悪化させることが臨床的に明らかになった[11]（図2右下→上）．

これら三者はさらに全身におけるさまざまな原因による活性酸素種や炎症性サイトカインの増加，体液バランスの不全などから，血管内皮細胞障害が生じ，動脈硬化が発症する機序や，細胞外液の貯留による心臓・血管，腎臓へのストレス増加による機序などが増悪因子と考えられている．以上から心臓と腎臓と赤血球とは密接な関係にあり，そのなかでは貧血への介入が比較的容易であるため，エリスロポエチン，HIF1刺激薬などによって治療標的とされている．

## 2 腎臓がどのように心臓を守るか？に関する新しい知見

これまで，われわれはストレス応答の際に働く転写因子としてKLF5について検討をしていた．意外にもKLF5の腎臓における発現は，腎臓集合管上皮細胞に限局していた．集合管上皮細胞はこれまでに水の再吸収のみに関与しているとされる細胞であったが，われわれは，マウスモデルを用いた検討から，腎障害の発症時に集合管上皮細胞におけるKLF5が増加し，マクロファージの活性化を介して，炎症惹起にかかわっていることを明らかにした[12]．これは，集合管上皮細胞が腎臓内で腎臓ストレスに対して，ストレス応答に関係する細胞であることを意味した．

さらに，マウスで横行大動脈結紮による圧負荷心不全モデル（TAC※）を作成し，心臓にのみストレスを

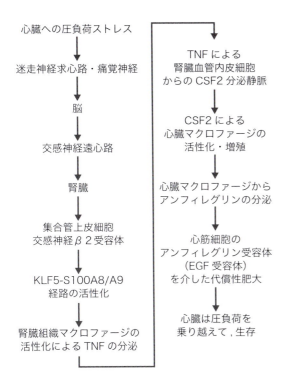

**図3 心臓・脳・腎臓の臓器連環による新しい心臓恒常性維持機構**
腎臓は，心臓への圧負荷時にCSF2を分泌することで，心臓マクロファージを活性化し，心臓マクロファージはアンフィレグリン分泌を介して，心筋細胞の代償性肥大を惹起し，心臓への圧負荷を乗り切る．

かけた際にも，腎臓集合管上皮細胞のKLF5は増加することを見出した．このことは，腎臓集合管上皮細胞が心臓へのストレス時に反応していることを予想させた．そこで，心臓と腎臓の臓器連環に集合管上皮細胞が何らかの働きをしているのではないかと予想した．この仮説を実証するために，腎臓集合管上皮細胞特異的KLF5欠損マウス（$Klf5^{fl/fl};Aqp2\text{-}Cre$）を作成した．このマウスは腎臓における水の再吸収や血圧には全く影響がなかった．しかし，圧負荷心不全モデルを作成すると野生型に比較し，高率に心不全死することがわかった[13]．このことは，心臓に加わった圧負荷が腎臓に伝わり，腎臓集合管上皮細胞のKLF5を中心とした何らかのプログラムが心機能に保護的に作用し，心臓への圧負荷時の恒常性維持，生存に必須であることを意味する（図3）．

その詳細な機序を同じくマウスで解析すると，心臓への圧負荷は迷走神経求心路および痛覚神経を伝わって脳に伝達される．その後，脳から腎臓に交感神経遠心路を伝わって伝達され，腎臓では集合管上皮細胞の交感神経β2受容体を介して，集合管上皮細胞の核内のKLF5が活性化し，その直接下流遺伝子であるS100A8，S100A9の転写が亢進し，S100A8/S100A9タンパク質が腎臓内に分泌される．S100A8とS100A9はヘテロ二量体を形成する．腎臓内の組織マクロファージは，このS100A8/S100A9を受けて，TNFを分泌する．TNFは腎臓内の血管内皮細胞に作用し，最終的に血中にCSF2を分泌する．分泌されたCSF2は比較的選択的に心臓の組織マクロファージを活性化する．これは，成体における心臓マクロファージはほかの臓器のマクロファージと異なり，CSF2の受容体を強く発現しているためである．活性化した心臓マクロファージは増殖するとともに，心臓マクロファージに発現しているアンフィレグリンを産生し分泌する．さらに活性化したマクロファージは自らCSF2を分泌できるようになり，心臓マクロファージは細胞自律的あるいはパラクラインにさらに活性化する．このアンフィレグリンが心筋細胞に作用して，圧負荷に対する代償性肥大を生じさせ，圧負荷を乗り切ることができる．心臓マクロファージの除去やアンフィレグリンノックアウトマウス，さらに，腎臓内血管内皮細胞特異的なCSF2ノックダウンなどにより，この経路の何れかの部位を切断すると，圧負荷時に心収縮力が低下し，心不全死する．すなわちこの腎臓が心臓を守る新しい機序は，心臓への圧負荷に生存するために必須の経路であることが明らかとなった．これは，腎臓が心臓を守る新しい機序と考えられる[13]．

## おわりに

心臓と腎臓がどのように結びつき，心臓，腎臓，血管，脳などの複数臓器から構成される「循環器」が維持されているかを述べた．複数臓器が分泌タンパク質

---

※ **TAC**
マウスの心不全モデルの一つ．横行大動脈は結紮によって狭窄させ，左心室内の圧力を恒常的に増加させる．この結果，肥大型心筋症や高血圧性心疾患，最近では心収縮能が保持された心不全モデルとしても使用される．

や神経・免疫細胞のネットワークによって綿密に結びついていることが理解できる．さらに，このネットワークに肺，筋肉，骨，肝臓，腸管などほかの臓器も結合していると考えられ，今後それらの経路を1つずつ紐解き，最終的に個体としてどのようにして心不全が発症するかを理解することが，心不全の予後改善，死亡率の低下に結びつくと思われる．

## 文献

1) RENAAL Study Investigators.：N Engl J Med, 345：861-869, 2001
2) Go AS, et al：N Engl J Med, 351：1296-1305, 2004
3) McFarlane SI, et al：Arch Intern Med, 163：2696-2704, 2003
4) Tokudome T, et al：Circulation, 117：2329-2339, 2008
5) PARADIGM-HF Investigators and Committees.：N Engl J Med, 371：993-1004, 2014
6) Iseki K, et al：Nephrol Dial Transplant, 18：899-905, 2003
7) Kuriyama S, et al：Nephron, 77：176-185, 1997
8) Silverberg DS, et al：Eur J Heart Fail, 4：681-686, 2002
9) Vlagopoulos PT, et al：J Am Soc Nephrol, 16：3403-3410, 2005
10) Lancet, 352：837-853, 1998
11) American Heart Association Councils on Kidney in Cardiovascular Disease, High Blood Pressure Research, Clinical Cardiology, and Epidemiology and Prevention.：Circulation, 108：2154-2169, 2003
12) Fujiu K, et al：J Clin Invest, 121：3425-3441, 2011
13) Fujiu K, et al：Nat Med, 23：611-622, 2017

＜著者プロフィール＞

藤生克仁：東京大学大学院医学系研究科先進循環器病学特任准教授．東京大学医学部附属病院循環器内科で心臓死を減少させるべく臨床と研究を展開している．特に神経・免疫系のネットワークが個体の恒常性維持を行っている機構についてメカニズム研究とデバイス開発を進めている．循環器領域の基礎研究に興味がある大学院生，博士研究員を募集しています．heartrhythm-office@umin.ac.jp

# 第3章 臓器連環による生体の動的恒常性

Ⅲ. 免疫細胞が繋ぐ臓器連環

## 12. 中枢神経回路の修復機構と生体システム連環

山下俊英

脳・脊髄などの中枢神経は，いったん障害を受けると回復が困難となる．この原因として，中枢神経の再生力が低いことに加えて，神経回路の再生を抑制する機構が存在していることがあげられる．一方で中枢神経の不完全損傷の場合には，ある程度の機能の回復が自然にもたらされることがある．実際に成体においても脳および脊髄で代償的な回路網の再形成が起こっている．最近の研究により，この代償性神経回路の形成現象とメカニズムが明らかになってきた．さらに中枢神経障害の病態形成と機能回復の過程では，神経系のみならず脈管系，免疫系などの生体システムに時空間的変化をきたし，病態が形成される．神経と生体システム間の双方向的機能連環が劣化すると，神経組織の回復力および修復力が減弱し，病態の悪化がもたらされると考えられる．

## はじめに

脳血管障害や脳・脊髄の外傷，脳脊髄炎などさまざまな中枢神経疾患において，神経回路が障害されることにより神経症状が現れる．神経症状を改善させるためには，複雑な神経回路を修復させなければならない．このためには，細胞死を免れた神経細胞から軸索が伸長し，標的となる神経細胞に向かって誘導され，神経細胞間でシナプスが形成される必要がある．さらに適切な回路は強化され，不適切な回路は刈り込まれることで，機能的な神経回路となりうる．神経疾患病態下で神経回路がひとたび破壊されると，適切な神経回路の再形成は困難となる．その原因の一つとして，損傷された中枢神経の軸索がきわめて再生しにくいことがあげられる[1]．

しかしながら，中枢神経が不完全に損傷を受けた場合は，自然経過で，あるいはリハビリテーションを施すことにより，ある程度の機能回復がもたらされることがある．実際に成体においても脳および脊髄で神経回路の再形成が起こる[2]．例えば，大脳皮質損傷後に

【略語】
BDNF：brain-derived neurotrophic factor
FGF21：fibroblast growth factor 21
GPI：glycosylphosphatidylinositol
IGF-1：insulin-like growth factor 1
PGI$_2$：prostaglandin I$_2$
RGM：repulsive guidance molecule

Mechanism of neural network repair and biological system network under the central nervous system diseases
Toshihide Yamashita：Department of Molecular Neuroscience/Department of Neuro-Medical Science, Graduate School of Medicine, Osaka University（大阪大学大学院医学系研究科分子神経科学／創薬神経科学）

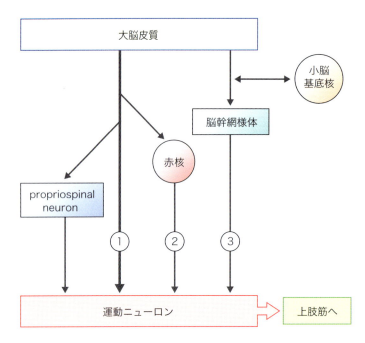

**図1　随意運動を司る神経回路**
①皮質脊髄路（corticospinal tract），②赤核脊髄路（rubrospinal tract），③網様体脊髄路（reticulospinal tract）

中脳や頸髄などさまざまなレベルで，損傷を免れた軸索から側枝の形成が起こり，新たな回路が形成される．この事実から神経回路の修復のプログラムが内在的に備わっていることが示唆される．

一方で，免疫系，脈管系，さまざまな臓器など中枢神経系以外の生体システムが，神経病態下において神経回路修復過程を正と負に制御している．これまでの研究の潮流は，中枢神経を独立した臓器として捉え，神経系細胞同士の連環を明らかにするものであった．中枢神経系を生体システムにおける一臓器として捉え，生体システム全体が，神経回路の障害と修復にどのようにかかわるかという観点からの研究はいまだ発展途上にあるが，今後の発展が期待される．

## 1 神経回路の適応・修復現象

さまざまな神経疾患による神経症状は，神経回路の障害によってもたらされる．疾患によって障害を受ける神経回路は異なるものの，中枢神経疾患による神経回路の損傷と修復過程についての解析は，その機能と構造が比較的よくわかっている随意運動の回路を対象としたものが多い．随意運動を司る神経回路には，皮質脊髄路，赤核脊髄路，網様体脊髄路などがあるが，皮質脊髄路は特に霊長類においては巧緻運動を司る主要な回路として機能している（**図1**）．皮質脊髄路の神経細胞は大脳皮質に局在し，脊髄に向かって非常に長い軸索を伸ばす．三次元で大きな広がりをもつため，さまざまな脳脊髄疾患によって損傷されやすい．皮質脊髄路が傷害を受けうると，運動機能障害をきたし，しばしば後遺症を残す．しかしながら脳血管障害や脊髄損傷発症後の亜急性期から慢性期にかけて，ある程度の機能回復がみられることがある．この運動機能の回復は，大脳皮質および皮質下レベルでの神経回路の再編成によってもたらされると考えられている．

運動機能の回復過程において，大脳皮質運動野の機能局在マップが変化する．例えば，運動野に脳梗塞が発生し，神経細胞死が起こると，脳梗塞周辺の領域が機能を代償することが知られている[3]．また運動前野や補足運動野，さらに非傷害側の運動野においても活動変化が起こることが示されている[4]．大脳皮質レベルで起こる可塑性が機能回復に重要な役割を演じているようである．このような大脳皮質での機能局在マッ

プの変化に伴い，皮質下レベルでも神経回路の再編成が起こる．例えば，皮質脊髄路が不完全に損傷を受けた場合には，損傷された部分よりも近位部あるいは損傷を免れた軸索から，新たな軸索枝が伸びる．齧歯類では主要な皮質脊髄路は脊髄の後索を通り，一部は前索および側索を通る．頸髄レベル（C3）で脊髄背側部を損傷させると，後索（および側索）を通る皮質脊髄路が損傷されるために，前肢の運動機能は低下するものの，4週間後には部分的な運動機能の回復が見られる．この運動機能の回復は，損傷を免れた腹側の皮質脊髄路から軸索枝が伸び，新たな神経回路を形成することによってもたらされる[5]．

前述のような代償性の神経回路はどのように形成されるのだろうか？皮質脊髄路は直接運動ニューロンに結合する軸索と，脊髄に局在する介在ニューロンに結合する軸索からなる[6]．随意運動にかかわる複数の介在ニューロンのうち，propriospinal neuronは尾側に向かって軸索を伸ばし，運動ニューロンにシナプスを形成する（図1）．propriospinal neuronは，脊髄損傷や脳損傷などの病態においても，代償性神経回路形成の鍵として働き，機能回復に寄与する．例えばマウスで片側の運動野を損傷させ，片側皮質脊髄路をすべて破壊すると，対側の前肢が麻痺するが，数週間後には部分的な運動機能の回復がみられる．運動機能の回復に伴って，頸髄において健常側の皮質脊髄路から軸索枝が伸びる．この軸索枝は正中を越えて麻痺側の灰白質に至り，propriospinal neuronに結合することで，機能回復に寄与することが報告されている[7]．これまでに得られた知見より，損傷された神経回路は元どおりの形に再生するのではなく，新しい回路，すなわち代償性神経回路を形成することで機能回復をはかることがわかってきた．

霊長類においても，齧歯類でみられたような神経回路の修復現象が認められる．マカクザルの頸髄の半側を損傷させると，同側の肢の麻痺が生じるが，その後徐々に運動機能の回復がみられ，巧緻運動も部分的に可能となる．運動機能の回復とともに，齧歯類と同様に損傷を免れた皮質脊髄路からの軸索枝が顕著に増加する[8,9]．この事実は，霊長類においても代償性神経回路の構築が活発に行われ，可塑性が失われていないことを示唆している．

## 2 神経回路の修復を負に制御するメカニズム

前述のような精緻な神経回路をつくるプログラムは内在的に備わっていると考えられる．一方で，代償性神経回路の形成に対して，アクセルやブレーキの役割を果たすしくみが生体に備わり，特に病態下では重要な役割を担う．これらは神経細胞に対して外因として働く．

脳脊髄の傷害や炎症により，障害部の周囲に存在するグリア細胞や免疫細胞が神経細胞に影響を与える．オリゴデンドロサイト由来のミエリンの残骸，ミクログリア，リンパ球，またグリア瘢痕を形成するアストロサイトなどが集積する．これらの細胞には，損傷された軸索の再生を抑制する軸索再生阻害タンパク質とよばれる因子が発現し，神経回路の修復を阻むと考えられている[1]．因子としては，RGM（repulsive guidance molecule）[10]，Semaphorin，Nogo-A，myelin-associated glycoprotein，oligodendrocyte myelin glycoprotein，コンドロイチン硫酸プロテオグリカンなどがある（図2）．これらのタンパク質は，生理的な状態においては神経回路の動的な変化を阻むことで安定性を保つ役割を担う．このような機能をもつ因子は，障害を受けた脳・脊髄においては，神経回路を壊れたままの状態に保つように働いてしまうと考えられる．軸索再生阻害因子の機能を抑制することで，損傷された軸索を修復できるようになり，中枢神経障害後の機能回復を高められることが，動物実験によって示されている[1]．

RGMは細胞膜表面に発現しているGPIアンカー型タンパク質であり，哺乳類ではRGMa，RGMb，RGMcの3種類がある．RGMaは発生の段階で軸索をガイドし神経回路の形成に寄与しているが，成体の中枢神経障害の病態下においては軸索再生を阻害する[10]．おそらく成体におけるこのタンパク質の生理的な作用は，神経回路の安定性を保持することであろう．RGMaは神経細胞上のNeogeninとUnc5Bからなる受容体複合体を介して，RhoAやLMO4の活性化やRasの不活性化など複数のシグナルを制御することにより，強力な軸索再生阻害作用をもたらす（図3）．成体アカゲザルの頸髄損傷後にRGMaの機能を中和する抗体を投与す

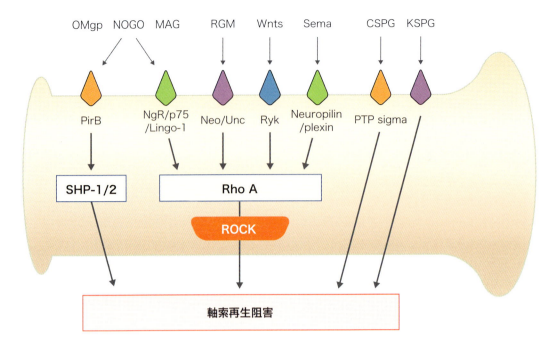

**図2 軸索再生阻害因子によるシグナル伝達機構**
MAG：myelin-associated glycoprotein，OMgp：oligodendrocyte myelin glycoprotein，CSPG：コンドロイチン硫酸プロテオグリカン．軸索再生阻害因子は神経細胞上の受容体を介して，RhoAなどの細胞内シグナルを活性化し，軸索の伸展を抑制する．

ると，運動機能の回復が顕著に高まり，損傷した軸索の再生が促進されることが観察されており[11]，ヒト化RGMa抗体を用いた脊髄損傷に対する臨床試験が開始される予定である．

RGMaは免疫系の制御にもかかわっていることが，多発性硬化症の動物モデルを用いた研究で示されている．樹状細胞に発現するRGMaは，helper T細胞の活性化を促進することで，脳脊髄炎を悪化させる作用をもつことが報告されている[12]．またRGMaはTh17細胞にも発現しており，神経細胞とその軸索の変性を誘導する[13]．また視神経脊髄炎の動物モデルにRGMa中和抗体を投与すると，炎症巣が縮小し神経機能の悪化も抑制された[14]．これらの知見から，多発性硬化症とその関連疾患の分子標的としてRGMaの有用性が示唆される．さらにパーキンソン病の剖検脳において，病変部の黒質のニューロンにRGMaが強く発現する．マウスの黒質のニューロンにRGMaを強く発現させると，黒質にミクログリアが集積し，神経細胞の変性が進行することが報告されている[15]．以上のように，RGMaは神経細胞をとり巻くグリア細胞や免疫系細胞に発現し，軸索再生阻害や炎症の増悪など，病態形成に複合的な役割を演じており，RGMaを標的とした治療法は複数の神経疾患に適応される可能性がある．

## 3 神経回路の適応・修復を制御する生体システム

中枢神経系の病態下において，中枢神経系は生体システムから多岐にわたる影響を受け，病態形成が制御されている．前述のような障害周囲環境からの影響のみならず，障害部から遠隔の臓器や細胞も，神経回路の修復過程にかかわっていることが示唆されている．

例えば，脳脊髄の炎症や損傷により血液脳関門が破壊されると，血液中のさまざまな物質が脳脊髄内に侵入し，病態形成を促進したり抑制したりする効果をもつ．このため神経系から遠く離れた臓器も神経回路の再形成に寄与している．例えば脳脊髄炎の

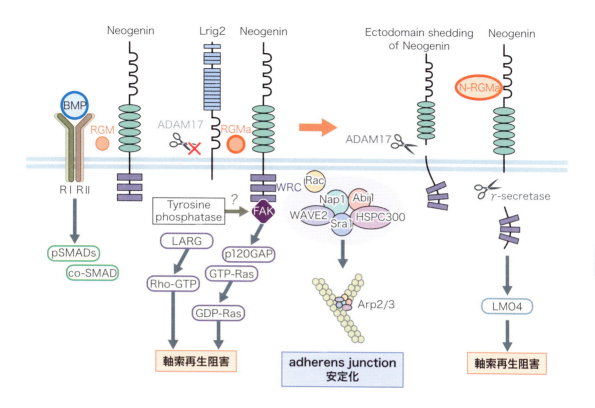

**図3　RGMによるシグナル伝達機構**
　RGMaは複数の細胞内シグナルを制御することで，神経細胞に対して強い作用をもたらすと考えられる．

ような神経系の病態下において血液脳関門が破壊されると，膵臓などの臓器から分泌されるFGF21が，血液中から脳・脊髄内に流入する．FGF21はオリゴデンドロサイト前駆細胞に作用し，その増殖を促進させることで，再ミエリン化を高め，神経回路の修復に寄与している（図4）[16]．

また脳脊髄炎などの病態において，炎症巣およびその周囲には新生血管が生じる．この新生血管は損傷された神経回路の修復を促進することが報告されている[17]．マウス脊髄の脳脊髄炎により，皮質脊髄路が傷害され，運動障害が引き起こされる．その後，炎症巣周囲では血管新生が起こる．血管内皮細胞からはプロスタサイクリン（$PGI_2$）が分泌され，神経細胞のIP受容体に作用する．これにより損傷された皮質脊髄路から軸索の枝が伸び，代償性神経回路が形成されることで，運動機能の回復が促進された．この知見は，血管が神経回路の再構築を促進することを示唆している．

神経細胞に対する栄養因子として働くBDNFやIGF-1などは，神経回路の形成を促進する働きをもつ．脳内の免疫を担うミクログリアは，皮質脊髄路神経細胞の生存を維持する役割を担っている[18]．脳の発達期においてミクログリアは，神経軸索の周囲に集まるという特徴的な分布を示す．このミクログリアの機能を抑制すると，皮質脊髄路神経細胞が変性に至る．すなわちミクログリアは，IGF-1を分泌することで，発達段階の神経細胞の生存を維持し，軸索の脊髄への誘導を助けるのである．

また発達期の特定の時期において，B細胞が髄膜および脳室に集積する．このB細胞はB1aというサブタイプであり，IgMを産生し，オリゴデンドロサイト前駆細胞に働きかけて，その増殖を促進し髄鞘化に寄与する．すなわちB1a細胞は髄鞘化を促進することで神経回路の形成を制御するわけである[19]．これらは発達期の知見ではあるが，神経系の病態下でも何らかの役割を担っている可能性があり，今後の

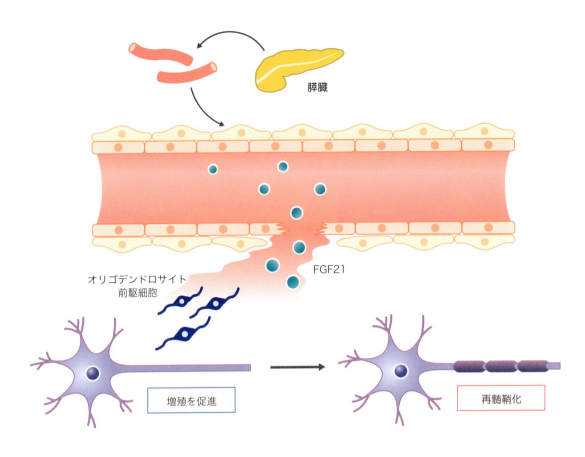

**図4　神経系から離れた臓器による神経回路の修復**
膵臓が分泌するFGF21は，オリゴデンドロサイト前駆細胞の増殖を促進し，神経回路の修復に寄与する．

検討が待たれる．

　以上のように，神経回路の形成を正と負に制御するメカニズムの解明が進み，新たな治療開発に繋がっていく可能性がある．さらに神経系のみならず生体システム全体による神経回路の修復制御という観点からの研究が発展していくものと思われる（**図5**）．

## おわりに

　神経疾患においては，神経系のみならず筋肉，免疫系，脈管系やさまざまな臓器からなる生体システムに時空間的変化をきたし，病態が形成される．本稿においては，生体システムが神経回路を制御する例を複数あげた．しかしながら病態の形成過程においては，神経と生体システム間の双方向的機能連環が劣化し，神経組織の回復力および修復力の減弱により，病態の悪化がもたらされるのではないかと考えられる．神経回路の修復力減弱には，細胞外に備わる修復関連分子の発現の変化と内因性の修復力の低下が複合的に関与していると予想される．神経回路障害を生体システム全体の恒常性の破綻として捉え，神経回路の障害から修復に至る過程とそのメカニズムの全体像を明らかにすることが肝要である．生体システムを適切に制御することにより自己修復能を効果的に引き出すメカニズムを理解することができれば，新たな治療法の創出やエビデンスに基づくリハビリテーションの標準化など，医学・医療に多大な貢献を果たすことになる．

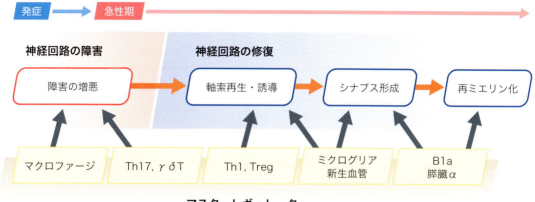

**図5 生体システムによる神経回路の可塑性制御**

## 文献

1) Geoffroy CG & Zheng B：Curr Opin Neurobiol, 27：31-38, 2014
2) Raineteau O & Schwab ME：Nat Rev Neurosci, 2：263-273, 2001
3) Jaillard A, et al：Brain, 128：1122-1138, 2005
4) Hosp JA & Luft AR：Neural Plast, 2011：871296, 2011
5) Weidner N, et al：Proc Natl Acad Sci U S A, 98：3513-3518, 2001
6) Isa T, et al：Front Neurol, 4：191, 2013
7) Ueno M, et al：Brain, 135：1253-1267, 2012
8) Rosenzweig ES, et al：Nat Neurosci, 13：1505-1510, 2010
9) Nakagawa H, et al：Sci Rep, 5：11986, 2015
10) Siebold C, et al：Trends Cell Biol, 27：365-378, 2017
11) Nakagawa H, et al：Cereb Cortex, 29：561-572, 2019
12) Muramatsu R, et al：Nat Med, 17：488-494, 2011
13) Tanabe S & Yamashita T：Cell Rep, 9：1459-1470, 2014
14) Harada K, et al：Sci Rep, 8：34, 2018
15) Korecka JA, et al：J Neurosci, 37：9361-9379, 2017
16) Kuroda M, et al：J Clin Invest, 127：3496-3509, 2017
17) Muramatsu R, et al：Nat Med, 18：1658-1664, 2012
18) Ueno M, et al：Nat Neurosci, 16：543-551, 2013
19) Tanabe S & Yamashita T：Nat Neurosci, 21：506-516, 2018

<著者プロフィール>
山下俊英：1990年大阪大学医学部医学科卒業後, 脳神経外科にて臨床の修練を受ける. その後博士課程学生を経て, 研究者に. '98年よりドイツMax Planck研究所に留学. 2003年より千葉大学大学院医学研究院教授, '07年より現職. 神経回路の修復機構の解明および治療法の開発を行っている.

※**太字**は本文中に『用語解説』があります

# 索 引

## 数 字

|  |  |
|---|---|
| 16S rDNA | 103 |
| 17型免疫反応 | 82 |
| 1次性応答 | 86 |
| 2型免疫反応 | 82 |
| 2次性応答 | 86 |
| 4E-BP | 190 |
| 5 HT1A受容体アゴニスト | 171 |

## 和 文

### あ

|  |  |
|---|---|
| アクアポリン | 134 |
| アストロサイト | 47 |
| アスプロシン | 162 |
| 圧負荷心不全モデル | 198 |
| アディポカイン | 124 |
| アディポネクチン | 124, 143, 77 |
| アトピー性皮膚炎 | 82, 117, 152 |
| アドレナリン | 168 |
| アルツハイマー型認知症 | 48 |
| アレルギーマーチ | 153 |
| アレンドロネート | 91 |
| アロファジー | 43 |
| アンジオクラインシグナル | 52 |
| アンジオポエチン | 70 |
| アンメット・メディカル・ニーズ | 130 |
| 一細胞トランスクリプトーム解析 | 75 |
| イムノグロブリン | 22 |
| インクレチン | 130 |
| インスリン | 174, 130, 137, 143 |
| インスリン抵抗性 | 97, 110, 124, 139, 179, 191 |
| 運動機能障害 | 202 |
| 運動抵抗性 | 138 |
| 運動ニューロン | 203 |
| 運動模倣薬 | 126 |
| 運動療法 | 145 |

|  |  |
|---|---|
| 栄養感知障害 | 179 |
| エキソーム解析 | 118 |
| エピネフリン | 112 |
| 炎症 | 49, 76 |
| 炎症カスケード | 93 |
| 炎症性サイトカイン | 198 |
| 炎症性マクロファージ | 191 |
| 炎症抑制性 | 185 |
| エンドサイトーシス | 39 |
| エンドトキシンショック | **112** |
| オステオカイン | 143 |
| オステオカルシン | 91, 143 |
| オリゴデンドロサイト | 47 |
| オルガネラ | 19 |
| オレキシンニューロン | 162 |
| オータコイド | 150 |
| オートファゴソーム | 12, 42 |
| オートファジー | 12, 28, 42 |
| オーファン受容体 | 130 |
| オープンクロマチン構造 | 90 |
| オーメン症候群 | 116 |

### か

|  |  |
|---|---|
| 介在ニューロン | 203 |
| 外側視床下部 | 175 |
| 海馬 | 143 |
| 外分泌促進作用 | 134 |
| 海綿状皮膚炎 | 82 |
| カイロミクロン | 69 |
| 隔離膜 | 12, 42 |
| 可塑性 | 97 |
| カタユウレイボヤ | 132 |
| 褐色脂肪細胞 | 125, 144, **168** |
| 活性酸素種 | 192 |
| 活性酸素バースト | 138 |
| かゆみ | 86 |
| 顆粒球単球前駆細胞 | 186 |
| カルシニューリン | 98 |
| カルモジュリン | 98 |
| 加齢関連疾患 | 140 |
| ガレクチン | 45 |
| カロリー制限 | 126 |

|  |  |
|---|---|
| 幹細胞ニッチ | 56 |
| 関節炎モデルマウス | 105 |
| 関節リウマチ | 105, 146 |
| 乾癬 | 82, 151 |
| 感染 | 44 |
| 肝線維化マーカー | 32 |
| 乾癬様皮膚炎 | 82 |
| 肝臓 | 136 |
| がん転移 | 68 |
| 肝糖産生 | 174 |
| ガンマグロブリン血症 | 116 |
| 気管支喘息 | 113 |
| 飢餓 | 123 |
| キヌレニン経路 | 145 |
| 機能局在マップ | 202 |
| 急性炎症 | 182 |
| 橋結合腕傍核 | 162 |
| 虚血再灌流モデル | 138 |
| 筋萎縮 | 145 |
| 筋萎縮性側索硬化症 | 48 |
| 筋衛星細胞 | 142 |
| 筋芽細胞 | 142 |
| 筋リモデリング | 99 |
| グアネチジン | 179 |
| 空腹感 | 156 |
| クッパー細胞 | 177 |
| グライコミクス | 32 |
| グリア瘢痕 | 203 |
| グリア細胞 | 30, 47 |
| グリコーゲン | 136 |
| グリベンクラミド | 176 |
| グルカゴン | 174 |
| グルコース | 175 |
| グルコース興奮性ニューロン | **177** |
| グルコース抑制性ニューロン | **177** |
| クローン造血 | 76 |
| 茎細胞 | 53 |
| 血管拡張薬 | 64 |
| 血管新生 | **52** |
| 血管透過性 | 52 |
| 血管内皮成長因子 | 52 |

# 索引

| | | |
|---|---|---|
| 血糖値 | 175 | |
| 血液脳関門 | 143, 176, 204 | |
| 血友病 | 56 | |
| 限界膜 | 41 | |
| 交感神経 | 168, 179 | |
| 交感神経プレモーターニューロン | 168 | |
| 好気的解糖 | **191** | |
| 抗菌ペプチド | 112 | |
| 抗原認識 | 120 | |
| 好酸球 | 111 | |
| 好酸球増多症 | 118 | |
| 高脂肪食 | 152 | |
| 好中球 | 185 | |
| 高度不飽和脂肪酸 | 150 | |
| 骨格筋 | 97 | |
| 骨構成細胞 | 142 | |
| 骨質 | 89 | |
| 骨髄異形成症候群 | **76** | |
| 骨髄マクロファージ | 77 | |
| 骨粗鬆症 | 88 | |
| 骨密度平均値 | 89 | |
| 骨リモデリング | 142 | |
| コホート研究 | 63 | |
| コリン作動性ニューロン | 112 | |

## さ

| | |
|---|---|
| 細菌感染 | 187 |
| 細菌叢 | 82 |
| 細胞移動 | 30 |
| 細胞外骨基質 | 142 |
| 細胞内レクチン | 28 |
| サルコペニア | 101, 144 |
| 酸化ストレス | 126 |
| 酸化的リン酸化 | **190** |
| サーカディアンリズム | 113 |
| ジアゼパム | 170 |
| ジアゾキシド | 176 |
| 軸索再生阻害因子 | 203 |
| 軸索枝 | 203 |
| 視索前野 | 172 |
| 脂質異常症 | 124 |
| 脂質メソフェーズ法 | 127 |
| 脂質メディエーター | 110, 149 |
| 視床下部 | 175 |
| 視床下部外側核 | 160 |
| 視床下部弓状核 | 176, 179 |

| | |
|---|---|
| 視床下部腹内側核 | 175 |
| 自然免疫 | 108 |
| シナプス | 48 |
| ジフテリア毒素 | 186 |
| 脂肪酸β酸化 | 192 |
| 脂肪組織 | 109 |
| 社会的ストレス | 163 |
| 社会的敗北ストレス | 30 |
| 樹状細胞 | 30, 84 |
| 樹状細胞前駆細胞 | 186 |
| シュレム管 | 70 |
| 寿命制御 | 125 |
| 消化管 | 129 |
| 小腸絨毛 | 70 |
| 小腸パネート細胞 | 154 |
| 上皮腺窩 | 110 |
| 上皮−免疫微小環境 | 80 |
| 小胞体関連分解 | 20 |
| 小胞体ストレス | 19 |
| 食細胞 | 112 |
| 神経栄養因子 | 144 |
| 神経回路形成 | 48 |
| 神経内分泌系 | 112 |
| 心血管死 | 197 |
| 心血管疾患 | 197 |
| 腎障害 | 16 |
| 心腎連環 | 197 |
| 新生児早老症様症候群 | 162 |
| 腎臓集合管 | 198 |
| 心不全 | 196 |
| 心理ストレス | 167 |
| 随意運動 | 202 |
| 膵クランプ | **176** |
| 膵星細胞 | 17 |
| 膵β細胞 | 20, 139, 143 |
| スクレロスチン | 91, 147 |
| ステロイドホルモン | 149 |
| ストローマ細胞 | 75 |
| スーパーオキサイド | 99 |
| 制御性T細胞 | 115 |
| 成熟期 | 50 |
| 成人T細胞白血病 | 119 |
| 生理活性ペプチド | 129 |
| セカンドヒット | 60 |
| 脊髄損傷 | 202 |
| 脊椎関節炎 | 105 |
| 摂食行動 | 157 |

| | |
|---|---|
| ゼノファジー | 43, 44 |
| セマフォリン | 90, 193 |
| セリン／スレオニンキナーゼ | 15, 42, 60 |
| セレノプロテインP | 136 |
| セロトニン | 131, 159, 168 |
| 先端細胞 | 53 |
| 臓器特異的リンパ管 | 69 |
| 造血幹細胞 | **74** |
| 造血系 | 73 |
| 造血再構築アッセイ | **74** |
| 叢状病変 | 61 |
| 組織修復 | 111 |
| 組織リモデリング | 110 |
| ソマトスタチン | 176 |
| ソマトスタチンニューロン | 159 |

## た

| | |
|---|---|
| 代謝リプログラミング | 190 |
| 代償性神経回路 | 203, 205 |
| 耐糖能 | 139, 144 |
| 耐糖能異常 | 125, 176 |
| タイトジャンクション | 81 |
| 多臓器自己免疫疾患 | 118 |
| 多発性硬化症 | 204 |
| 炭水化物嗜好性 | 165 |
| ターンオーバー | 56 |
| 中心乳び管 | 69 |
| 腸炎 | 186 |
| 腸管 | 109, 154 |
| 腸管免疫 | 30 |
| 腸管マクロファージ | 113 |
| 超高齢社会 | 141 |
| 腸内細菌叢 | 30, 49, 103, 113, 152 |
| ツニカマイシン | 24 |
| 低栄養 | 123 |
| 帝王切開 | 106 |
| 定常造血 | 75 |
| デキストラン硫酸 | 152 |
| テストステロン | 143 |
| デノスマブ | 91 |
| テリパラチド | 91 |
| 糖鎖 | 27, 45 |
| 糖脂質 | 27 |
| 糖質 | 27 |
| 糖質コルチコイド | 112 |
| 闘争か逃走か | 167 |

※**太字**は本文中に『用語解説』があります

| | | |
|---|---|---|
| 糖タンパク質 27 | プロテアソーム 37 | **や** |
| 糖転移酵素 29 | プロテオグリカン 27 | ユビキチン 14, 35 |
| 糖尿病 124, 138, 144, 179 | フロリダナメクジウオ 132 | ユビキチン-プロテアソーム経路 97 |
| 糖ヌクレオチド 27 | 分化モデル 74 | 抑制性マクロファージ 191 |
| 動脈硬化 104, 126 | 壁細胞 52 | 予防医学 140 |
| ドライアイ 134 | ペキソファジー 16 | |
| トロンボキサン A2 150 | ヘパトカイン **136** | **ら** |
| **な** | ペリサイト 52 | ライコバイオマーカー 31 |
| 内皮間葉移行 70 | ペルオキシソーム 16, 42 | ラパマイシン 126, 192 |
| ナトリウム利尿ペプチド 197 | ヘルペス湿疹 118 | ランゲルハンス 81 |
| ニッチ 75 | ペルーオキシナイトライト 99 | リソソーム 16, 43 |
| ニューモシスチス肺炎 116 | ベージュ化 **153** | リソファジー 16 |
| ニューロパチー 16 | ベージュ脂肪細胞 110 | リソファジー 43, 44 |
| 粘膜免疫 112 | 防衛反応中枢 171 | リゾホスファチジン酸 150 |
| 脳血管障害 202 | 報酬系 **157** | リゾリン脂質 151 |
| 脳脊髄疾患 202 | ホスファチジルエタノールアミン 151 | リピドミクス解析 151 |
| 脳腸ホルモン 133 | ホスファチジルコリン 104, 151 | リボソーム 19 |
| ノルエピネフリン 112 | 補体カスケード 48 | リポ多糖 30 |
| **は** | 母乳栄養 106 | リポファジー 17 |
| 肺 109 | ポリグルタミン病 24 | 緑内障 70 |
| 肺動脈性肺高血圧症 59 | ポリユビキチン鎖 37 | リンパ浮腫 67 |
| 発達過程 48 | ホールマウントイメージング 76 | リンパ管新生/発生 **67** |
| パニック障害 171 | **ま** | リンパ管過形成 67 |
| パネート細胞 23 | マイオカイン 144 | リンパ管の形態 **68** |
| パラカスペース活性 115 | マイトファジー 14, 42 | レクチン 54 |
| バリア 85 | マカクザル 203 | レクチンアレイ 32 |
| パーキンソン病 16, 48, 204 | マクロファージ 151, 182, 183, 198 | レゾルビン 152 |
| 光遺伝学 171 | マスト細胞 153 | レプチン 162 |
| 光刺激 160 | 慢性炎症 82, 153 | 老化 125 |
| 微小環境 75 | 慢性腎疾患 197 | |
| ビスホスホネート 91 | ミクログリア 47, 48, 205 | **欧 文** |
| 皮膚 81 | ミスフォールドタンパク質 20 | **A・B** |
| 皮膚バリア 152 | ミトコンドリア 29, 97, 110 | ABC 51, 54 |
| 肥満 77, 97, 104, 124 | 無菌マウス 104 | ABC DLBCL 119 |
| 日和見ウイルス感染 118 | ムシモール 170 | ABTAA 71 |
| 貧血 197 | 迷走神経 112, 178 | ACO 126 |
| 品質管理 12 | メタゲノム解析 154 | AdipoR 125 |
| ファランクス細胞 53 | メタゲノムショットガン シークエンス 106 | AdipoRon 128 |
| フィラグリン遺伝子 82 | メタボリックシンドローム 126 | AFP 28, 32 |
| ブドウ球菌 82 | メラノコルチン受容体 160 | AgRP 157, 176 |
| プラズマ細胞 22 | 免疫細胞社会 85 | ALS 20 |
| フレイル 101 | 免疫チェックポイント 152 | AMP キナーゼ 137 |
| ブレオマイシン 184 | メンブレントラフィック 38 | AMPK 96, 97, 125, 145, **157**, 164 |
| プレモーターニューロン 168 | モノクロタリン 55 | AMPKK 125 |
| プロスタグランジン 150 | | |
| プロスタサイクリン 205 | | |

索引

| | | |
|---|---|---|
| ang1 ……… 52 | ChIP-seq ……… 90 | FoxO3a ……… 99 |
| ANP ……… 134, 197 | CHOP ……… 20, 22 | FRAME ……… 92 |
| APF-1 ……… 34, 35 | CID ……… 116 | Furin ……… 163 |
| ApoER2 ……… 138 | cMoP ……… 182 | FUT2 ……… 28 |
| AQP5 ……… 133 | connexin37 ……… 67 | Gタンパク質共役受容体 ……… 143 |
| ARCH試験 ……… 92 | CREB ……… 96 | G-CSF ……… 182 |
| AREG ……… 111 | CRH ……… 164 | GABAニューロン ……… 159 |
| ARP ……… 120 | CT ……… 132 | GABARAP ……… 12 |
| ASCT2 ……… 118 | CTCL ……… 120 | GalNAc-T3 ……… 143 |
| Ask1 ……… 20, 22 | CTEPH ……… 59 | GDF15 ……… 163 |
| ATF4 ……… 20, 21, 23 | CTb ……… 171 | GFR ……… 197 |
| ATF6 ……… 21, 22 | CXCL12 ……… 63 | GIP ……… 130 |
| ATG ……… 12 | DAS28 ……… 28 | GlcNAc ……… 28 |
| ATG5 ……… 14 | DHA ……… 151 | GLP-1 ……… 130, 160, 162 |
| ATG7 ……… 14 | DIRECT試験 ……… 91 | GM-CSF ……… 182 |
| ATL ……… 119 | Dkk-1 ……… 91 | GMP ……… 186 |
| $A\beta$ ……… 24 | DMH ……… 171 | GOF ……… 118 |
| $\alpha$-シヌクレイン ……… 24 | DNA修復 ……… 38 | GPCR ……… 53, 127, 130 |
| $\alpha$-MSH ……… 158 | DSS ……… 152, 182, 185 | Gsシグナル伝達経路 ……… 134 |
| B型肝炎ウイルス ……… 31 | DT ……… 182 | $\gamma$セクレターゼ ……… 93 |
| B細胞 ……… 205 | DTR ……… 182 | $\gamma\delta$T細胞 ……… 110 |
| BAIBA ……… 144, 147 | dysbiosis ……… 103, 104 | |
| BCL10 ……… 115 | **E〜G** | **H〜J** |
| BDNF ……… 144, 205 | Ede1 ……… 34 | HDAC ……… 98 |
| BENTA ……… 118 | EGF ……… 28 | Hes/Hey ……… 93 |
| BiP ……… 20, 21 | EGFR ……… 34, 39 | HGF ……… 51 |
| BMI ……… 137 | eIF2$\alpha$ ……… 20, 21 | HIF-1$\alpha$ ……… 190 |
| BMP ……… 60, 89 | EIME ……… 80, 86 | HPA ……… 112 |
| BMPRII ……… 64 | ENGase ……… 28 | Hrs ……… 34 |
| BNP ……… 135, 197 | eNOS ……… 101 | HTLV ……… 119 |
| BPAN ……… 17 | Ent1/2 ……… 34 | Iba1 ……… 48 |
| bZIP ……… 20, 22 | EPA ……… 151 | ICD ……… 93 |
| $\beta$-アドレナリン作動性シグナル ……… 101 | Eps15 ……… 34 | IDH ……… 192 |
| | ERファジー ……… 16 | IFN-$\gamma$ ……… 110, 183 |
| **C・D** | ERAD ……… 20, 28 | IgE ……… 82 |
| CaMKK$\beta$ ……… 125 | ERSE ……… 20 | IGF-1 ……… 97, 138, 145, 205 |
| CaMKII ……… 98 | ESCRT ……… 34 | IL-13 ……… 84, 110 |
| CARDドメイン ……… 114 | FADH2 ……… 190 | IL-17 ……… 82 |
| CBM複合体 ……… 114 | FAIREシークエンス ……… **90** | IL-22 ……… 110 |
| CCK ……… 159, 162 | FAM134B ……… 16 | IL-23 ……… 82 |
| CCPG1 ……… 16 | FAO ……… 192 | IL-31 ……… 86 |
| CCドメイン ……… 114 | Fbxo27 ……… 44 | IL-33 ……… 110 |
| CD31 ……… 54 | FGF23 ……… 143 | IL-4 ……… 82, 84 |
| CD36 ……… 163 | FNDC5 ……… 144 | IL-6 ……… 61, 144, 177 |
| CD45 ……… 54 | FOXC2 ……… 67 | IL-7 ……… 110 |
| CGRP ……… 86, 162 | FOXO1 ……… 100 | ILC ……… 109 |
| | | ILC2 ……… 84 |

# 索引

| | |
|---|---|
| ILC3 | 28, 30, 109 |
| IRE1 | 20, 21, 22 |
| IRF8 | 91 |
| IRG1 | 193 |
| IRS1 | 20, 25 |
| Irisin | 147 |
| IVDMIA | 28 |
| JAK | 61 |
| Jmjd3 | 90 |
| JNK | 20, 96, 101, 137 |

## K〜M

| | |
|---|---|
| K48 | 37 |
| K63 | 38, 115 |
| KAT | 145 |
| KATPチャネル | 176 |
| KLF5 | 198 |
| Klotho | 143 |
| LC3 | 12, 42 |
| LCFA | 96, 100 |
| LCN2 | 144 |
| LDL | 194 |
| LDLR | 138 |
| LECT2 | 136, 137 |
| LH | 175 |
| LIRモチーフ | 16 |
| LKB1 | 125 |
| LLOMe | 34 |
| LOF | 116 |
| LPS | 182, 184, 191 |
| LRP1 | 138 |
| LT | 110 |
| Luqin | 130 |
| LURY-1 | 130 |
| LX | 110 |
| M1マクロファージ | 183 |
| M2マクロファージ | 64, 110, 183 |
| M2BP | 28 |
| MALT1 | 115 |
| Man2C1 | 28 |
| MAPK | 67, 96 |
| MC4R | 158 |
| MCHニューロン | 161 |
| MCP-1 | 124 |
| MCR | 177 |
| M-CSF | 182 |
| MDP | 182, 186 |
| MEF2 | 98 |
| megalin | 138 |
| MGAT5 | 28 |
| MLS | 162 |
| MMP-3 | 28, 33 |
| MP細胞 | 54 |
| mPAP | 59 |
| MRGPRD | 147 |
| mROS | 192 |
| MSC | 89 |
| mTOR | 96, 99, 126, 190 |
| mTORC1 | 12, 13, 79, 114 |
| MVB | 34, 39 |
| Myc | 190 |
| Myostatin | 97, 146 |

## N・O

| | |
|---|---|
| N型糖鎖 | 28 |
| NAD | 125 |
| NADH | 190 |
| NADPH | 28 |
| NAFLD | 20, 24 |
| NASH | 180 |
| NCAM | 28, 29 |
| NEP | 197 |
| NFAT | 98 |
| NFIL3 | 113 |
| NF-κB | 37, 93, 96, 99, 191 |
| NG2細胞 | 47 |
| NGLY1 | 28 |
| NMU | 113 |
| nNOS | 96 |
| NO | 193 |
| Notch | 53, 70, 93, 110 |
| Nox4 | 146 |
| NPR-22 | 130 |
| NPY | 157 |
| NPY/AgRPニューロン | 158 |
| NSAIDs | 94 |
| O型糖鎖 | 29 |
| OA | 93 |
| OASIS | 22 |
| OCN | 143 |
| OEA | 163 |
| OPG | 90 |
| OSE1 | 20, 23 |

## P・Q

| | |
|---|---|
| p38 MAPK | 101 |
| PACAP | 133 |
| PAH | 59 |
| Parkin | 42 |
| PC | 151 |
| PDGFレセプター | 39 |
| PDK4 | 96, 100 |
| PE | 151 |
| PERK | 20, 21 |
| PEX5 | 16 |
| PG | 110, 150 |
| PGC1α | 96, 97, 125, 144 |
| PGE2 | 171 |
| PGI2 | 205 |
| PI3K | 190 |
| PI3K-Akt | 97 |
| Pink1 | 42 |
| PINK1 | 15 |
| PKCθ | 115 |
| PLA2 | 151 |
| POMC | 157, 158, 176 |
| PPAR | 96 |
| PPARα | 100, 163 |
| PPARγ | 97, 125, 144, 193 |
| PPARδ | 100 |
| propriospinal neuron | 203 |
| Prox1 | 70 |
| PTH | 89 |
| PUFA | 150 |
| PYY | 159 |
| qRT-PCR | 28 |

## R・S

| | |
|---|---|
| RA | 105 |
| Rab7 | 43 |
| RAAS | 196 |
| RANKL | 89 |
| RANKL抗体 | 91 |
| Reg3β | 112 |
| Reg3γ | 112 |
| RGM | 203 |
| RIDD | 20, 22 |
| RLTPR | 120 |
| rMR | 168 |
| RNA-seq | 28, 32, 75, 185, 193 |
| RNS | 96, 99 |

索引

| | |
|---|---|
| RORγt | 110 |
| ROS | 23, 96, 99, 192 |
| RTN3 | 16 |
| RyR1 | 146 |
| S1P | 20 |
| S6キナーゼ | 190 |
| SDH | 193 |
| SEC62 | 16 |
| Sema4D | 193 |
| Sema6D | 193 |
| Semaphorin | 90 |
| SENDA | 17 |
| SeP | 137 |
| shear stress | 101 |
| Sir2 | 125 |
| SIRT1 | 126 |
| SMAD | 60 |
| SOD1 | 20, 24 |
| SP細胞 | 54 |
| SpA | 105 |
| sPLA2 | 151 |
| ST8SIA2/4 | 28 |
| STAM | 34 |
| STAT3 | 61, 177 |
| Ste2 | 34, 39 |
| Su/Hx | 64 |

**T・U**

| | |
|---|---|
| TAC | **199** |
| TBK1 | 34 |
| TCA回路 | 13 |
| TCR | 120 |
| TCZ | 61 |
| TGF-β | 28, 146 |
| Th2細胞 | 86 |
| tissue-resident cell | 109 |
| TLR | 96, 101 |
| TLR4 | 179, 191 |
| TMA | 105 |
| TMAO | 105 |
| TNF | 179 |
| TNFα | 124, 184 |
| tocilizumab | 61 |
| TRAF2 | 20, 22 |
| TRAF6 | 86 |
| TSG101 | 34 |
| TXA2 | 150 |
| UCP | 110, 126 |
| UEV | 41 |
| ULK1/2 | 12, 13 |
| UPR | 20, 23 |

**V〜Y**

| | |
|---|---|
| VE-cadherin | 52 |
| VEGF | 20, 25, 51, 52, 101, 138 |
| VEGF-A | 70, 94 |
| VGLUT | 168 |
| VIP | 133 |
| VIPoma | 133 |
| VLDL | 24 |
| VMH | 175, 180 |
| Vps | 34 |
| Warburg効果 | 191 |
| WASP | 120 |
| WFA | 28 |
| WIP | 120 |
| WIPI | 12, 13 |
| Wntシグナル | 94 |
| XBP1 | 20 |
| YAM | 89 |
| Ym1 | 184 |
| Ym1-DTRマウス | **186** |
| Ym1-Venusマウス | **184** |

## 編者プロフィール

**春日雅人**（かすが まさと）

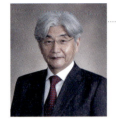

1973年東京大学医学部医学科卒業．東大病院内科研修医を経て'75年東京大学医学部第三内科入局．'79年から3年間米国留学（NIHならびにジョスリン糖尿病センター）．東大第三内科助手，講師を経て'90年より神戸大学医学部第二内科教授．2008年より国立国際医療センター研究所長．'12年より国立国際医療研究センター総長．'18年より朝日生命成人病研究所 所長．恩師小坂樹徳先生の「これからは受容体の時代だ」の助言により，インスリン受容体の研究に着手．以後，糖尿病を中心とした内科臨床を行うとともに，インスリンの作用機序ならびに糖尿病の成因についての研究を行う．特に分子生物学的手法を用いた細胞や個体レベルでのインスリンシグナルの解析ならびに2型糖尿病の遺伝素因の解明に従事．

---

実験医学 Vol.37 No.7（増刊）

# 臓器連環による生体恒常性の破綻と疾患
すべての医学者・生命科学者に捧ぐ

編集／春日雅人

---

## 実験医学 増刊

Vol. 37 No. 7 2019〔通巻635号〕
2019年5月1日発行 第37巻 第7号
ISBN978-4-7581-0378-7

定価 本体5,400円＋税（送料実費別途）

年間購読料
　24,000円（通常号12冊，送料弊社負担）
　67,200円（通常号12冊，増刊8冊，送料弊社負担）
　※ 海外からのご購読は送料実費となります
　※ 価格は改定される場合があります

郵便振替　00130-3-38674

© YODOSHA CO., LTD. 2019
Printed in Japan

発行人　一戸裕子

発行所　株式会社 羊 土 社
　〒101-0052
　東京都千代田区神田小川町2-5-1
　TEL　03（5282）1211
　FAX　03（5282）1212
　E-mail　eigyo@yodosha.co.jp
　URL　www.yodosha.co.jp/

印刷所　株式会社 平河工業社

広告取扱　株式会社 エー・イー企画
　TEL　03（3230）2744（代）
　URL　http://www.aeplan.co.jp/

本誌に掲載する著作物の複製権・上映権・譲渡権・公衆送信権（送信可能化権を含む）は（株）羊土社が保有します．
本誌を無断で複製する行為（コピー，スキャン，デジタルデータ化など）は，著作権法上での限られた例外（「私的使用のための複製」など）を除き禁じられています．研究活動，診療を含み業務上使用する目的で上記の行為を行うことは大学，病院，企業などにおける内部的な利用であっても，私的使用には該当せず，違法です．また私的使用のためであっても，代行業者等の第三者に依頼して上記の行為を行うことは違法となります．

JCOPY ＜（社）出版者著作権管理機構 委託出版物＞
本誌の無断複写は著作権法上での例外を除き禁じられています．複写される場合は，そのつど事前に，（社）出版者著作権管理機構（TEL 03-5244-5088, FAX 03-5244-5089, e-mail：info@jcopy.or.jp）の許諾を得てください．

# 羊土社のオススメ書籍

## 実験医学別冊
### 決定版 オルガノイド実験スタンダード
**開発者直伝！珠玉のプロトコール集**

佐藤俊朗，武部貴則，永樂元次／編

細胞を培養しミニ臓器を創り出す次世代実験手法に待望のプロトコール集．開発者たちは三次元培養の基質や培地組成をどう検討したのか？その基盤となる発生学の知識から，論文では学べない手技までを丁寧に解説．

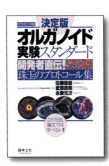

- ■ 定価（本体9,000円＋税）　■ B5判
- ■ 372頁　■ ISBN 978-4-7581-2239-9

## 実験医学別冊
### 細胞・組織染色の達人
**実験を正しく組む、行う、解釈する 免疫染色とISHの鉄板テクニック**

高橋英機／監
大久保和央／著
ジェノスタッフ株式会社／執筆協力

国内随一の技術者集団「ジェノスタッフ株式会社」が総力を結集！免疫染色・in situ ハイブリダイゼーションで"正しい結果"を得るための研究デザインから結果の解釈まで，この1冊で達人の技が学べます

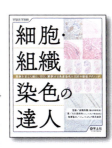

- ■ 定価（本体6,200円＋税）　■ AB判
- ■ 186頁　■ ISBN 978-4-7581-2237-5

### カエル教える 生物統計コンサルテーション
**その疑問、専門家と一緒に考えてみよう**

毛呂山　学／著

「p値が0.05より大きい」「サンプルが少ない」「外れ値がある」等、統計解析に関するその悩み、専門家に相談してみませんか？11の相談事例を通じて、数式を学ぶより大切な統計学的な考え方が身につきます。

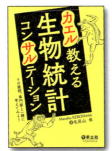

- ■ 定価（本体2,500円＋税）　■ A5判
- ■ 194頁　■ ISBN 978-4-7581-2093-7

### Rをはじめよう 生命科学のためのRStudio入門

富永大介／翻訳, Andrew P. Beckerman, Dylan Z. Childs, Owen L. Petchey／原著

リンゴ収量やウシ生育状況，カサガイ産卵数…イメージしやすい8つのモデルデータを元に手を動かし，堅実な作業手順を身に着けよう．行儀の悪いデータの整形からsummaryの見方まで，手取り足取り教えます

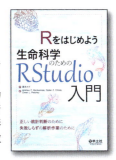

- ■ 定価（本体3,600円＋税）　■ B5判
- ■ 254頁　■ ISBN 978-4-7581-2095-1

---

発行 羊土社 YODOSHA　〒101-0052 東京都千代田区神田小川町2-5-1　TEL 03(5282)1211　FAX 03(5282)1212
E-mail：eigyo@yodosha.co.jp
URL：www.yodosha.co.jp/

ご注文は最寄りの書店，または小社営業部まで

# 羊土社のオススメ書籍

## 研究者・留学生のための アメリカビザ取得完全マニュアル

大藏昌枝／著,
大須賀 覚, 野口剛史／監

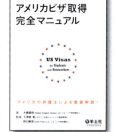

「留学でビザが必要になる，でも手続きは独力でやらないと…」そんな方への手引書です．必要書類の一覧と記入例はもちろん，大使館面接の注意点，Q&A集など，新規取得に必要十分な情報を，米国移民法弁護士が解説．

- ■ 定価（本体3,200円＋税） ■ A5判
- ■ 173頁 ■ ISBN 978-4-7581-0849-2

## 実験医学別冊 あなたのタンパク質精製、大丈夫ですか？
### 貴重なサンプルをロスしないための達人の技

胡桃坂仁志, 有村泰宏／編

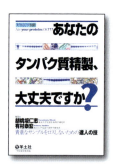

生命科学の研究者なら 避けて通れないタンパク質実験．取り扱いの基本から発現・精製まで,実験の成功のノウハウを余さずに解説します．初心者にも，すでにタンパク質実験に取り組んでいる方にも役立つ一冊です．

- ■ 定価（本体4,000円＋税） ■ A5判
- ■ 186頁 ■ ISBN 978-4-7581-2238-2

## はじめてでもできてしまう 科学英語プレゼン
### "5S"を学んで、いざ発表本番へ

PhilipHawke, 太田敏郎／著

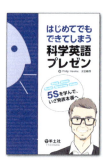

ネイティブ英語講師が教える理系の英語での伝え方の「基礎の基礎」．手順をStory, Slide, Script, Speaking, Stageの5Sプロセスに整理．これに倣えばはじめてでも立派に準備できる！

- ■ 定価（本体1,800円＋税） ■ A5判
- ■ 127頁 ■ ISBN 978-4-7581-0850-8

## マンガでわかる ゲノム医学
### ゲノムって何？ を知って健康と医療に役立てる！

水島-菅野純子／著,
サキマイコ／イラスト

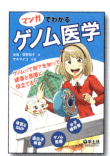

かわいいキャラクター「ゲノっち」と一緒に，生命の設計図＝ゲノムと遺伝情報に基づいた最新医学について学ぼう！ 非専門家でも読みこなせる「マンガ」パートと，研究者・医療者向けの「解説」パートの2部構成．

- ■ 定価（本体2,200円＋税） ■ A5判
- ■ 221頁 ■ ISBN 978-4-7581-2087-6

---

発行 羊土社 YODOSHA

〒101-0052 東京都千代田区神田小川町2-5-1　TEL 03(5282)1211　FAX 03(5282)1212
E-mail：eigyo@yodosha.co.jp
URL：www.yodosha.co.jp/

ご注文は最寄りの書店，または小社営業部まで